国家卫生健康委员会"十三五"规划教材

全国高等学历继续教育（专科起点升本科）规划教材

供护理学类专业用

护理研究

第3版

主　　编　陈代娣

副 主 编　肖惠敏　邹海欧

人民卫生出版社

国家卫生健康委员会"十三五"规划教材

全国高等学历继续教育（专科起点升本科）规划教材

供护理学类专业用

图书在版编目（CIP）数据

护理研究/陈代娣主编. —3 版. —北京：人民卫生出版社，2018
全国高等学历继续教育"十三五"（护理专升本）规划教材
ISBN 978-7-117-26172-2

Ⅰ.①护…　Ⅱ.①陈…　Ⅲ.①护理学-医学院校-教材
Ⅳ.①R47

中国版本图书馆 CIP 数据核字（2018）第 050673 号

| 人卫智网 | www.ipmph.com | 医学教育、学术、考试、健康，购书智慧智能综合服务平台 |
| 人卫官网 | www.pmph.com | 人卫官方资讯发布平台 |

护 理 研 究
第 3 版

主　　编：陈代娣
出版发行：人民卫生出版社（中继线 010-59780011）
地　　址：北京市朝阳区潘家园南里 19 号
邮　　编：100021
E - mail：pmph @ pmph. com
购书热线：010-59787592　010-59787584　010-65264830
印　　刷：北京机工印刷厂有限公司
经　　销：新华书店
开　　本：850×1168　1/16　　印张：17
字　　数：414 千字
版　　次：2003 年 8 月第 1 版　　2018 年 4 月第 3 版
　　　　　2023 年 1 月第 3 版第 4 次印刷（总第 22 次印刷）
标准书号：ISBN 978-7-117-26172-2/R·26173
定　　价：48.00 元

打击盗版举报电话：010-59787491　E-mail：WQ @ pmph.com
（凡属印装质量问题请与本社市场营销中心联系退换）

纸质版编者名单

数字负责人 陈代娣 吴成秋

编　者（以姓氏笔画为序）

马　莉 / 中国医科大学　　　　　邹海欧 / 北京协和医学院

马玉霞 / 兰州大学　　　　　　　陈代娣 / 南华大学

刘　颖 / 大连医科大学　　　　　林　雁 / 福建医科大学

李　桃 / 广州医科大学　　　　　官　计 / 川北医学院

杨　丽 / 哈尔滨医科大学　　　　徐朝艳 / 中山大学附属第一医院

肖惠敏 / 福建医科大学　　　　　郭崇政 / 长治医学院

吴成秋 / 南华大学

编写秘书 林　雁 / 福建医科大学

数字秘书 马　莉 / 中国医科大学

在线课程编者名单

在线课程负责人 陈代娣 吴成秋

编　者（以姓氏笔画为序）

马　莉 / 中国医科大学　　　　　邹海欧 / 北京协和医学院

刘　艳 / 南华大学　　　　　　　陈代娣 / 南华大学

刘　颖 / 大连医科大学　　　　　林　雁 / 福建医科大学

李　桃 / 广州医科大学　　　　　胡红娟 / 南华大学

杨　丽 / 哈尔滨医科大学　　　　莫文娟 / 南华大学

肖惠敏 / 福建医科大学　　　　　徐朝艳 / 中山大学附属第一医院

吴成秋 / 南华大学

在线课程秘书 刘　颖 / 大连医科大学

第四轮修订说明

随着我国医疗卫生体制改革和医学教育改革的深入推进,我国高等学历继续教育迎来了前所未有的发展和机遇。为了全面贯彻党的十九大报告中提到的"健康中国战略""人才强国战略"和中共中央、国务院发布的《"健康中国2030"规划纲要》,深入实施《国家中长期教育改革和发展规划纲要(2010—2020年)》《中共中央国务院关于深化医药卫生体制改革的意见》,落实教育部等六部门联合印发《关于医教协同深化临床医学人才培养改革的意见》等相关文件精神,推进高等学历继续教育的专业课程体系及教材体系的改革和创新,探索医药学高等学历继续教育教材建设新模式,经全国高等学历继续教育规划教材评审委员会、人民卫生出版社共同决定,于2017年3月正式启动本套教材护理学专业(专科起点升本科)第四轮修订工作,确定修订原则和要求。

为了深入解读《国家教育事业发展"十三五"规划》中"大力发展继续教育"的精神,创新教学课程、教材编写方法,并贯彻教育部印发《高等学历继续教育专业设置管理办法》文件,经评审委员会讨论决定,将"成人学历教育"的名称更替为"高等学历继续教育",并且就相关联盟的更新和定位、多渠道教学模式、融合教材的具体制作和实施等重要问题进行了探讨并达成共识。

本次修订和编写的特点如下:

1. 坚持国家级规划教材顶层设计、全程规划、全程质控和"三基、五性、三特定"的编写原则。

2. 教材体现了高等学历继续教育的专业培养目标和专业特点。坚持了医药学高等学历继续教育的非零起点性、学历需求性、职业需求性、模式多样性的特点,教材的编写贴近了高等学历继续教育的教学实际,适应了高等学历继续教育的社会需要,满足了高等学历继续教育的岗位胜任力需求,达到了教师好教、学生好学、实践好用的"三好"教材目标。

3. 本轮教材从内容和形式上进行了创新。内容上增加案例及解析,突出临床思维及技能的培养。形式上采用纸数一体的融合编写模式,在传统纸质版教材的基础上配数字化内容,以一书一码的形式展现,包括在线课程、PPT、同步练习、图片等。

4. 整体优化,本轮修订增加 3 个品种,包含《助产学》《护理人际沟通》,以及《临床护理技能实训》,以满足新形势下的教学培养目标与需求。

本次修订、新编全国高等学历继续教育"十三五"规划教材护理学专业专科起点升本科教材 19 种,于 2018 年出版。

第四轮教材目录

序号	教材品种	主编	副主编
1	护理研究(第3版)	陈代娣	肖惠敏 邹海欧
2	护理管理学(第3版)	张振香	刘彦慧 陈翠萍
3	护理心理学(第3版)	史宝欣	唐峥华 孙慧敏
4	护理教育学(第3版)	李小寒 罗艳华	周 芸 马小琴
5	健康评估(第3版)	张彩虹	赵 莉 李雪萍 李雪莉 余丽君
6	内科护理学(第3版)	胡 荣 史铁英	李健芝 游兆媛 朱小平
7	外科护理学(第3版)	张美芬 孙田杰	王爱敏 尹 兵 牟绍玉
8	妇产科护理学(第3版)	张秀平	王爱华 陈 洁 周小兰
9	儿科护理学(第3版)	范 玲 沙丽艳	杨秀玲 李智英
10	急危重症护理学(第3版)	成守珍	桑文凤 甘秀妮 郝春艳
11	老年护理学(第3版)	王艳梅	尹安春 童 莉 石 蕾
12	精神科护理学(第3版)	吕春明	刘麦仙 王秀清 魏钦令
13	临床营养学(第3版)	让蔚清 于 康	施万英 焦凌梅
14	护理伦理学(第3版)	崔香淑 翟晓梅	张 旋 范宇莹
15	护理人际沟通	刘均娥 孟庆慧	付菊芳 王 涛
16	助产学	蔡文智	丁艳萍
17*	基础护理学(第2版)	杨立群 高国贞	崔慧霞 龙 霖
18*	社区护理学(第3版)	涂 英 沈翠珍	张小燕 刘国莲
19*	临床护理技能实训	李 丹	李保刚 朱雪梅 谢培豪

注:1. * 为护理学专业专科、专科起点升本科共用教材
　　2. 本套书部分配有在线课程,激活教材增值服务,通过内附的人卫慕课平台课程链接或二维码免费观看学习

评审委员会名单

顾　　问	郝　阳　秦怀金　闻德亮
主 任 委 员	赵　杰　胡　炜

副主任委员(按姓氏笔画排序)

龙大宏　史文海　刘文艳　刘金国　刘振华　杨　晋

佟　赤　余小惠　张雨生　段东印　黄建强

委　　员(按姓氏笔画排序)

王昆华　王爱敏　叶　政　田晓峰　刘　理　刘成玉

江　华　李　刚　李　期　李小寒　杨立勇　杨立群

杨克虎　肖　荣　肖纯凌　沈翠珍　张志远　张美芬

张彩虹　陈亚龙　金昌洙　郑翠红　郝春艳　姜志胜

贺　静　夏立平　夏会林　顾　平　钱士匀　倪少凯

高　东　陶仪声　曹德英　崔香淑　蒋振喜　韩　琳

焦东平　曾庆生　虞建荣　管茶香　漆洪波　翟晓梅

潘庆忠　魏敏杰

秘 书 长	苏　红　左　巍
秘　　书	穆建萍　刘冰冰

前　言

　　《护理研究》是用科学的方法探索、回答和解决护理领域的问题,是护理专业学生应掌握的一门专业基础课程。本教材旨在帮助学生掌握护理科研的基本内容和方法,以利于学生今后在护理教育、护理管理、临床护理工作中能具备开展护理科研的能力以及能运用护理科研的成果来指导护理工作。

　　本次编写遵循护理专业培养目标要求,坚持"三基""五性""三特定"原则;在保持上版教材的主要框架和基本结构的基础上,对各章节的编排和内容都有较明显的充实和更新,突出实用性、先进性。其特点主要表现在:①以"助教-助学"为导向,根据护理研究各环节的先后顺序进行编排,结构合理,案例丰富,以案例导入章节主题,引人思考,即使是在自学的情况下,学生对导入案例中的问题也能给出较为准确的回应,符合高等学历继续教育的特点;②为了避免与交叉学科知识点的不必要重复,整合优化教学内容,如把常用的统计学知识优化、整合成护理研究常用的统计分析章节;增加了 Meta 分析、护理研究设计与论文评价和专利申请等内容,把质性研究单列一章;③为培养学生实践能力,突出了理论与实践的结合,在融合教材中增加了文献检索、统计分析软件的基本操作及数据文件的建立、量表的信度效度分析、科研资料的SPSS 分析、护理研究设计与论文评价等实践教学内容,供教学参考;④本教材共分为十一章,主教材每章基本结构包括:学习目标、案例导入、正文、章节小结、复习思考题,同时穿插案例分析、相关链接等,便于学生预习、复习、课后自学及知识拓展。数字资源中的 PPT、同步练习试题等,为读者提供在线增值服务。

　　本教材主要用于高等学历继续教育护理学专科和专升本教学,也可作为不同层次护理人员的课外自学资料,以指导临床护理研究的开展。

　　本教材在编写过程中,参考了同类有关教材,引用了同仁公开发表的研究成果,得到了人民卫生出版社、有关兄弟院校及各位编者所在学院的大力支持,在此致以衷心的感谢。

　　本书参编人员均具有丰富的教学经验和严谨的治学态度,尽管我们在编写过程中力求做到极致,但由于时间仓促和水平所限,疏漏和错误之处在所难免。科学永无止境,敬请读者和同行提出宝贵意见,殷切希望得到读者和同行的批评指正。

陈代娣

2018 年 3 月

目 录

第七章 护理科研中的常用统计分析方法 123

第八章 质性研究 146

第一章　　　绪　论

1

问题与思考 护士小李在临床工作中,看到颅脑损伤昏迷的患者,因长期卧床不活动,各种刺激减少,容易出现关节挛缩、肺部感染、压疮、深静脉血栓、便秘、肌肉萎缩、肺功能下降,甚至智力减退等失用综合征。小李希望能了解这类患者照顾者的负担及影响因素,也在努力寻找有效护理手段并验证其有效性,以帮助这类患者减少或避免出现失用综合征。

思考:小李可以通过哪些方式获取解决上述护理问题的方法?小李如何验证某护理措施是否有助于患者的康复?

护理研究是分析护理现象的本质和规律,创造性的挖掘和丰富护理学科新理论和新知识,促进护理学科发展的重要途径,护理研究在完善和发展护理理论、改进护理技术、提高护理质量、指导护理实践等方面起着非常重要的作用。

第一节 护理研究的概述

一、科学与科学研究的概念

(一)科学

科学(science)是反映自然、社会、思维等客观规律的知识体系。是科学知识与科学研究的结合,是人类的智力活动,是探索未知、发现真理、积累并筛选知识、传播文明、发展人类思维能力和创造能力的活动。科学按研究对象的不同可分为自然科学、社会科学和思维科学,以及总结和贯穿于三个领域的哲学和数学。按与实践的不同联系可分为理论科学、技术科学、应用科学等。

科学知识(scientific knowledge)是覆盖一般真理或普遍规律运作的知识或知识体系。科学知识具有客观真理性、社会实践性、思维逻辑性、理论系统性和动态性等特点。科学是科学知识和科学研究的结合,科学知识是一系列在逻辑上相互联系的命题体系,科学研究是通过系统的方法获取知识、解决问题的过程。因此,人类的科学活动包含两方面,一方面是开展研究,发现新知识、开拓新领域;另一方面是学习并推广现有的知识体系。科学知识和科学研究是相辅相成的,科学知识是科学研究的基础,科学研究的成果可以充实和完善科学知识体系。

(二)科学研究

科学研究(science research)简称为科研,科学研究是一种系统地探索和解决自然现象、社会现象中的问题,或揭示事物本质和相互关系,或探索客观规律,从而产生新知识或新思想,阐明实践与理论之间关系的活动。科学研究的本质是创新和发展,科学精神最根本的原则是实事求是。科学研究的目的是描述现状、探索未知、预测和控制、解释现象。科学研究的类型:按照研究目的可以分为探索性研究、叙述性研究、因果性研究(解释性研究);根据研究的内容可分为基础研究、应用研究和开发研究;按照研究的性质可分为定性研究和定量研究。科学研究的步骤是:观察现象,提出问题;提出理论,做出猜想;从假说和理论出发,提出预测;系统性地搜集经验、事实和证据,并把这些同理论预测相对照。科学研究具有如下特点:

1. **客观性**　是指在科学研究中得到的任何结论都是基于客观的事实,是以研究者直接或间接获得的资料为基础而产生的。

2. **系统性**　是指任何科学研究都是建立在前人研究基础之上,进行科研,要掌握前人的科研成果,要"站在巨人的肩膀上"进行创新。在科学研究中,研究者是依照设计好的行动计划,按照一定的合乎逻辑的步骤进行研究,研究者不能随意改变计划或者研究的步骤。

3. **创新性**　创造性是科学研究最本质的特征。科学研究本身就是一种创造性的活动,通过研究,探索自然界、人类社会和思维的未知领域,发现新规律,创造新成果。科学研究是极艰巨的创造性劳动,需要付出艰苦的努力,要有勇气和毅力克服困难,才能在方法上有所突破创新,才能获得新的发现。

4. **控制性**　是指在科学研究中,研究者要预先规定研究的条件,以便最大限度地排除可能会对研究结果造成干扰的因素,使研究的结论更可靠、更可信。因此,在进行研究前,应对研究条件、研究对象的选择标准、研究方法、收集资料的工具、统计分析的手段、判断结果的指标等进行设计。

5. **普遍性**　在所有获取知识的方法中,科学研究产生的理论比其他方法获得的理论更具有普遍性。科学研究结果,可以描述事物的现状、发现事物的内在联系和本质规律,也可以引出定律或产生理论。

科学研究是任何学科发展的基石,没有科学研究,就不可能有医学和护理学的发展。也只有通过科学研究,才能提高医疗和护理质量。

二、护理研究的概念

（一）护理研究的含义

护理研究(nursing research)是用科学的方法反复地探索、回答和解决护理领域的问题,直接或间接地指导护理实践的过程。护理研究包括以下几个基本内涵:

1. 护理研究是以护理为研究对象的科学研究,是关于护理的科学研究。

2. 护理研究是探索护理活动及其规律的科学研究。它是用科学的理论作指导,解决护理实践中的理论问题和技术问题,是一种理论创新、技术创新和学术创新。因此,其内容和成果,必须要有一定的理论价值、学术价值、科学价值和社会价值。

3. 护理研究是以护理实践研究为主的应用性研究。临床护理实践是护理研究的源泉,护理研究成果能为护理实践提供指导和服务。

（二）护理研究的范畴

每个学科都有自己的理论体系、研究方向和范畴。护理学是一门独立的应用学科,护理服务的对象已经从患者扩展到健康人群,护理服务也从医院走入社区,护理关注的焦点也扩展到从人的生理到人的心理,从人的自然属性到人的社会属性。因此,护理研究的范畴也越来越广泛,凡是和人的健康有关、可以被护理干预措施解决的问题都可以成为护理科学研究的对象。

1. 从护理研究的类型上看包括基础研究、应用研究和开发研究。

(1)护理学基础研究:是为了揭示护理学基础理论的现象及其规律。这类研究的未知因素多,探索性强,研究周期长,对研究的手段和方法要求高。基础研究是对构建护理学最基本的原则、理论或定律而开展的研究,这种研究成果不能直接解决当前护理实践中急需解决的具体问题,但对护理理论的发展起着重要的作用。

(2)护理学应用研究:是为了解决护理实践中某一特定的实际目标和实际问题而运用基础研究成果,直接解决护理实践中的技术问题、管理问题、教育问题。研究的结果能直接解决当前护理实践中的具体问题,提出新的或改进的技术、方法或途径等。

(3)开发研究:是运用基础研究、应用研究与实验的知识,为推广新技术、新材料、新产品等而开展的研究。其中包括对护理工具、技术手段设计、试验改进、改造的研究。

2. 从护理研究的业务范畴上看包括护理管理研究、护理教育研究、护理专业技术技能研究等。

(1)护理管理研究:是关于探讨有关护理行政管理、领导方式、护理人事管理、护理质量控制等方面问题的调查与研究。护理管理研究的目的就是提高护理管理的质量和效益。

(2)护理教育研究:是关于护理教育体系、教育对象、课程设置、教师、教材、教学方法和教学评价等有关问题的研究。护理教育研究的目的是为了完善护理教育体系和制度,提高护理教育质量,培养高素质护理人才。

(3)护理专业技术技能研究:是对护理专业技术技能发展有关问题的研究,包括护理技术、护理手段、护理措施、护理制度、护理仪器设备、新技术的运用等问题的研究,其研究目的是提高护理技术水平和临床护理效率,为病人提供更加优质高效的护理。

3. 从护理研究的对象范畴上看包括研究与生物人的健康有关的问题、研究与社会人的健康有关的问题、研究护理学形成与发展历史,如有关护理学起源、变化及发展方向等与护理专业自身发展有关的问题。

(三) 护理研究的特征

护理研究是运用自然科学和社会科学的原理揭示护理规律的过程,它不仅具备了一般科学研究应有探索性、创新性、理论性和实用性特征,还具有以下特征:

1. **护理研究对象的特殊性**　护理研究对象是人,其研究成果最终服务于人,而人是最复杂的生命体,既具有生物特性,又具有社会属性;既有生理活动,又有复杂的心理活动;还受到各种自然环境因素的影响。因此,在研究过程中要充分考虑研究对象的生理、心理、社会、文化、经济和精神等因素的影响,避免产生偏倚,确保结果的真实性。

2. **研究方法的困难性**　护理研究的对象是以人为主的,研究时要有科学依据,不能像其他学科的实验那样任意施加处理因素和控制措施。由于研究对象的成长背景、生活习惯和社会环境的不同,以及他们对健康需求的不同,导致因其个体的差异而影响护理研究中测量指标的结果,增加了研究的误差和不稳定。

3. **测量指标的不稳定性**　个体之间存在差异,故测量数据的结果变异性大,离散度大,所以需要通过严谨设计、精细的观察和测量,正确处理数据及科学的综合分析,才能获得较准确客观结果。

4. **研究过程的伦理要求**　在研究过程中,要基于护理伦理原则,应充分征得患者及其家属的同意,不能违背伦理要求。不能因为护理研究导致或增加研究对象的任何痛苦,延误患者的治疗、促使疾病进展,增加患者的医疗费用支出,影响患者的康复等。

5. **研究结果的社会公益性** 护理研究必须从人的需求出发,以服务于人类健康为目的。例如,研究如何防止健康向疾病转化,如何促进疾病向健康转化,如何对急危重患者实施生命保护等。因此,护理学各个领域的研究均是围绕促进健康、减轻痛苦、保护生命等社会公益性目的进行的。

三、护理研究对护理实践的意义

护理研究无论是对护理学科的发展,还是对护理实践的进步都具有非常重要的作用。护理研究的意义主要体现在三个方面:

1. **促进护理学的发展** 护理研究是促进护理学向前发展的原动力,护理学作为一门独立科学,必须通过开展科学研究,尤其是循证实践,不断地发现和解决临床护理问题,开拓专科化护理实践,提升护理学科的专业理论体系,提高临床护理决策的有效性、准确性和效率,使患者受益。没有护理科研,护理学就不可能有新的发展与发现。

2. **提高护理工作质量和效率的需要** 护理研究是针对护理实践中的问题进行探索,并将研究结果升华到新的理论,直接或间接地指导护理实践。在传统的护理知识和护理方法不能满足现代护理需要时,必须进行新的探索。护理新方法的采用或护理方法的革新必须以护理研究为依据,通过实践、总结、分析、比较来验证其可行性。

3. **造就护理学术人才** 学术人才是科学技术的承载者,是科学技术的支撑点。护理学科要发展必须依赖护理学术人才的大力培养,而护理研究是学科培养学术人才的良好途径。参与护理研究可使护士解决问题的能力得到充分提高,因为研究本身就是一个从发现问题到解决问题的过程。在研究中,护士的创新思维和评判性思维能力会得到提高。参与研究能促使护士掌握查阅资料、利用资料、统计分析、判断与总结的方法,从而使学习专业知识的能力和自身的能力得到提高。

四、护理研究的发展历史

护理研究的历史距今已有 100 多年。在此期间,国内外护理研究工作经历了一个循序渐进的发展过程。

(一)国外护理研究的发展概况

第一位从事护理学研究的是英国的弗洛伦斯·南丁格尔(Florence Nightingale)。虽然护理研究发源于英国,却在美国得到了发展。在美国护理研究的发展主要从 20 世纪美国护理教育发展、学校内护理教育体制的建立和护理研究生的培养开始。护理研究的国外发展可分为以下阶段:

1. **19 世纪的南丁格尔时代(1820—1912 年)** 护理研究始于 19 世纪南丁格尔在克里米亚战争时期的调查研究。南丁格尔在克里米亚战争时期观察并记录了护理措施的效果,认为系统地收集资料和探索解决问题的方法对于护理专业是必要的。南丁格尔在健康保健和护理专业领域里被誉为改革者和研究者。南丁格尔在她的《护理札记》(1859年)中描述了她最初的研究活动,也成为了最早的护理研究报告。1860年,南丁格尔在英国伦敦圣托马斯医院创建了世界上第一所正式护士学校。1907年,南丁格尔获英国政府授予的最高国民荣誉勋章。1912年国际红十字会组织在伦敦大会上首次颁发南丁格尔奖,旨在表彰由各国推荐的忠诚于护理事业,并为之作出贡献的优秀护士。1912年国际护士会决定将南丁格尔的生日(5月12日)定为国际护士节。

2. 早期的护理研究(1900—1949年) 该阶段的研究主要是关于护理教育,侧重如何加强护理教育,其研究结果促成1923年耶鲁大学成立护理系。在临床护理研究方面重点在改进护理工作的程序和各项工作之间的资源分配问题。例如,1900年美国护理杂志 *American Journal of Nursing* 创刊;1922年纽约医学院开展的"时间研究"(Time Study),发现医生开处方过多,必须增加护理人员才能有效落实医嘱;1932年 Ryan 和 Miller 发表了关于体温计的研究;1936年美国 Sigma Theta Tau 在美国建立了第一个护理研究基金;1938年 Wheeler 发表了有关结核病护理的研究。

20世纪40年代的研究重点仍然是护理教育方面,然而研究内容和水平有了很大发展,结合临床探讨了护理人员的合理安排、医院环境、护理的功能和护士的角色、护士在职教育、护患关系等方面的问题。例如1948年 E. L. Brown 发表了《护理的未来》(*Nursing for the future*)、《护理专业的发展项目》(*A program for the nursing profession*)等研究报告。

3. 20世纪50年代(1950—1959年) 该时期美国的护理研究发展迅速。1952年美国《护理研究》(*Nursing Research*)杂志创刊,促进了护理研究成果的发表。同时美国的大学护理博士项目开设了研究方法论的课程,在研究人员的知识结构培养上有了较大的进步。1953年美国哥伦比亚大学首先开办了"护理教育研究所"。1955年美国护理协会成立了美国护士基金会(American Nursing Foundation),并在 Welter Reed 建立了首个护理研究中心,大大促进了护理研究工作的蓬勃发展。该时期的研究重点是护士的角色、护理的功能、护士的特性等概念性问题。

4. 20世纪60年代后(1960年至今) 美国的护理研究进入了稳步发展的阶段,尤其是随着护理博士教育的发展,为推动护理研究起到重要作用。20世纪60年代后护理教育研究的重点在于比较不同学制的护理教育,护理研究注意与护理概念、模式和护理理论结合,并出现了较多改进临床护理方法的研究。1963年英国 *International Journal of Nursing Studies* 创刊,20世纪90年代后更将循证实践作为护理研究的重点,如1996年澳大利亚 Joanna Briggs 循证护理国际合作中心成立;2004年 *Worldviews on Evidence-based Nursing* 创刊。护理流程的规范化、科学化研究成为重点,并开始关注护理敏感指标(nursing sensitive indicators)研究。据2004年美国高等护理教育学会(American Association of colleges of Nursing,AACN)的报道,美国有444个护理硕士项目,89个护理博士项目,注册护士中13%具有硕士或博士学历,1986年美国国家卫生研究院(Nation Institute of Health,NIH)建立了"国家护理研究中心",并在1993年成为美国国家护理研究院(National Institute of Nursing Research,NINR),投入研究基金1600万美元,2014年 NIH 投入护理的研究基金增加到1.4亿美元。可见,美国护理的发展与重视护理研究和高等护理教育是密不可分的。

总之,护理研究的发展常常以期刊的创刊、研究机构和护理基金的创立为标志性时期。国外护理研究经历了近一个世纪的发展,主要标志性时期见表1-1。

表 1-1　国外护理研究的发展

1859 年	南丁格尔的《护理笔记》出版
1900 年	美国 American Journal of Nursing 创刊
1936 年	美国 Sigma Theta Tau 在美国建立了第一个护理研究基金
1952 年	Nursing Research 期刊创刊
1955 年	美国护士基金会资助护理研究，并在 Walter Reed 建立首个护理研究中心
1963 年	美国 International Journal of Nursing Studies 创刊
1986 年	美国国家卫生研究院（Nation Institute of Health，NIH）建立了"国家护理研究中心"，并在 1993 年成为美国国家护理研究院（National Institute of Nursing Research，NINR），研究基金 1600 万美元
1996 年	澳大利亚 Joanna Briggs 循证护理国际合作中心成立 美国 NIH 下设立的 NINR 研究基金超过 1 亿美元
2000 年	加拿大成立护理科学发展理事会（Council for the Advancement of Nursing Science，CANS）
2004 年	Worldviews on Evidence-based Nursing 创刊
2014 年	美国 NIH 下设立的 NINR 研究基金超过 1.4 亿美元

（二）国内护理研究概况

由于社会、经济、历史等因素的影响，我国的护理研究起步相对较晚，我国护理研究的发展过程大致可分为三个阶段：

1. **开创时期（1949—1966 年）**　1954 年《护理杂志》的创刊为护理学术交流提供了场所。护理教育方面的研究主要是对教学课程与方法的探讨，以及护理专业书籍的编写。基础护理方面的研究以护理技术革新为主。护理管理方面的研究主要是有关病房环境布局和管理制度的研究。专科护理经验，如大面积烧伤的护理等被总结和交流。虽然此期的护理研究以单纯的经验总结为主，但却标志着护理人员开始涉足科学研究，从而推动护理学科的发展。

2. **恢复与提高时期（1976—1985 年）**　护理工作进入恢复和发展的时期。1977 年，中华护理学会和各地分会先后恢复，《护理杂志》（现更名为《中华护理杂志》）复刊。自 1983 年护理本科教育恢复后，"护理研究"课程已逐步纳入到教学计划中，成为护理本科生的必修课。1985 年，全国护理中心成立，促进了国内和国际间护理学术交流。20 世纪 80 年代初，我国引进了"护理程序"和"责任制护理"，护理模式由单纯的疾病护理转变到对患者的全身心护理。心理学和社会学的理论开始渗透到护理学科，护理人员探讨患者角色和护患关系等临床问题。同时，专科护理也随着医学的发展有了很大的进展。特别是在早产儿的护理、断肢再植和脏器移植等手术的配合及护理方面取得很大的成绩。护理器具如洗头车、多功能护理车也通过研究得到创新。

3. **加速发展时期（1986 年至今）**　1985 年以后，陆续增加的《实用护理杂志》《护士进修杂志》《护理学杂志》《护理研究》等刊物，对我国护理研究的交流和开展起到推动作用。1992 年起，我国正式启动护理学硕士教育项目，大大提高了我国护理科研水平。特别是 2004 年护理学博士教育项目开展后，研究成果在量和质上有了显著的提高，护理研究取得了快速发展。尤其是 2011 年，护理学成为一级学科至今，实验性研究、前瞻性研究逐渐增多，并开始涉足于护理理论研究，将国外先进的护理模式如整体护理、循证护理、临床护理路径与我国护理实践结合起来，使我国的护理研究水平有了整体的提高和快速的发展。

五、护理研究的发展趋势

护理研究促进了现代护理学的发展，现代护理学的发展又为护理研究开辟了广阔的领域，提供了新的研究手段和条件。目前的护理研究更具科学性和实用性,研究领域在不断拓宽,研究方法在逐步完善,科研队伍素质在进一步提升,研究成果也得到了进一步推广。根据社会对护理事业发展的需求,将来的发展趋势主要体现在:

1. **注重循证实践** 鼓励护理人员通过循证实践提高护理质量。系统评价作为循证实践的重要元素,将在全球医疗卫生各学科的各类文献中占据重要的地位。另外,临床实践指南或最佳证据是在系统评价基础上构建的循证资源,也将在护理决策中具有重要的价值。因此,护理人员应当努力提升检索实证、评价实证的能力,学会将最佳证据应用于护理实践中。

2. **重视严谨的科学研究基础** 通过多中心的、证实性的方式形成牢固的研究基础,护理人员将不会单纯性依据一项设计欠完善的、孤立的研究开展临床变革,变革的决策将以设计严谨的研究为基础,同时在不同的场所、针对不同的环境、在不同的时间重复同一研究,以保证证据的稳定性。

3. **强调多学科、跨专业合作研究** 临床护理人员、护理研究者与相关学科的专业人士、研究者的合作将成为未来护理研究的发展趋势。这种合作可共同解决生物行为领域、心理社会领域的基础问题,从而让卫生保健领域认识到护士在制定国际、国内卫生政策中的重要作用。

4. **加强信息技术在护理研究中的应用** 近年来,护理信息学在临床实践、教育和管理等领域快速发展。面对"大数据"时代的到来,如何有效识别、采集、管理数据与信息是今后开展护理研究工作的重点。随着电子健康档案、移动医疗平台的建立与发展,应用信息学手段改善护理质量、促进患者健康是护理研究发展的重要趋势。

5. **关注文化因素和健康缺陷的状况** 目前健康缺陷(health disparities)成为护理和其他卫生保健领域的核心关注点,尤其是健康干预(health intervention)的生态有效性及文化敏感性得到了研究人员的广泛关注。生态有效性反映了研究设计和结果与真实情境之间的相关意义;而文化敏感性则表现在研究人员对于研究对象的健康信念、行为、文化价值观等文化因素的关注。

6. **重视护理研究的转化** 随着转化研究(translational research)的兴起,"转化护理"的理念已经深入到护理研究工作中,转化研究将逐渐受到护理人员的关注,转化研究探索如何将研究结果以最佳的形式转化到实践中。目前护理研究、临床实践、患者需求等环节相互存在一定的脱节现象,护理人员应当重视研究成果的应用与推广,努力将研究成果服务于人民群众,促进我国护理事业的长足发展。

7. **病人参与医疗照护决策中** 共同决策是当今卫生保健发展的另一个优势,尤其鼓励病人参与到自身医疗照护的决策中,并在其中承担核心角色。循证实践强调将研究证据和病人的偏好和需要作为决策的要素,并设计研究探索这一过程和结局。

第二节 护理研究的基本步骤

护理研究的基本步骤应遵循普遍性的研究规律,护理研究者应在现有知识结构的基础上,遵循一般科学研究的规律,科学、系统地对需要探究的或尚待验证的护理问题进行研究。护理研究根据研究性质可分为量性研究(quantitative research)与质性研究(qualitative research),与医学或其他学科相同,护理研究的各个基本步骤不是孤立的,是可以重叠或重复进行。本节重点概括性描述量性研究的基本步骤(表1-2),其他详细内容后面均有专章详述。

表1-2 量性研究的基本步骤

第一阶段：研究的准备阶段	1. 提出研究问题
	2. 查阅相关文献
	3. 陈述理论框架
	4. 建立研究假设
	5. 选择科研设计
	6. 其他准备工作
第二阶段：研究的实施阶段	1. 收集研究资料
	2. 整理与分析研究资料
	3. 解释研究结果
第三阶段：研究结果的总结与应用阶段	1. 总结研究结果
	2. 推广与应用研究结果

一、护理研究的准备阶段

研究的准备阶段是开展科研的第一环节,起着关键性的作用。研究的准备工作包括提出研究问题,查阅相关文献,陈述理论框架,建立研究假设,选择科研设计,以及其他准备工作等。

(一)提出研究问题

研究问题的提出和确立,即护理研究的选题,是科学研究的第一步,也是至关重要的环节。选题关系到研究的方向、目标和内容,直接影响研究的方法和途径,决定着科研成果的价值和水平。研究者的动手实践、细心观察和动脑思考是提出研究问题的三个基本要素。

相关链接	治疗近视眼的意外发现
	前苏联时期,一个戴眼镜的男孩在摔跤后把眼镜打碎了,碎玻璃刺进了男孩的眼角膜。当时,眼科医生弗奥多洛夫给他做了清除眼中碎玻璃的手术。令人惊奇的是,手术后男孩的视力较以前大为提高。此现象引发医生弗奥多洛夫的思考,经过观察和探讨,发现若改变眼角膜的弯曲度,可使视力得到改善。利用这一发现,弗奥多夫治愈了许多近视眼患者。

(二)查阅相关文献

查阅文献贯穿于科研过程的不同阶段,是一个动态、持续的过程,是科研的重要环节,尤其是准备阶段。查阅文献和寻找研究问题的过程是交叉进行的,查阅文献的目的包括了解研究课题的历史、现状、动态和水平;查看自己选题的内容与他人工作有无重复,以减少盲目性;启发自己的研究思路;寻找相关的理论依据。在实施和总结阶段,研究者还要查阅文献,以解决实施过程中遇到的实际问题及了解最新的发展动态,并作为本研究的结果和撰写文章时的参考资料。

（三）陈述理论框架

陈述问题是指陈述所提出研究问题的背景和主要思路,说明立题依据和预期目的,采用研究相关的理论框架或概念框架,以指导课题的研究。在研究中理论的应用是很重要的,它影响着假设的形成、研究设计和结果分析,以理论为指导进行研究,所得结果也必然纳入理论框架中。理论框架一般需要在论文的开头部分呈现,是用来说明研究探索某一特定问题的合理性。同时,也是用来指导该研究实验的框架。理论框架是一个概念模式,研究者据此来确定研究所要观察的内容,读者可以通过理论框架来判断对这一特定问题的研究是否合理。

（四）建立研究假设

研究假设(research hypothesis)是研究者对已确立的研究问题提出的预设结果,即对特定人群中两个或多个变量之间可能存在的关系的一种正式的陈述。研究假设是要通过研究而加以验证的,不是凭空而言的,是要有理论依据或归纳总结以往的文献结果而产生的,能为研究者提供探究方向和设计指导,也可不断验证、补充和完善理论体系,建立正确的科学理论。值得注意的是,不是所有的研究都需要提出明确的研究假设。是否需要提出研究假设还要看研究的设计,干预性研究、预测性研究往往需要提出研究假设,而描述性研究不一定需要研究假设。质性研究则在研究开始可能没有假设和研究设计,然而在研究完成时,可能会产生研究的预期性答案。

问题与思考　　　　　　　为了减轻患者的痛苦,预防压疮的发生,护士小李所在科室对压疮高危患者使用一种泡沫敷料。为此提出一个研究问题,即泡沫敷料能否预防压疮的发生。查阅相关文献,发现泡沫敷料与压疮预防的有效性有相关性,但通过随机对照验证其有效性的文章很少。基于文献查阅和临床经验,护士小李明确了研究对象和结局指标,并形成研究假设:泡沫敷料的使用能预防高危风险患者压疮的发生。

　　　　思考:在本例中,护士小李进行了哪些研究环节?具体是如何做的?

（五）选择研究设计

研究设计是研究过程中对研究方法的设想和安排。是研究者根据研究目的、研究假设和研究条件对整个研究工作进行规划、制订出研究的最佳途径、选择恰当的研究方法、制订具体的操作步骤和方案的过程。

量性研究的设计方法按照设计内容的不同可以分为实验性研究、类实验性研究和非实验性研究;按照流行病学的分类方法,量性研究又可分为随机对照试验、非随机对照试验和观察性研究,其中观察性研究又包括描述性研究、病例对照研究和队列研究等。设计要考虑的因素主要有:①为什么做,根据研究目的,明确这样做的理由;②做什么,确定研究内容;③对谁做或谁做,确定研究对象与研究者,包括研究样本的入选标准和排除标准、如何分组、样本量有多大,研究者及项目组成员的组成、分工和职责等;④在哪里做,明确研究的场所,单个还是多个场所及其特点;⑤什么时候做,确定研究的起始时间,调研或干预的频度,干预的持续时间等;⑥怎么做,首先要明确研究设计类型,是实验性、非实验性还是类实验性研究,是否随机分组,抽样方法和干预方案等。其次,选择研究指标,这是反映研究目的的标志。测量研究指标的工具称为研究工具。自制或使用他人的研究工具应具有信度和效度,能够真实、敏感、准确地测量出研究指标的变化,然后再确定收集资料的方法。最后,选择如何控制外变量(干扰变量)和使用的统计学方法。还需要估算研究经费需多少,界定研究范围和成本等。

质性研究见本书第八章。

问题与思考　　　护士小李所在的科室2017年1月开始,对压疮高危风险的患者在接受医院规定的压疮预防措施之外,均预防性地试用一种新型泡沫敷料,并且3~5天给予敷料更换。而在此之前的压疮高危风险的患者仅接受医院规定的预防措施(包括体位转换、减少摩擦力和剪切力、皮肤管理、营养支持、健康宣教等)。因此,护士小李将2016年7~12月入住到科室的患者确定为对照组,将2017年1~6月入住到科室的患者确定为干预组,根据研究目标制定了相应的排除标准和纳入标准。在开始研究之前,护士小李作为课题组的负责人,对参与不同研究环节的工作人员进行了培训,并请临床专家和科研方法学专家再次对研究设计进行了评定和修改。

　　思考:护士小李的研究设计考虑了哪些因素? 本研究设计是否严谨、合理和周详?

(六) 其他准备工作

除上述各环节外,还需要准备的工作是:

1. 伦理委员会评审,将研究项目提交学校或医院伦理委员会,取得伦理委员会评审编号。

2. 培训参加不同研究环节的工作人员,如各个调研点或干预点的相关人员,帮助他们理解研究目的、内容和注意事项,避免导致偏倚。

3. 对研究对象要做到知情同意,研究的对象有自愿参加和退出研究的权利。

4. 预试验(pilot study)是实施研究前,先按研究的设计流程,对少数入选的研究对象进行小规模试验,为正式试验打下基础。预试验可以检测研究程序的合理性和可行性,了解研究对象的反应,并估计样本量、预测研究成功的可能性,便于及时修正、补充和完善研究方案,并为正式试验选择最佳实验材料。通过预实验能准确地控制无关变量。也可以检验实验设计的科学性和可行性,以免由于设计不周,盲目开展实验而造成人力、物力、财力的浪费。预实验也必须像正式实验一样认真进行才有意义。一般在大规模或大样本的研究之前需要进行小规模的预试验。凡是正式实验中所需应用的各种量表、仪器和工具等,都应在预实验中进行初步试用和检测,以熟悉和摸清研究条件,检查研究设计是否切实可行,同时也可以了解到研究对象对研究方法和干预措施的反应,以便及时修改,使研究者能获得更佳的数据资料。

相关链接　　　某研究者的研究课题为翻译并修订中文版的杰弗逊同理心量表(Jefferson Scale of Empathy),经过对量表的翻译、回译后,需要对初步拟定的问卷的条目和内容的规范性、相关性、逻辑性、准确性以及完整性等方面进行检测。预试验可以检验问卷实际应用效果,提高问卷的设计质量,是问卷设计和修订的重要环节。既往研究表明,一般选取15~25个样本进行预试验。因此,研究者访谈了20例医学生(考虑到样本的流失),询问其能否理解各个条目,并请其提出意见和建议。

5. 撰写科研申请书,按科研部门的要求和格式,填写科研申请书。如获批准,则要进行开题报告,请相关研究专家共同参与,仔细审查研究的各个环节,以进一步修正、落实和完善研究设计和细节等。

二、护理研究的实施阶段

(一) 收集研究资料

资料收集是科研过程中的重要环节、资料收集的质量将直接影响到研究结果的准确性,也是研究过程中最费时间的阶段。资料收集最常用的方法有查阅文献资料、进行研究试验、开展社会调查等。通过实验、测量、问卷、调查和观察等方法从研究对象处直接收集到的科研资料,称之为原始资料,也称第一手资料,原始资料记录很重要,必须可靠,不可自行更改并应完整保存。资料的记录,有很多形式和内容,如实验记录、观察记录、检验结果、检查记录、调查记录、咨询记录等。无论采用哪种方式进行记录,都应遵循客观、准确、完整、统一的原则,保证资料的真实、可靠、可信,并完整保存,以便进一步对原始资料进行整理和分析。一些经验丰富的课题主持人,经常采取责任制管理的方式:"定人、定量、定质、定物",顺利而保质保量地完成资料的收集工作。

资料收集时需要对由谁进行资料收集、收集哪些对象的资料、收集什么内容的资料、按什么顺序进行、何时进行资料收集、在何处进行资料收集等进行周密地规划和设计。如果多人进行资料收集,还需对资料收集者进行统一培训,使资料收集的流程标准化、统一化。对参与研究的人员集中培训、说明流程和内容标准化,及时沟通、协调资料收集的进度、意见反馈和完整性,完善资料收集环节,以避免偏倚,实事求是地收集资料,并保护研究对象的利益及权利。

(二) 整理与分析研究资料

资料整理就是将原始资料进行有目的地科学加工,使之系统化,尽可能多地获取研究对象的信息,以便进行统计分析。整理的手段可依据实际条件选择计算机处理或手工处理。常用的方法有逻辑检查法和计算检查法两种。科学实验和科学观察收集到的资料,在未进行整理之前大多是杂乱无章的,很难找出研究对象特征和内在规律的信息。对于量性研究收集的原始资料,应根据研究目的选用合适的整理方式和统计学方法进行分析和讨论。在整理与分析研究资料时应注意:①编号和审核:首先对原始资料进行编号,并进行审查与核对,保证资料的及时性和完整性,确定删除标准、缺失值的补充方法,保证人工输入质量与计算机统计检查的正确流程,应将原始数据完完全全地输入计算机中;②根据研究的目的,对数据进行分组,如年龄、职务和疾病种类等,便于统计;③选择统计学方法,研究问题在于认识客观规律,试验只在少数受试者身上(样本)进行,而结论却要推至研究对象的全体(总体)。数据的统计分析是护理研究中的重要环节,不同类型的资料所选用的统计学分析方法和计算公式都不同。对计量资料、计数资料和等级资料使用不同的统计学方法,资料的描述性分析通常采用百分比、均数、标准差、标准误和中位数等指标表示,而推论性统计分析则根据资料的类型、正态性、方差齐性等选择参数法或非参数法进行统计分析。通常采用统计图和表格来归纳和呈现研究结果。

在研究过程中,护士小李对实验组和对照组的患者的年龄、性别、卧床时间、压疮危险因素评分(Braden危险因素评估表)等变量进行了比较,明确了基线的一致性。然后从医院护理信息管理系统的不良事件系统中统计干预组和对照组发生压疮的患者数以及不同解剖位置发生压疮的例数,比较其压疮的发生率,并分析每组压疮的发生速度。分析结果表明,预防性地使用此泡沫敷料能有效预防骶尾部的压疮的发生。

思考:护士小李收集了研究对象的哪些资料?对这些资料是如何进行分析的?

(三) 解释研究结果

随着计算机软件的快速发展,研究者一方面要了解统计学方法的目的和意义,并能解释研究的统计学结果。另一方面,研究者应结合以往的研究结果与目前的实际情况,对统计学方法得出的护理研究结果进行仔细、周详的分析,并对数据与现象之间的关系进行合理的解释。对于不合情、不合理的统计学结果,要从研究过程的不同环节分析原因,找出其中的原由。研究者要实事求是地呈现研究的结果,才能将抽样样本的结论推广到研究对象的总体。

三、研究结果的总结与应用阶段

(一) 总结研究结果

研究结果的总结是科研工作的重要环节,是将研究背景、研究对象、方法、结果、结论以及研究者的观点,以适当的形式呈现出来,如撰写研究报告、研究论文(著)、毕业论文、调查报告、专利等方式。研究结果的总结是研究者对选题的中心思想、研究思路、过程与结果分析等方面的文字体现,代表了护理研究的创新性、科学性和实用性。不同的总结形式,要按照不同的格式,规范进行书写。

研究报告的撰写是科研工作的书面总结,也是科学的论证文章。研究报告书写有一定的格式要求,除立意要新之外,还要注意科学性和实事求是,取材要可靠和真实,方法和结果要经得起重复验证。研究报告内容包括:前言(选题背景和研究预期目的)、研究对象和方法、结果及讨论等四个部分,用文字来表达出研究者对课题的一系列思维过程。撰写研究报告是科研工作的最后一个步骤,没有写出研究报告,任何研究工作就不能称之为完成,它是科学研究从感性认识上升到理性认识的过程;是将科研假说经过科学观察、科学实验的检验,再经逻辑思维,上升为相对真理的过程,但不要将其理解为科研工作的终结。因为,旧的问题解决了,新的问题又产生了,科学的发展与进步是无止境的。

(二) 推广与应用研究结果

研究成果的推广应用与转化是科研过程中不可缺少的一个重要环节,其目的就是为了将取得的科技成果通过推广应用,转化为生产力,创造社会及经济效益,推动社会进步和经济发展。科技成果有多种类型,其推广应用与转化也有多种形式。如以发挥社会效益为主的护理研究成果主要是通过期刊论文、出版专著、学术交流、专利申请、网络发布,举办专题培训班,开展技术培训、技术咨询、技术指导、技术服务等形式进行推广;以产生经济效益为主的成果主要通过技术交易、技术转让、联合开发等形式进行推广。推广的场合、规模越大,杂志、会议的级别越高,被引用的频次越多、范围越广,则研究成果的示范、辐射效应也就越大。科研工作基本结束后应尽快将科研成果提请鉴定,有直接经济效益的成果要及时申请专利,尽快参加"高科技成果交易会"(简称"高交会"),将科研成果转化为生产力,更好地为人类的健康服务。

问题与思考　　　　护士小李归纳与总结了此泡沫敷料预防压疮的研究的结果,撰写了一篇相关的论文,发表在护理期刊上,并在某护理学术会议上进行交流,进一步在临床中应用和推广其研究成果。

　　思考:护士小李是如何对研究结果进行总结和应用的? 她还可以运用哪些方式去推广和应用她的研究结果?

第三节　护理研究中的伦理问题和学术诚信

　　任何科学研究,都是以一定的世界观和方法论为指导的。护理研究也要遵循一般科学研究的基本原则,只有这样才能把护理研究的科学性、价值性及社会性紧密结合,发挥护理研究的效能。

一、护理研究的基本原则

(一) 实事求是原则

　　坚持实事求是就是一切从实际出发,探寻事物的规律性,按客观规律办事。科学研究是对客观事物规律性加以认识和把握的过程,这个过程中,如果不能坚持实事求是的原则,不能客观真实地反映事物的实际情况,不能依据客观事实做出科学判断,这种研究过程和结果就没有任何科学价值的,也是不可能发现规律、认识真理的。"求实"是护理研究的基本要求和核心,是真伪科学的"分水岭"。任何科学必须经得起实践的严格检验,这就要求护理研究的一切成果,都必须来自于客观实践,是客观事实的真实反映。

(二) 科学缜密原则

　　任何科学研究只有在正确的理论指导下,才有可能取得有科学价值的研究成果。护理研究在选题、设计、调查、分析和总结等环节,都要用正确的科学理论作指导。只有根据护理研究的目的、任务和对象的实际情况,引进和运用现代科技手段,采用科学的调查方法和分析研究方法,才能保证护理研究的客观性和科学性。因此,在护理研究中应做到用科学理论作指导、讲究科学的研究方法、运用现代化的科技手段等。

(三) 伦理原则

　　伦理原则(principles of ethics)也称作伦理的基本原则或根本原则。它是处理人与人、人与社会、社会与社会利益关系的伦理准则,是调整人们相互关系的各种道德规范要求的最基本的出发点和指导原则。医学伦理学的基本原则是尊重自主、切勿伤害、医疗行善、公平正义。基本内容是防病治病,救死扶伤,实行医学人道主义,全心全意为人民的身心健康服务。它是指医学道德的最一般的道德原则,是构建医学道德规范的最根本、最一般的道德根据,它贯穿在医学实践和医学道德体系的始终,是衡量医务人员的个人行为和道德品质的最高道德标准。护理研究在多数情况下是以人为研究对象的,如病人或健康人。因此,在研究中经常会遇到有关人类权利的伦理问题或困境。护理研究中需要遵循的生物医学研究伦理原则详情见下一部分内容。

二、护理研究中的伦理原则

从医学发展史来看,医学的进步与人体研究密不可分。近几十年来,保护人类受试者的权利在科学和医疗卫生保健领域中日益受到重视。当以人作为研究对象时,为了最大限度地保证被研究者的权益,要求研究者在研究过程中严格遵守伦理学原则。与其他生物医学研究一样,护理研究也经常以人为研究对象。所以严格遵守伦理学原则,一方面可以指导自己的研究工作,另一方面可以监督其他医务人员的研究,以维护患者的合法权利。护理研究需要遵循生物医学研究的伦理原则,生物医学研究中需要遵循的基本伦理学原则是:尊重人的尊严原则、有益原则或不伤害原则、公正原则。

(一) 尊重人的尊严原则

尊重人的尊严(respect for human dignity)是指生物医学研究应当充分尊重人的生命、健康、隐私与人格等固有的尊严、人权和基本自由。

1. 尊重人的尊严原则的主要内容

(1)自主决定权(right to self-determination):指在研究过程中,应将研究对象视为自主的个体,研究者应告知研究对象关于研究的所有事宜,研究对象有权决定是否参与研究,并有权决定在任何时候终止参与,且不会受到治疗和护理上的任何惩罚和歧视。在入选研究对象或分组时,应充分尊重研究对象的自主决定权,不应强制、利诱、欺骗。

例1-1:护士小李参加了张医生正在医院进行的课题研究,最近一段时间,张医生要求护士小李在早晨为某些患者抽血做检查时顺便多抽取血液5ml(未告知患者),以提供他的研究课题所需要的研究材料。

思考:护士小李在研究中,可能违反哪些伦理原则?

解析:护理研究中应遵守尊重人的尊严原则,即研究者应告知研究对象关于研究的所有事宜,研究对象有权决定是否参与研究。本案例中,护士小李在未告知患者任何关于研究的事宜的情况下,私自采集患者的血标本,违反了尊重人的尊严中的自主决定权。

(2)隐私权(right to privacy):研究对象的隐私包括两部分:一是个人生活方面的信息,如家庭、婚姻、收入、态度、信仰、行为、态度、意见等;二是与患者疾病的诊疗护理直接相关的信息,如医疗诊断、病因、治疗、档案、记录、护理和预后的情况(病历、诊疗护理记录、手术记录、检查结果等)。当未经本人允许或违背本人意愿而将其私人信息告知他人时,即造成对研究对象隐私权的侵犯。

例1-2:护士小李对住院的肺癌患者进行调查研究,在收集患者的相关资料时,无意中发现患者张先生患了艾滋病。护士小李将张先生患艾滋病的事情,悄悄地告诉了张先生的朋友小刘,并叮嘱其不要告诉别人。

思考:护士小李在研究中,可能违反哪些伦理原则?

解析:护士小李违反了尊重人尊严的伦理原则中的隐私权。患者张先生艾滋病的医疗诊断,是患者基本的诊疗护理直接相关信息,护士小李未经患者张先生本人允许,悄悄将其告诉他人,即造成对张先生隐私权的侵犯。

(3)匿名权和保密权:匿名权(anonymous right)是指研究者应向研究对象保证,不对任何人公开研究对象的身份。保密权(right to confidentiality)指没有经过研究对象或其法定监护人同意,不得向他人公开研究对象的任何个人信息。侵犯保密权常发生在以下情况:①研究者有意或无意使未被授权者得到原始资料;②汇报或公开发表研究报告时由于偶然的因素使研究对象身份被公开。

2. 知情同意(informed consent) 指参与者已被充分告知有关研究的信息,并且也能充分理解被告知信息的内容,具有自由选择参与或退出研究的权利。知情同意权(informed consent right)包括知情权和同意权,既"知情"和"同意"两个方面,即让研究对象知晓和明了与研究项目有关的必要信息(知情)后,研究对象自主同意参与该项研究(同意)。研究者在实施研究前必须征得研究对象的知情同意,对精神障碍者、神志不清者、临终患者、未满18岁的未成年人等无行为能力者,其同意权由法定监护人或代理人行使。知情同意是保障贯彻实施伦理学原则的重要措施之一,它包含三个要素:信息、理解和自愿。研究对象要签署知情同意书后,研究者方可进行研究。知情同意书格式和内容见本章附:干预性研究、非干预性研究的知情同意书范例。

(二)有益原则或不伤害原则

有益(beneficence)原则指维护参与者的利益。研究者开展研究前应谨慎评估研究的益处和风险,并尽最大可能将风险减小到最低水平。不伤害(non maleficence)原则包括研究本身对研究对象是无毒的、无伤害的和不增加痛苦的3个方面,这也是研究者首先要考虑的问题。尽管研究本身是探索未知的活动,但研究者不能进行已知对研究对象有害的研究,也不能把不成熟的护理干预措施应用到人体上。对于一些可能对人体有害的实验研究,在人体实验前必须有可靠的动物实验作为基础,当动物实验结果证明确实对人体无害后,才能逐步过渡到人体实验。

相关链接　　20世纪60~70年代,发生在美国的违反伦理道德的3个典型研究案例:①柳溪肝炎研究(the Willowbrook State School Case):为了解肝炎传播的途径和研发疫苗,纽约州立柳溪学校的严重智力低下的儿童被研究者喂食含有肝炎病毒的粪便粗提取物或注射肝炎病株;②犹太人慢性病医院癌症研究(Jewish Chronic Disease Hospital):研究者对21名终末期的患者注射外源肝癌细胞悬液,以观察癌症能否以这种方式传播;③Tuskegee梅毒试验研究(Tuskegee Syphilis Study):从1930~1970年,研究者对阿拉巴马的约400名男性黑种人研究无治疗条件下的梅毒自然病程,即使在发现青霉素能够有效治疗梅毒后,该研究仍未停止。

（三）公正原则

公正(justice)原则是指在人人平等原则的指导下,确保所有人得到公正与公平的对待,以及将利益与风险做出公平的分配。该原则包含公平选择研究对象和公平对待研究对象。

1. 公平选择研究对象 指样本的选择是基于研究的条件而不是基于方便、欺骗或给予某种利益的承诺,即在开展护理科研时应注意受试者的入选和排除标准是否合适、公平。对于研究方案中的实验组和对照组最好能做到随机分组,使每位患者承受危害和享受利益的机会均等。

2. 公平对待研究对象 指对研究对象无论性别、年龄、职业、病种、种族、地位、经济水平等要一视同仁,不应给予额外的优待与歧视。

例1-3:某护理研究者计划探讨两种不同康复锻炼对乳腺癌改良根治术后患者患肢功能康复的影响,研究设计时,在经过患者或家属的同意的情况下选择出一定数量的乳腺癌术后患者,随机分为两组,分别采取不同的康复锻炼方案,经过一定干预期后,进行组间比较,通过比较,选择更佳的锻炼方案。

思考:此研究是否遵守了伦理原则? 如果遵守了,属于哪类伦理原则?

解析:本案例中研究者经过患者或家属同意后进行研究,遵守了尊重人尊严的原则中的自主决定权。研究者对研究对象进行随机分组,使每位患者承受危害和享受利益的机会均等,遵守了公平原则。

三、护理研究中的伦理审查

科研的目的是为了解决在临床工作中遇到的问题,从而使临床中的诊断、治疗和预防方法不断发展,而科学本身是一把双刃剑,由于基因技术的应用、生物治疗的开展、动物实验和人体实验发展,产生了很多伦理问题和争议,为了使研究对象的权利得到更好的保护,进一步规范学术行为,世界各国都越来越重视时研究的伦理审查。

（一）伦理审查及伦理审查委员会的概念

伦理审查是在涉及人的生物医学研究中,由一个研究者以外的机构,即伦理审查委员会对研究项目进行审查,为所有实际参与或潜在参与的人群提供尊严、权利、安全和健康的保证。

伦理审查委员会(Institutional Review Board,IRB)是为以人为研究对象(人类受试者)的研究提供伦理审查的批准和监督的机构。伦理审查委员会一般需5人以上,应由多方面人员组成,包括医学专业和非医学专业人员,男性和女性均应涉及,最好有伦理或法律专业的人员,至少应有一名非本单位的成员。如果某个成员代表利益集团或涉及某个研究项目,在对该研究进行审查时,应回避。

（二）伦理审查的内容

伦理审查主要审查研究的设计、进程以及研究的统计与处理是否符合国家法律、法规和规章的规定,是否符合公认的生命伦理原则,是否符合涉及人的生物医学研究伦理审查的具体原则等。具体内容包括:①研究者的资格、经验是否符合试验要求;②研究方案是否符合科学性和伦理原则的要求;③受试者可能遭受的风险程度与研究预期的受益相比是否合适;④在办理知情同意过程中,向受试者(或其家属、监护人、法定代理人)提供的有关信息资料是否完整易懂,获得知情同意的方法是否适当;⑤对受试者的资料是否采取了保密措施;⑥受试者纳入和排除的标准是否合适和公平;⑦是否向受试者明确告知他们应该享有的权益,包括在研究过程中可以随时退出而无须提出理由且不受歧视的权利;⑧受试者是否因参加研究而获得合理补偿,如因参加研究而受到损害甚至死亡时,给予的治疗以及赔偿措施是否合适;⑨研究人员中是否有专人负责处理知情同意和受试者安全的问题;⑩对受试者在研究中可能承受的风险是否采取了保护措施;⑪研究人员与受试者之间有无利益冲突。

(三) 伦理审查的流程

1. 提交申请材料

(1)申请:涉及人的生物医学研究项目应该向伦理委员会提出申请,申请者需要提交如下材料。①伦理审查申请表;②研究或者相关技术应用方案;③受试者知情同意书,同时,必须得到受试者的知情同意;④动物实验研究项目应该向伦理委员会提交"伦理审查申请表"。

(2)重新申请:当项目的实施程序或者条件发生变化时,必须重新获得受试者的知情同意,并重新向伦理委员会提出伦理审查申请。包括研究成员个人简历、伦理审查申请表、研究方案,受试者知情同意书。

2. 伦理委员会进行伦理审查 伦理委员会根据伦理审查标准,对上述提交的材料,从研究项目的科学方面和伦理方面进行具体审查。通过审查,可以做出"批准""不批准"或者"做必要修改后再审查"的决定。伦理委员会做出的决定应当得到伦理委员会三分之二委员的同意。申请项目经伦理委员会审查批准后,在实施过程中进行修改的,应当报伦理委员会审查批准。在实施过程中发生严重不良反应或者不良事件的,应当及时向伦理委员会报告。伦理审查完成后及时传达审查意见和决定,并把审查文件存档案。研究者按文件要求领取伦理审查批件。

3. 回避 伦理委员会委员与申请项目有利益冲突的,应当主动回避。无法回避的,应当向申请人公开这种利益。

(四) 伦理审查的原则

伦理审查的原则主要是医学目的原则,知情同意原则,维护受试者利益原则,科学原则,保密原则。伦理审查的标准主要是相关国家法律、法规和规章的规定,公认的生命伦理原则,具体规范。

伦理审查工作是较为繁琐的,但是对于医学、护理学的研究发展来说是非常必要的。由于篇幅原因,无法呈现有关伦理审查的全部内容,有关定义和审查的详细程序,可参见所属单位伦理审查委员会的说明。

例1-4:某课题组为探讨急性肺水肿患者吸氧时湿化瓶内乙醇的最佳浓度,在研究设计时选择一定数量的患者并且随机分为3组,分别给予不同浓度的乙醇湿化给氧,并进行相互对照,选择出最适合的浓度。当研究者向医院提交研究方案时,未能通过伦理审查。审查意见为:该研究对患者存在潜在风险,建议先进行动物实验。

思考:该课题组拟订的研究内容可能违反哪些伦理原则? 护理研究中伦理审查的内容包括哪些?

解析:在护理研究中,需要遵循的伦理原则有:尊重人尊严原则、有益原则和公平原则。该研究违反了有益原则,对于一些未知对人体是否有害的实验研究,在人体实验前必须有可靠的动物实验作为基础,当动物实验结果证明确实对人体无害后,才能逐渐过渡到人体实验。

伦理审查的内容包括:伦理审查主要审查研究的设计、进程以及研究的统计与处理是否符合国家法律、法规和规章的规定,是否符合公认的生命伦理原则,是否符合涉及人的生物医学研究伦理审查的具体原则等。

四、护理研究中的学术诚信

科研诚信也称为学术诚信,指科研工作者要实事求是、不欺骗、不弄虚作假,要恪守科学价值准则、科学精神以及科学活动的行为规范。美国学术诚信研究中心(the Center for Academic Integrity,CAI)将学术诚信定义为即使在逆境中仍坚持诚实、信任、公正、尊重和责任这5项根本的价值观。纵观科学发展史,学术界一些"丑闻"不断增加,一些权威杂志中带有欺诈性质的研究数量也在不断增多,因此,许多国家开始对科学研究中的不端行为进行系统地反思和研究,并相继采取措施对不端行为进行监督和管理。护理科研也必须坚持学术诚信,通过诚实的研究,将研究结果以报告或出版的形式呈现,从而促进护理学科的发展。

(一) 科研不端行为的历史

Louis Pasteur 在 19 世纪 80 年代开创性地成功研制了有效的炭疽疫苗和狂犬病疫苗。后人检查他的数据记录时发现,一次著名的绵羊接种试验所用的炭疽疫苗是按照他的竞争者 Toussaint 发明的化学灭活法制备的。但在公开场合,Pasteur 声称他在所有的实验中用的都是自己的方法。在 20 世纪 60~70 年代早期,很少有人公开披露学术不端行为,广为人知的案例只有寥寥几个。但是到了 20 世纪 70 年代末,人们开始看到一些被疑为不端的研究行为受到了公开批判,科学丑闻的存在进入了大众的视野。人们认识到,科学也会成为某些研究人员不道德和不恰当行为的牺牲品。20 世纪 80 年代以后,新闻媒体加大了对学术不端行为的报道。学术不端行为作为一个社会问题开始受到国际社会的普遍重视。最典型的例子是韩国首尔大学黄禹锡因违反科学道德,犯有诈骗、科研剽窃等行为,被拉下"国家最高科学家"神坛。这一事件极大地伤害了韩国公众对科学家的信任,也对韩国科技界的国际形象带来负面影响。近年来,日本和挪威相继爆出论文造假事件,美国常春藤名校麻省理工学院的"神童"科学家帕里耶斯因为伪造研究数据被开除,哈佛大学和耶鲁大学也先后发生了两起震惊科技界的科研舞弊事件。国内也有很多关于学术不端行为的报道,例如国内某高校轰动一时的"汉芯"事件甚至登上了《纽约时报》《科学》等世界知名杂志,大大折损了中国科学界在世界舞台上的声望。

相关链接　　　　　2005 年,韩国"克隆之父"黄禹锡在《科学》杂志上发表的论文因胚胎干细胞的照片存在相同或相似之处而引发争议。经调查委员会调查公布的报告证实,黄禹锡在研究中利用 2 枚干细胞的照片伪造了另外 9 枚干细胞的照片,还编造了数据,发表在 2005 年《科学》杂志上的论文系"有意造假"。

(二) 科研不端行为的定义

美国公共卫生署与国家科学基金会规定"不端行为"或"科研不端行为"是指伪造、篡改、剽窃或在研究的申请、执行或报告过程中严重偏离科学界公认的科研行为准则的行为,但不包括无意的错误和在数据判断与解读中出现的正常差异。其中伪造是指捏造数据或结果,并将其记录或报告;篡改是指操弄研究材料、仪器、过程,改变或删除数据或结果,以致研究不能准确地反映在记录中;剽窃是指盗用他人的创意、过程、结果或词句且没有给予相应的承认。一些学术团体、大学和研究机构制定了各自对学术不端行为的定义,但通常是直接引用美国公共卫生署与国家科学基金会的定义,或将它们作为修改的蓝本。

我国2007年施行的《国家科技计划实施中科研不端行为处理办法(试行)》(科学技术部令第Ⅱ号)将科研不端行为界定为"违反科学共同体公认的科研行为准则的行为,包括:①在有关人员职称、简历以及研究基础方面提供虚假信息;②抄袭、剽窃他人科研成果;③捏造或篡改科研数据;④在涉及人体的研究中,违反知情同意、保护隐私等规定;⑤违反实验动物保护规范;⑥其他科研不端行为。"国内外较为典型的科研不端行为包括4类:抄袭、伪造、篡改及其他。"其他"主要包括不当署名、一稿多投、一个学术成果多篇发表等不端行为。

我国科学技术部科研诚信建设办公室组织编写出版的《科研活动诚信指南》中指出,在科研活动中的以下行为属于科研不端行为:

1. 在科研经费申请、科研课题验收、涉及人类受试者或实验动物的研究申请等材料中提供虚假信息、假冒他人署名或伪造证明材料。

2. 在研究记录、研究报告、论文、专著、专利等材料中不真实地描述实际使用的材料、仪器设备、实验过程等,或不恰当地改动、删除数据、记录、图像或结果,使研究过程结果不能得到准确地反映。

3. 在未注明出处或未经许可的情况下,使用他人的研究计划、假说、观点、方法、结果或文字表述(抄袭剽窃)。

4. 对研究对象的不道德处理,包括在涉及人体受试者或实验动物的研究中,违反知情同意、保护隐私和实验动物保护等方面的伦理规范。

5. 论文一稿多投,或故意重复发表。

6. 侵害他人的署名权、优先权等正当权益,或有意妨碍他人研究成果的正常发表和获得其他形式的承认。

7. 在同行评议中,故意对他人的项目申请、科研成果等作出有失客观、公正的评价。

8. 为顺利发表论文而在署名时冒用导师或其他学者的名义。

9. 对已知他人的科研不端行为故意隐瞒或不给予配合。

10. 对自己或他人科研不端行为的举报者进行打击报复。

11. 恶意或不负责任地举报他人存在科研不端行为。

12. 其他严重偏离科学共同体公认的科研诚信和学术道德规范的行为。

(三) 科研不端行为的监督和管理

科研不端行为在学术界乃至社会中会产生极大的负面影响。它不但损害受试者的利益,阻碍科学的发展,而且严重损害研究者的诚信和声誉,影响公众对科学研究和科学家的信任。因此加强对科学不端行为的监督和管理是十分必要的。

1. 制定相应的政策法规 对科研不端行为的调查和处理,必须在科学、规范、公正等原则指导下遵循严格的程序进行,这就要求有较完善的政策法规作为依据。美国2000年由总统科技政策办公室颁布了《关于科研不诚信行为的联邦政策》。我国科学技术部颁布实施的《国家科技计划实施中科研不端行为处理办法(试行)》,规定项目承担单位、项目主持机关和科技部应当根据各自的权限和科研不端行为的情节轻重,对科研不端行为人进行处罚。此外,我国的《科学技术进步法》作为国家法律,以及《国家自然科学基金条例》作为国务院行政法规,都包含了对科研不端行为的处理条款,对科研不端行为的处罚规定均以"法律责任"的形式进行了规范。

2. 设立学术监督机构 为加大对科研不端行为的管理力度,各国根据各自的国情相继设立了专门的学术监督机构。1992年,为调查和报告科学研究中的不端行为,美国政府成立了研究诚信办公室(Office of Research Integrity,ORI)。2007年,我国科技部成立"科研诚信建设办公室",具体职责包括:①接受、转送对科研不端行为的举报;②协调项目主持机关和项目承担单位的调查处理工作;③向被处理人或实名举报人送达科学技术部的查处决定;④推动项目主持机关、项目承担单位的科研诚信建设;⑤研究提出加强科研诚信建设的建议等。

3. 利用先进技术手段鉴定科研不端行为 近年来,国内外一些机构和科研人员开发出利用计算机和网络技术检测一稿多投、抄袭、剽窃等问题的软件和服务。美国高校联合网络公司开发了一系列专门用于鉴别剽窃的软件,可将学生的作业与网络上出售的论文或者电子版的书籍、学术期刊、参考书进行比较,对学生论文中剽窃或疑似剽窃的部分加以标注。著名的Turnitin(Turnitin.com)网站专门提供论文剽窃行为检测服务,被广泛应用。在我国,CNKI科研诚信管理系统研究中心研发的"学术不端文献检测系统"能够预判抄袭、剽窃、一稿两投、不当署名、一个成果多次发表等多种形式的科研不端行为,该软件被越来越多的期刊编辑部和高校使用。

为了减少护理届学术不端行为的发生,每个护理研究者都应对研究设计、结果和文章的发表负有监督责任。

【附】知情同意书范例(非干预性研究)

知情同意书

尊敬的参与者:

您好!

本研究是由××(机构名)××(人员介绍)进行的为期××(时间)的研究。研究的题目为住院高位截瘫患者主要照顾者的负担及影响因素,目的是了解住院高位截瘫患者主要照顾者的负担及影响因素(研究目的),这项研究的结果将有助于护士了解住院高位截瘫患者主要照顾者所承受的负担,并分析影响照顾者负担的主要因素,帮助减轻照顾者负担(研究的益处)。

此项研究和其过程已经被××医院有关部门批准(部门认证)。研究过程不会对您及您的家庭带来任何风险或伤害(潜在的风险)。主要研究过程包括:①填写一份一般状况调查表;②填写一份关于住院高位截瘫患者照顾者负担的调查问卷(研究的内容与方法)。全部过程将花费您20分钟时间(时间需要)。如果您对参与本研究有任何问题,请拨电话×××××××与××女士联系(联络信息)。

您本人有权决定是否参加此研究(自愿同意),也可以在任何时候退出研究,这对您不会造成任何影响(退出研究的权利)。

研究数据将被编码,所以不会提及您的名字。当研究在进行中或研究报告被出版、公开发行时,您的名字也不会被提及。所有的数据将由××女士收集,并被保存在一个安全场所,未经您的允许不会告诉任何人(匿名和保密的保证)。

我真诚地希望您能参加本次研究！如果您同意参加,请填写以下内容,谢谢您的合作！

研究者已向我解释本研究的目的和过程,并且我也知道了研究对我及家属无任何伤害,已明确了研究的相关事宜。我同意参与本项研究并签名于下！

研究者签名：　　　　　　　　　　　　受试者签名：

　　　　　　　　　　　　　　　　　　法定代理人签名：

　　　　　　　　　　　　　　　　　　与受试者关系：

签名日期：　年　月　日　　　　　　　签名日期：　年　月　日

【附】知情同意书范例（干预性研究）

知情同意书

尊敬的参与者：

您好！

本研究是由××(机构)××(研究人员介绍)进行的为期××(时间)的研究。研究题目为×××,目的是探讨两种不同早期锻炼方案对乳腺癌根治术后患者功能康复的影响,为今后为乳腺癌根治术后患者提供更优质的锻炼方案提供科学依据,促进乳腺癌根治术后患者恢复健康,提高其生存质量(研究目的)。

参与本研究的过程中……

介绍研究的基本过程,研究设计类型(若是随机对照试验,需要介绍"有均等的机会进入实验组和对照组",详细介绍分组方法,比如随机数字法;两组的干预方案;详细叙述可能的益处以及风险)。

另外……

介绍参加该项研究的花费由谁承担。根据实际情况详细说明试验用药、器械、检查、护理费用和常规用药、器械、检查、护理费用各由哪方负责。由受试者支付的部分,说明是否属于医保报销范围。是否有交通费、误工费等的补偿。

介绍参加该项研究受试者是否获得报酬？根据实际情况说明。若有报酬,说明数额及支付方式,以及自行退出和中止时的处理。

介绍发生研究相关伤害的处理。

还有……其他研究相关需要注意的事项。

您参加该项研究的所有个人资料均是保密的,除研究人员,研究单位伦理委员会等因工作需要可以使用外,其他人不得使用。这些个人资料将以编号的形式进行存档,您的个人资料不会被暴露及公开(保密权)。

您本人有权决定是否参加此研究(自愿同意),也可以在任何时候退出研究,这对您不会造成任何影响(退出研究的权利)。

我真诚地希望您能参加本次研究！如果您同意参加,请填写以下内容,谢谢您的合作！

研究者已向我解释本研究的目的和过程,并且我也知道了研究对我及家属无任何伤害,已明确了研究的相关事宜。我同意参与本项研究并签名于下！

研究者签名：　　　　　　　　　　　　受试者签名：

　　　　　　　　　　　　　　　　　　法定代理人签名：

　　　　　　　　　　　　　　　　　　与受试者关系：

签名日期：　年　月　日　　　　　　　签名日期：　年　月　日

（陈代娣　马　莉）

本章从科学研究和护理研究的概念、护理研究的历史和发展趋势等方面详细阐述了护理研究的意义；重点讲解了护理研究的基本步骤，详细讲述了护理研究中的伦理问题及学术诚信。创新无止境、科研有方法。创新和科研是任何一门学科发展的基础，护理事业的昌盛发达和蓬勃发展离不开护理研究，护理研究在完善和发展护理理论，改进护理技术及提高护理质量方面起着不可估量的作用，开展护理研究可以提高护士的综合素质，开发护士的智力资源和思维能力，从而提高护士的整体水平。

复习参考题

1. 何为护理研究？护理研究的范畴、特征是什么？

2. 试述护理研究的发展历史及发展趋势。

3. 护理研究的基本步骤有哪些？

4. 护理研究的伦理原则有哪些？

5. 如何进行护理伦理审查？

6. 何为科研不端行为？有哪些具体表现？

第二章 护理研究选题

2

学习目标	
掌握	选题的途径及方法；选题的注意事项。
熟悉	选题的概念、原则、程序。
了解	护理研究的热点问题。

赵护士,大专毕业,5年工作经历。最近她转到神经内科开展护理工作,发现不少瘫痪患者臀部出现了大面积压疮,看到被压疮折磨患者的痛苦表情,她很揪心。她按照教科书上防治压疮的方法,如2小时翻身、气垫床等系列措施护理患者,但效果并不理想,她准备做一个题为"减少压疮发生和促进压疮愈合的研究"课题,以减少患者的痛苦,提高其生存质量。

思考: 1. 请问赵护士选题的优、缺点?

2. 赵护士可通过哪些方法使选题更科学合理?

护理研究是用科学的方法反复探索和解决护理领域的问题,直接或间接地指导护理实践的问题。选题是整个研究的开始,也是关键环节,选题是否科学、准确,直接关系到整个研究的水平和价值。在实际工作中,选题是很多护理人员感觉较为困难的一个环节,本章主要介绍护理研究选题的概念、原则、方法、程序等。

第一节　选题的概念和原则

一、选题的概念

选题是指按一定的原则和标准,运用一定的科学方法选择、形成和确定一个需要研究和解决的科学问题。它是开展科研工作的首要步骤。对于一个研究者来说,选题是指提出一个有学术价值、研究者又有能力解决的科学问题。所谓科学问题是指那些在学科领域中尚未被认识和解决的有科学研究价值的问题。科学问题有三种基本类型,分别是针对学科领域中尚未被认识和解决的问题和现象,研究和探索其本质:①是什么? ②为什么? ③怎么样? 从而对所研究的问题和现象进行描述、解释、预测和控制。同样,护理研究的目的和作用是对护理问题和现象进行描述、解释、预测和控制。

二、选题的原则

护理研究选题要符合创新性、科学性、实用性和可行性原则。这也是判断研究问题重要性的依据。

(一) 创新性

创新性(innovativeness)也称作独特性、新颖性,它是指研究的课题应该有新的创意,新的发展,具有独特的特点。选题应是前人没有解决或没有完全解决的问题,或者采用的研究方法具有原创性、独特性和首创性。因此,选题应是尚无明确答案的问题,或是已经有明确的阶段性答案,但还需进一步发展和完善的问题。因此,通常会从立题依据是否充分、研究方法是否独特、研究结果能否增加新知识等方面来判断选题的创新性。

创新点主要体现在以下几方面。①对通说的纠正:即对以往护理经验中不恰当的地方予以纠正,提出新说;②对前说的补充:即在前人研究基础上不断研究新的方法、技术,以进一步提高护理质量;③对空白的填补:即开创新的研究领域。创新的形式可以是概念、观点、理论上的创新,方法上的创新以及应用上的创新。

（二）科学性

科学性(scientificalness)是指应在科学理论的指导下选择课题,即所选课题必须有事实根据或科学的理论依据,符合客观规律,做到有根有据,要选之有因,选之有理。科研设计必须符合逻辑,要周密、严谨、科学及合理。研究结果能否为以后的护理实践所证实,能否切实回答和解决有关的护理问题。假说的提出必须以理论依据和实践依据为基础;与科学的原理和规律性相符合;评价技术路线和指标的参照标准必须具有相应的理论和实践依据;选题设计符合科学要求,有严格的统计学分析等。

（三）实用性

实用性(practicability)是指对所选课题,预测将来所获得的成果,应具有较普遍的科学意义和广泛的社会效益。选题的实用性是护理研究具有价值的前提。护理研究选题的实用性就是看其对护理理论有没有推动和发展,是否能解决护理实践的问题。临床护理科研要注意解决临床护理工作中经常遇到的,影响诊断、治疗、护理、造成死亡率高的难题,或是常见病、多发病的预防、治疗护理措施等。这就需要护理研究者从所从事专业的实际情况出发,结合自己的业务专长,利用现代科学技术和手段,去挖掘和开拓客观上急需解决的问题。

（四）可行性

可行性(feasibility)是指具备完成和实施课题的条件,即研究课题的主要技术指标实现的可能性。正确评价研究者的知识结构和水平、研究能力、思维能力及个人综合素质;正确评价客观条件是否具备,包括研究手段、经费支持、研究时间、研究对象来源、伦理问题、协作条件等。课题能否顺利执行与完成,与所需要的设备条件、课题组成人员的科研水平与能力以及课题是否已具备研究基础等有密切关系。即使课题选得再好,如果不具备必要的研究条件,也只能是纸上谈兵。因此,在护理研究选题时,研究者一定要量力而行,不贪大求全,要选取最适合自己研究能力,又最能体现自己研究水平和价值的课题。在确定研究课题时要考虑两方面的因素:

1. **主观条件** 指课题提出者和合作者的基础知识,专业知识,技术水平,研究能力。即学识水平状况、业务技术能力、科研工作经验、课题组的人员组成、合作的积极性、能用于该课题的工作时间、领导的支持等因素和条件。

2. **客观条件** 指文献资料,资金设备,协作条件,所限时间,相关学科的发展程度,即研究的仪器设备、实验的动物、药品、材料,研究经费、研究环境等方面的条件。

第二节 选题的方法

一、研究问题的来源

掌握了选题的原则并不能保证就能选择到一个适合自己研究的课题。选题要根据护理研究的对象,结合护理工作实践,选择适合自己的课题。选题的途径主要来源于临床护理实践。此外,也可以从学术交流、阅读文献、国家的大政方针和护理研究项目指南中选题。

(一) 从护理实践中选题

护士工作在临床一线,接触患者机会多,实践操作多,遇到的问题多,积累的经验教训也多。若能以此为突破口,寻找课题进行研究,不仅可以解决实际问题,提高护理质量,同时也可拓宽自己的知识面。如"腋下体温测量时间的研究""小儿胃管长度的探讨""膀胱冲洗液温度与膀胱痉挛间关系的临床研究""术前指导预防妇科腹部手术后腹胀"等许多研究问题都是从临床护理实践工作中发现并提出的。因此护理人员可从护理实践中遇到的问题、难题入手,学会抓住这些问题、难题的关键,把问题、难题转化为研究问题。

由于护理服务的对象已经从患者扩展到健康人群,护理服务也从医院走入社区,护理关注的焦点也扩展到从人的生理到人的心理,从人的自然属性到人的社会属性,护理研究的对象不仅有患者,更有护士自身,关注与护士职业有关的法律法规,关注护士自身的身心健康等。因此,护理研究的范围越来越广,凡是和人的健康有关,可以被护理干预措施解决的问题都可以成为护理科学研究的选题,如采取何种护理措施以利于患者康复、如何促进人的身心健康、怎样使人与环境更加和谐相处等都是很好的选题。护理实践工作中的课题主要来源于以下几个方面:

1. 临床常见问题及康复、保健

(1)从人群健康的维护和指导中选题:如"可孕妇女与不孕妇女自尊的调查与分析""触摸对婴儿生长发育影响的研究""ICU 患者家属需要的调查研究""社区护理干预对降低农民患病率的作用"等。

(2)从影响健康的心理和社会因素中选题:如"抑郁与缺血性心脏病相关性的研究""对急诊病人心理候诊时间与实际候诊时间的调查及对策""社会支持与癌症患者生活质量的相关性研究及护理对策""急救护士心理健康状况和应付方式的研究"等。

(3)从康复和预防保健中选题:如慢性精神分裂症的自我管理研究等。

相关链接　　　　来源于临床护理实践的选题举例

1. 中老年髋膝关节置换术后患者下肢深静脉血栓的综合干预策略研究。

2. 新生儿父亲产后抑郁发生现状及其影响因素的研究。

3. 后路全脊椎切除截骨矫形术后神经功能的评估和护理。

4. 慢性阻塞性肺疾病患者开展运动疗法的研究进展。

5. 应用根本原因分析法减少新生儿科高危药物外渗及损伤的实践。

6. 抚触对婴儿智力及神经行为发育影响的研究。

7. 游戏疗法在儿科的应用及对小儿适应行为的影响。

8. 翻身前吸尽口腔分泌物对预防呼吸机相关性肺炎的效果研究。

9. 随访干预对糖尿病合并非酒精性脂肪肝患者自我效能和应对方式的影响研究。

10. "三合一"护理法在极低出生体重儿喂养中的应用。

2. 新问题或新现象　当临床工作中遇到一些感到困惑或不解的新问题或新现象时,试图寻找问题的答案,可以追问:这种问题或者现象为什么会出现呢? 有什么规律? 如何预防呢? 怎样解决? 如"经桡动脉穿刺行冠状动脉介入治疗术后 TR-Band 止血阀压迫效果的相关因素分析。"

3. 新仪器、新设备、新技术　如湿性愈合理论的提出颠覆了传统的伤口愈合理论,观念的改变带来了产品的变革,各种保湿敷料被不断研发并应用于临床,如水凝胶敷料、聚氨酯泡沫敷料、藻酸盐类敷料等,随之带来护理方法和操作步骤的变革,在这样的改变中存在着不少可供研究的护理科研选题。又如,对有机磷中毒患者常规采用阿托品间断静脉注射以中和体内毒素,采用输液泵持续输注在提高疗效的同时,降低了药物不良反应。新仪器、新设备的运用有助于提高治疗效果、减轻患者痛苦、降低护士劳动强度或降低护理成本。

另外随着现代医学技术发展迅猛,新仪器、新技术逐渐增多并广泛应用于临床,护理要相应能跟上。为此,在一些新技术、新业务开展后,护理人员应学习有关新知识,掌握新技术,不断总结护理经验,并把新技术的开发与应用作为研究课题。例如随着器官移植手术的广泛开展,有关器官移植术后患者的护理、患者的心理问题和生存质量等问题的研究应受到护理人员的关注。

4. 护理理论　护理理论是对护理现象及本质的规律性的认识,是护理实践的基础,一些经典的护理理论,如 Orem 的自理理论、Roy 的适应模式、Selye 的压力与适应模式 Neuman 的系统模式、整体护理模式等对护理实践起很好的指导作用,护理人员应深入研究护理理论、护理程序、整体护理模式在实践中的应用。如应用 Maslow 的需要层次论为理论基础研究住院患者的需要;以 Selye 的压力与适应模式研究为理论依据指导癌症患者及其家属的压力与应对方式的研究;以 Orem 的自理理论为理论框架研究外科术后患者的早期康复;应用自我观念模式设计"学龄期哮喘儿童自我观念和自理行为的实验性研究"。在设计"ICU 护患关系研究"课题时,以 Watson 的照护理论作为理论依据等。

5. 护理服务领域拓展的研究

(1)从护理管理中选题:如"个案追踪检查法在护理质量控制中的应用效果""工作抽样法在优质护理效果监测和评价中的作用""护理改革中调整工作报酬分配方法的探讨"等。

(2)从护理教育中选题:如"基于 BOPPPS 教学模型的肿瘤科临床带教微课程体系建设及应用""基于微信的适时教学模式在手术室新入职护士培训中的应用""在课堂教学中评估和提高护理本科生现场救护决策能力"等。

(3)从相关学科与护理学交叉的边缘区和空白区选题:如墙式氧气固定装置连接口,拆卸不便,消毒有困难,采用什么方法消毒最好? 有学者,就此问题进行研究,通过细菌培养,根据培养结果用聚维酮碘气雾剂喷雾消毒,有效率达 81.82%。此外,许多社会学、心理学、行为学的理论也可以指导护理实践,可以解决护理实践中的一些问题,并以此来指导护理实践中的研究工作。如"音乐疗法对 γ-刀治疗病人镇静、镇痛的效果观察""护士与难处型患者的关系:沟通技巧研究""社会认知理论促进乳腺癌患者体育锻炼的研究""患儿家长的心理分析及护理研究"及"无陪床患儿的心理分析及护理研究""音乐治疗"技术和方法移植过来,运用于对烧伤疼痛、精神病人的护理起到了良好的效果。这些选题从心理学的认知、行为理论、心理放松技巧、减压训练等,对护理工作有十分重要的借鉴价值。

（二）从学术交流与争鸣中选题

对同一现象、同一问题，存在着不同的观点和认识，甚至为此产生激烈的争论，这是科学研究常见的现象，也是启迪人思考、推动科学发展的重要动力，同时也是人们选择研究课题的重要途径。因为从学术争论的焦点中，可以使人更加明确需要深入研究和完善的理论问题。许多科学家、理论家的研究就是从争论问题开始的。学术交流是人们把自己对某学术问题的研究，包括研究方法、结果与存在的问题向同行介绍，互相争鸣和学习的过程。学术交流与争鸣对选择研究课题有重要作用，研究人员可根据交流中提出的问题或争鸣中谈及的某些事实与理由，抓住问题，发现问题，并从中选定自己的科研课题。

护理人员要积极参加各种学术讨论、学术讲座、学术会议和疑难病例讨论，研读各种学术期刊，向有关专家请教，聆听各种意见和见解，这些是启迪灵感的最佳环境，在这里就可以找到适合自己，并且非常感兴趣的研究课题。

（三）从专业文献中寻找研究课题

从专业文献中寻找研究题材是相当重要的途径。查阅文献和立题过程往往是相互结合进行的，阅读他人的研究成果，可以使我们了解未来相关研究的发展方向，将更有助于我们确立研究方向，紧跟时代和理论发展的方向选择研究课题。从文献的空白点，从已有课题进行延伸，如有人提出了关于某现象的各种假说，但并没能揭示这些假说的科学性，只是将这些论文或专著公之于众，以供他人包括后人参考和研究，这为我们获得研究课题提供了重要的参考。如南天仙子外敷治疗溃疡坏死期压疮的疗效观察，就是作者通过查阅资料了解中药南天仙子有去腐生肌的作用，将其应用于治疗大面积压疮，效果明显，而且操作简单，价钱便宜。

文献查证可了解当前护理研究的趋势、重点、主要课题；通过文献阅读，从他人的相关研究中得到启示，如抚触对新生儿生长发育的影响，启发了抚触对早产儿神经精神发育的影响；外科病人术前禁食禁水时间的调查，启发了外科病人术前禁食禁水时间的实验性研究。文献阅读还可了解有关领域的研究历史和现状，国内、外的研究动态、研究水平。如压疮的中医药治疗，启发了湿润烧伤膏的研究。

在阅读文献时，要注意有关的不同见解与争论。若发现文献所述与护理实际工作不相符，或针对同一现象各类文献有不同结论和观点的时候，尤其是国外的文献资料与我国文化民情有差异的时候，一定要认真思考和研究，从中探寻适合自己研究的课题。查阅文献要注意："四先四后"，即先近后远、先内后外、先专业后广泛（后查阅其他综合性刊物和边缘学科资料的内容）、先综述后单篇。

（四）从国家的大政方针和护理研究项目指南中选择课题

从国家的大政方针中选择，如从"十二五"中国护理事业发展规划纲要中选题。从招标课题和项目指南中选择，项目指南是科学基金为课题申请资助限定范围，以便更好地引导科研选题，把有限的基金用到迫切需要解决的重大问题的研究上。项目指南是众多科技工作者包括科技管理者通过反复研究论证，结合科学研究发展趋势和生产实践中出现的问题而制定的。因此，研究人员可以从科学基金会颁布的项目指南中，研究论证选择适合于自己的课题。由于项目指南上所列内容主要是起到引导限定范围的作用，其列出的项目与课题常比较宏观和笼统，据此选择课题时还应进一步缩小研究范围，并具体化。

我国目前课题来源归纳起来可分为：

1. 计划内的课题指纳入国家及上级主管部门科研及教学计划的选题,并有经费及其他方面的资助。①指令性题目:是国家或各级主管部门根据医疗卫生事业发展规划的需要而下达的指令性科研课题;课题的方向明确、目标清楚,一般都有专项拨款和限期完成;②指导性题目:科研课题由基金资助或公开招标方式,通过专家评议,择优选择承担课题(或项目)的单位和研究者,如国家自然科学基金、青年科学基金、国家卫生健康委员会招标课题等。

2. 计划外的课题指国家或上级单位一般不给予专门经费资助的课题。如:①对外协作课题,由外单位确定课题的研究目的和内容,提供相应的经费;②本单位或个人自由选题,这些课题选题范围广,通过研究工作取得有价值的成果后,也可以进一步申报计划内课题。

以上介绍护理研究选题的方法,是人们一般常用的几种,这些方法可单独应用,也可综合应用。实际上在护理研究选题中还有其他的途径和方法,研究人员可根据自身的具体情况,选择有效的途径和方法进行选题。

二、选题的程序

选题无论过程的长短,大致要经过以下几个程序:

(一) 设疑提问阶段

根据初始意念,捕捉灵感,设疑提问,发现问题,形成意念。科研总是从人们对某现象和问题产生的好奇、疑问中萌芽的。课题的产生也是受外界条件的启发。一个好的选题必须包含很大的灵感成分,而灵感的产生在很大程度上取决于许多不确定性的因素。在日常护理实践中常会遇到一些无法解释的现象或不能解决的问题,围绕这些问题和现象,就会产生一些朦胧的念头或想法,这就是初始意念,也就是课题的萌芽。这种初始意念或灵感是科学研究的起点,是揭开社会、自然、人类本身发展变化规律,取得重大发明创造的基点。如牛顿看到苹果落地联想到了地心引力,并由此开展了万有引力的研究;伦琴在做真空放电管试验时,发现距 X线管附近的胶片被曝光,并由此探究其原因而发现了 X 射线。

初始的意念可以是模糊的、不成熟的,涉及范围很广,但它却很重要。初始立题意识的产生需要护士有充分的理论准备和实践经验,善于观察,善于思考,捕捉思想的火花。护理人员要大量阅读专业和相关专业的书籍和文献,不断积累信息,结合临床护理实践,才能捕捉到有研究价值的问题。如"胆系手术胆心反射的术中观察及其护理对策"这一选题,是某护士在巡回 1 例胆囊切除术时,产生的思想火花。该病人年龄大,体质差,探查胆道时,突然心率减慢,血压下降,随即心跳停止。经心肺复苏后,心跳很快恢复。以此为教训,查找资料,并对该类手术进行术前、术中、探查血压、心率等项目监测并记录。结果提示,心率和血压变化与术中牵拉刺激胆囊区的迷走神经有关。为此提出了探查前胆囊区域封闭、预防性用药等,确保了病人术中安全,提高了手术配合质量。

灵感与作者的思维能力、知识结构、知识底蕴有着密切的联系。有研究价值的灵感产生绝非轻而易举,而是在作者已有理论知识和实践经验的基础上,通过深入分析、广泛联想、长期酝酿的过程中形成的。有志于护理研究的人,应该不断捕捉思想火花,记录思考的主线,使之成为研究的课题。

（二）研究题目形成阶段

此阶段主要是拟订方向、选择目标、查阅文献、社会调研、情报研究、提出假说、形成研究题目。

捕捉到感兴趣的灵感问题，只是一个课题的雏形，有待于进一步完善。要使护理研究问题确定，需查阅大量的国内外相关文献，通过查阅文献和社会调研，情报研究，了解本课题国内外研究进展情况。如某护士在阅读文献时发现关于体位摆放不当而引起并发症的报道很多，尤其以截石位为多见，在此基础上她提出了对传统截石位摆放方法进行改良，并对两种摆放方法不同时间内的病人血压、心率、大隐静脉压力和下肢血氧饱和度进行了严密监测，最终提出了"改良截石位与术后并发症相关因素的临床研究"，该课题获省科技进步三等奖。

建立科学假设和科研构思，使研究的护理选题形成。

1. 建立科研假设（research hypothesis） 假设亦称假说，它是以已有的事实材料和科学原理为依据，对未知的客观事物或规律所作的尚未经过实践检验的假定性设想和解释，即在研究实施之前对所提出的问题给予一种或一种以上假定的解释。假设是研究者对研究预期目的、各变量之间的关系，进行初步的、带有假定意义的理论解释，将研究问题（疑问句）转变成对预期结果的预测（陈述句）。如研究问题：术前宣教会影响手术病人术后的康复状况吗？形成假说：术前宣教有利于手术病人术后康复。

假设是研究工作的重要步骤和基本程序之一，可帮助研究者明确研究目标和避免盲目性，一般研究设计都是以证实假设为目的。总之，假设是研究前对要研究的问题提出的预期目的，需要通过实验来证实或否定。如研究问题"听觉刺激与早产儿心跳加快有无关系的研究"，研究者提出假设是"听觉刺激会加快早产儿的心跳速率"，据此进行的研究设计则应选择早产儿作为研究对象，在符合伦理原则的前提下，选择不同强度的听觉刺激作为研究工具，以心率为观察指标，确定样本含量，依据收集资料获得的结果进行分析，用以证实或否定假设，并可进一步对所提出的研究问题作出解释，增进新的认识。

评价一个假设，通常从以下几方面进行：①是否符合自然科学基本原理；②是否基于已有的科学研究成果；③是否具有个人实践经验；④逻辑推理是否合理；⑤假设被证实后，他人能否重复验证。

2. 进行科学构思 是指论证假设、形成题目，即护理研究者进行反复思考，从而建立最佳研究途径的一种行为表现。其重点内容是思考如何着手、怎样进行，才能达到准、快、好、省的目的。

（三）立题论证阶段

通过查阅文献、向专家请教、与同行讨论等方法对形成的题目进行论证，对课题的先进性、科学性、实用性、可行性与逻辑性等进行慎重评价、审校，以便确立研究课题是否可行。对已确立的研究题目应能清楚地陈述研究对象、研究目的、研究变量、科研假设等。对于不符合立题要求的题目或根本不能或不需要研究的题目，要能及时放弃。

1. 研究问题的先进性评价 研究问题是否具有先进性，要从选题的内容和预期结果能否增进医学新知识、立题有无创新、是否完全重复别人的工作等方面来看。一个研究主题可以多次出现，也可选择与他人相似的题材研究，但要有区别，要注意不断增加新内容、新的认识或新的方法。研究问题的先进性评价如下：

（1）前人未涉足的领域，或新创立、新发展起来的学科分支新理论等，如"提肛肌训练对前列腺电切术后暂时性尿失禁的影响""I Love You 按摩法对促进早产儿排便的效果研究"。

（2）前人已有研究，但本人提出新的资料和结果，对原有的结果提出补充或修改，如"初期诊断的消化道恶性肿瘤病人症状特征的研究""孕晚期住院孕妇焦虑水平及其相关因素研究"。

（3）国外已有报道，尚需结合我国情况进行研究验证以引进新原理，填补空白，如"关于护士长领导方式与护士工作效率的研究""居家脑卒中患者的康复训练项目"。

2. 研究方案的科学性评价　研究方案是否具有科学性，主要取决于科研构思是否合理，研究方法和技术路线是否可行，是否有科学依据，研究结果是否有推广性。如"监护室病人的心理特点和护理探讨""化疗后并发骨髓抑制患者的护理探讨"这种"护理体会性"的题目就不符合科学性的要求。

3. 研究问题的实用性评价　研究问题是否具有实用性，主要取决于其对实践是否有指导意义，选题的研究结果能否应用到实际临床工作中，能否解决临床问题，指导实践。研究问题的发生率应较高，使提出的问题更带有普遍性。如"前置胎盘期待治疗期间孕妇焦虑状态的调查"其实用性和对护理工作的指导价值就不如"社会支持对改善前置胎盘期待治疗期间孕妇焦虑水平的实验性研究"。

相关链接　　　研究问题实用性评价要点

　1. 患者、护士、医疗卫生保健系统或社会能从这一研究所获得的知识和经验中受益吗？

　2. 研究结果能应用于工作实践吗？

　3. 研究结果能够协助改变护理实践或建立相关的政策吗？

　4. 研究问题会对护理学的知识体系有贡献吗？

---

4. 研究方案的可行性评价　研究方案是否具有可行性，主要取决于研究方案在研究工作中的协作关系、时间、样本的获取、资金、设备和条件、研究人员的经历、专业水平及伦理因素等各方面条件是否完备。再好的选题，若条件不可行则会失去其研究的意义，只有各方面条件具备和可行，才能确立研究问题并使研究工作顺利进行，最后才能取得较好成果。

5. 预试验　通过预试验验证假说和科研构思是否正确可行。预试验的主要目的是熟悉方法，初步掌握受试对象对处理因素的反应，了解本研究应具备的条件，为正式的科研提供依据，并客观估计是否具备完成此研究的条件，避免因操作人员开始的不熟练与研究最后阶段的熟练或护理研究人员因掌握技术不统一而产生的误差，以便保证结果可靠。

6. 确立研究题目还需注意

（1）准确：要使用医学术语，无语病，内容明确，范围适中。

（2）规范：题目要具备研究对象、研究方法、效应或评价指标三要素。

（3）简洁：题目应控制在 20 个字以内。如"中草药蒸气浴治疗类风湿关节炎的疗效观察"研究对象是类风湿关节炎，研究方法是中草药蒸气浴，评价指标是疗效观察。"山药粉药膳延缓慢性肾功能不全进程的研究"研究对象是慢性肾功能不全，研究方法是山药粉药膳，效应是延缓进程。

三、研究问题的陈述

研究问题的陈述内容主要包括确立研究问题的背景和预期目的,即陈述立题依据或理由及研究的预期目的。研究问题确定以后,必须清楚地陈述出其相应的研究目的、研究目标、研究问题和研究假设,以指导科研设计过程。

1. 研究目的的陈述 研究目的(research purpose)是写出为何要进行此研究的理由与目标。研究目的是从选题的立题依据中引申出来的。所以,立题依据的结尾部分要清楚地陈述出"本研究的目的是……"。

2. 研究问题的陈述 研究问题(research questions)是一个简明的疑问句,包含一个或多个变量。变量应该是可以测量和观察的。研究问题的陈述必须涵盖主要的研究变量和目标人群的特点,以及变量之间可能存在的相互关系。如穴位按摩训练对改善老年人睡眠质量及认知功能有效吗? 膀胱灌注量对重症患者经膀胱腹内压测量有影响吗? 专业护理实践环境、心理授权和护士工作投入有关系吗?

相关链接 采用 PICO 法构建研究问题

P:代表"研究对象",或者研究问题。

I:代表"干预措施或研究兴趣",研究兴趣可以用研究变量来体现。

C:表示"对照或比较"。

O:表示"结局或预期的结果"。

---

3. 研究目标的陈述 研究目标(research objective)是为了实现研究目的、回答研究问题而确定的具体研究内容。如"评价基于吞咽功能训练的护理干预组的吞咽功能障碍患者比对照组的患者能更好地掌握有效防噎食吞咽技巧""比较普力爱系列液态碱性清洗剂和多酶清洗剂清洗牙科钻针的效果""调查青年护士对专业英语集中培训的需求状况"等。

(1)研究目标的陈述应包括研究对象、研究变量,同时应以行为动词引出。例如,"评价基于吞咽功能训练的护理干预组的吞咽功能障碍患者比对照组的患者能更好地掌握有效防噎食吞咽技巧"以行为动词"评价"引出研究目标,以"吞咽功能障碍患者"为研究对象,研究的变量包括"基于吞咽功能训练的护理干预"和"防噎食吞咽技巧"。

(2)研究目标必须简洁、具体、可测量。一个研究目标通常只针对一个或两个变量。陈述形式是确认变量间的关系,确定组间差异,或者进行预测。

(3)干预性研究的研究目标中往往包含自变量和因变量。例如上例中"基于吞咽功能训练的护理干预"为自变量,"防噎食吞咽技巧"为因变量。如果是描述性研究,则研究目标中可包含 1~2 个变量,但一般不确定变量类型,例如"调查青年护士对专业英语集中培训的需求状况"。

(4)好的研究目标往往能够从自变量的陈述上反映研究的创新点。如上述吞咽功能障碍患者防噎食吞咽技巧的实例中,其自变量"基于吞咽功能训练的护理干预"体现了研究的创新点。

4. 研究假设的陈述 假设是由概念构成的,由理论推测而得,它是"以一种可检验的形式加以陈述并对两个(或两个以上)变量之间的特定关系进行预测的命题"。研究假设能提供研究方向、指导研究设计、一个好的研究假设应该提出对所研究变量之间的关系的推测。必须陈述简单、清楚。实验研究假设必须包括三个基本成分:实验组、预期结果、对照组。因此,假设的陈述应包括"同什么有关""比什么多/少""与什么不同"之类的有比较意义的词汇。如"膀胱冲洗效果与膀胱冲洗速度有关""护士穿手术室专用鞋比穿普通鞋带菌至清洁区要少""剖宫产妇女与自然生产妇女在抱婴儿时使用身体的部位与频率不同""鼻饲管灌食食物温度过低比温度适中较易导致腹泻"等。

四、选题的注意事项

选题是科学研究的起点,也是科研课题成败的关键,在护理科研领域,护理人员要掌握选题技巧,提高选题的准确率。科研选题贵在密切联系实际,难在不断发现问题,成功在于创新,并提出自己的新观点、新理论。选准选好研究课题,在一定意义上等于研究工作成功了一半。若选了一个他人已经解决或不值得研究的课题,不但浪费人力、物力与宝贵的时间,而且研究结果没有意义。因此选题要注意以下几个方面:

1. **结合自己的专业和专长选题**　结合自己的学习和工作实际,研究自己熟悉的东西,不仅容易成功,而且能形成自己的研究特色,因为研究者在理论上和实践上均有扎实的基础。如"与暂时性失语患者沟通方法的探讨与研究"的选题,来自于在护理因呼吸机、气管切开而造成一段时间的暂时性失语的患者时产生的灵感,作者通过调查和护理实践研制出图文并茂的图片卡、自编手势语、暗号及应用文字(写字板)等,满足了病人身心需求。选择对护理实践有指导意义和实用性的问题进行研究,如工作中病人经常发生的问题和遇到的困难、护理操作中遇到的困难、学术界尚未定论的问题等。

2. **选题范围要适合,不宜太大**　例如"压疮问题的探讨"题目范围比较大,包括了有关压疮的发生、预防、治疗及护理多方面的内容,应将研究问题具体化。另外,如"如何做好老年患者心理护理的探讨""探讨高血压患者的心理护理""探讨内科患者的心理特点和护理"等选题范围都较大,很难开展研究。因此选题要注意具体和明确,范围不可过大,每一个研究题目集中解决 1~2 个问题。

3. **选题要结合本学科的发展动态**　注重与医疗接轨,在各专科新医疗技术开展的项目中,探索相应的护理课题,选择现在和未来迫切需要解决的题目。克服定势思维,大胆改革创新,从新的角度看问题,细心观察、设疑提问、勤于思考、善于捕捉问题,并力求寻找答案。要有评判性思维,对已不适用的护理方法应能打破传统观念,这样就不难找到好的科研课题。如"脾动脉灌注,脾血回输"这一选题就是根据以往脾切除后,血液由脾动脉、静脉流入到盛有抗凝剂的盐水瓶内,经抗凝过滤,再回输。这种回输方法常伴有抗凝不全,血液污染和回输效果不佳。根据血液循环的特点向术者提出将脾动脉近心端结扎,利用输液装置进行灌注,让血液顺血流方向由脾静脉直接回流到体内,结果回输效果很好,且操作方法简单,同时避免了抗凝污染和血细胞破坏等弊端。

五、护理研究热点

1. **我国护理研究的十大热点**　①护理与法;②医改与优质护理;③社区护理;④老年护理

与临终关怀;⑤循证护理临床路径;⑥新技术与护理;⑦护理新技术;⑧中医护理学;⑨护理信息学;⑩护理经济学等。

2. 美国护理领域四大热点 ①发展网络教育和临床博士的培养;②健康需求的变化,包括老年人口增多、住院比例和临终关怀中的伦理冲突;③护士短缺问题与应对策略,护士数量减少,平均年龄增长,在对策上采取合同制加以应对;④护士岗位的延伸,护理作所涉及岗位达100多种,不仅包括内外妇儿等专科护理,还出现了许多其他专科护士,如整体护理士、家庭护士、疼痛管理护士、转运患者护士、信息专家、感染控制护士、艾滋病患者护理管理者及各临床专业的开业护士等,不同的岗位具有不同的工作责任和工作重点,使专业角色更加明确。

(邹海欧)

学习小结

选题是整个研究的开始,也是关键环节,选题是否科学、准确,直接关系到整个研究的水平和价值。本章详细描述了选题的基本概念、创新性等四项原则;阐述了选题的途径、方法以及程序;分析了研究问题的来源以及研究问题的陈述方法;讲解了选题的注意事项;最后列举了国内外护理研究的热点问题。

复习思考题

1. 选题的原则有哪些?

2. 选题的途径有哪些?如何从护理实践工作中寻找研究课题?

3. 选题的程序有哪些?什么叫假设?如何评价假设的科学性?

4. 如何陈述研究问题?

5. 护理研究的热点问题有哪些?选题时应注意哪些问题?

第三章　文献检索在护理研究中的应用

3

学习目标	
掌握	常见中英文检索工具、数据库的检索方法及护理文献检索的途径。
熟悉	布尔逻辑检索、位置检索及截词检索等系统评价检索技术。
了解	文献的基本类型及文献检索相关概念。

　　　　　　随着护理学科的快速发展以及系统化整体护理的有效开展,护理人力资源的配置受到了护理界的高度重视。护理人力资源短缺既可造成护理质量的下降,也会给患者带来安全隐患,还可危害到护理人员的身心健康及流失率,进而影响到医院综合服务效益和公众形象。国内外已有研究表明,护理工作负荷的合理测量有助于护理人力资源的预测、改善护理服务质量、减少费用成本等作用。

　　思考:1. 为了解护理工作负荷测量的方法及护理人力资源配置的关系,研究者应该如何检索相关文献?

　　　　　2. 为尽可能查全相关文献,研究者如何制定检索策略。

　　在护理研究中,文献检索贯穿于研究的始终。在研究的准备阶段,研究者需要查阅文献,以帮助确定研究主题、寻找理论框架、进行科研设计、寻找研究工具等;在研究结果的总结阶段,研究者需查阅相关的文献资料,以便书写论文的前言和讨论部分。由此可见,文献检索是护理研究中不可或缺的一个重要环节。

第一节　文献检索的基本知识

一、文献检索相关概念

（一）信息

　　信息(information)是事物存在方式、运动状态及其特征的反应,是事物发出的信号和消息。信息普遍存在于自然界、人类社会以及人的思维活动当中。由于不同事物具有不同的运动状态、运动方式及特征,因此信息的种类繁多、数量庞大。信息与物质、能量共同构成当代社会的三大资源。信息被人们利用后能启迪思想、增进知识、改变知识结构,提高认识世界和改造世界的能力,并产生一定的社会效益和经济效益。

（二）知识

　　知识(knowledge)是优化、系统化的信息集合。人们在认识和改造客观世界的过程中,不断地发现和接受事物发出的信息,大量的信息经过人的大脑思维,进行分析、综合,获得了对事物本质和规律的认识,得到了经验,从而产生了知识。知识源于信息,但信息不等同于知识,知识是大量信息经过人的大脑加工处理后的产物。

（三）情报

　　人们为了解决某一个特定问题去寻找所需要的知识,这部分具有使用价值的知识就是情报,是激活了的,活化了的知识。情报的定义为:被传递的知识或事实。因为情报来源于知识,它在特定的时间里经过传递,为用户所接受、利用,并经过使用产生效益,所以情报包含了三个基本属性。①知识性:情报来源于知识,是经过加工并为用户所需要的特点、知识或信息;②传递性:知识、信息要转化为情报,必须经过传递,并为用户接受和利用;③效用性:情报能启迪思维、增进见识、改变知识结构、提高认识的能力,帮助人们改造世界,情报的最终目的在于利用。

（四）文献

文献（literature）是记录知识和信息的一切载体。凡是用文字、图形、符号、声频、视频等手段记录下来的人类的知识都可以称为文献。其定义有四重含义：知识是文献的实质内容，载体是文献的外在形式，符号、文字、声音是人体感觉信息的媒介，记录是把知识存附在载体上形成文献的手段。因此，文献具有存储知识信息、传递知识信息和提高人们科技、教育、文化水平的功能。

文献与信息、知识、情报之间有着极为密切的关系。信息、知识、情报必须固定在一定的物质载体上，形成文献后才能进行传递，才能被人们所利用，文献是信息、知识、情报存储、传递、利用的重要方式。信息可以成为情报，但是一般要经过选择、综合、研究、分析等加工过程，也就是要经过去粗取精，去伪存真，由此及彼，由表及里的提炼过程；信息是知识的重要组成部分，但不是全部，只有系统化、理论化的信息才能称作知识；情报是知识或信息经传递并起作用的部分，即运用一定的形式，传递给特定用户，在一定的时间内产生效用的知识或信息。

（五）文献检索

文献检索（literature review）是收集、组织、存储一定范围的知识信息，并可供用户按需查寻信息的过程。广义的文献检索包括存贮和检索两个过程，狭义的文献检索是指文献检出的过程。

为了在无序的文献中准确、快速、全面的获取特定文献，需对分散的文献进行搜集整理、加工标引、组织存贮，建成各种类型、各种功能的检索工具。在存贮过程中，使用检索语言规范统一检索标识，检索提问与检索工具中的检索标识保持一致，以达到最佳的检索效果。

二、文献的分类

根据不同的分类标准，可将文献分为不同的类型。

（一）按照文献的出版类型划分

1. 图书（books） 是现代出版物中最普通的一种类型，有封面、书名、作者、出版地、出版者，并装订成册。图书具有内容系统、全面、成熟可靠的优点，但其出版周期长，传递信息速度较慢。每种正式出版的图书均有一个国际标准书号（International Standard Book Number，ISBN）。

图书是一种成熟定型的出版物，科技图书又可分为教科书、学术性专著、科普读物、工具书（参考工具、检索工具）及其他。目前仍是出版物中品种最多，数量最大的一种，也是图书馆主要馆藏之一。

2. 期刊（journal） 又称杂志。是一种连续出版发行的文献，期刊有固定的名称（刊名），相对固定的版式、篇幅和内容范围，按照一定的卷期号或年月顺序号连续出版。每期发表多个作者的多篇文章，作者众多，内容不重复、新颖。期刊的内容新颖、出版周期短、通报速度快，信息量大，是情报的主要信息源，反映的多数是最新的科技成果。

同图书的 ISBN 一样，每种期刊均有一个由 8 位数字组成的国际标准连续出版物号（international standard serial number，ISSN）。ISSN 同样具有唯一性和专指性，因而成为读者查询某种刊物的一个检索途径。著名的医学期刊有：《新英格兰医学杂志》（*The New England Journal of Medicine*）、《柳叶刀》（*The Lancet*）等。

3. 报纸（newspaper） 是传播社会信息的一种重要文献，其特点是内容新颖、涉及面广,科学技术上的新发现、新成果往往作为一条消息首先在报纸上披露出来,因此,报纸也是不可忽视的文献来源。目前,大量的报纸已有相应的网站及相应的电子版。

4. 特种文献（special literature） 是出版形式比较特殊的文献的总称。主要包括专利文献、会议文献、科技报告、政府出版物、学位论文、档案等。特种文献内容广泛,是科研人员的重要文献信息资源。一般常见的学术会议资料汇编,其著录包括会议名、会议召开的地点、届次、时间,以及会议汇编的出版社、出版地、出版时间等。

5. 电子文献（electronic literature） 随着计算机、互联网的普及和信息技术的高速发展,电子文献越来越多,既有独立的电子出版物,如网络电子期刊,也有传统的多种类型文献的相应电子版本的形式。由于电子文献具有文献存储和检索的海量、便捷、快速等优势,同时,早期的大量传统文献也已制作成电子文献,因此,通过网络信息资源检索逐渐成为当前人们查找信息的首选方法。

（二）按照文献级别划分

1. 零次文献 也称灰色文献,主要指原始的、未经任何加工处理或者未正式出版的文献。如书信、手稿、笔记、实验记录、设计草图等。它是一次文献的素材,对一次文献的形成具有重要作用。其特点是内容新颖但不成熟,不公开交流,比较难得,它所提供的信息是其他方式根本无法提供的,所以也称为特殊文献。

2. 一次文献 指作者以本人的工作经验和研究成果为基本素材写成的原始文献。如期刊论文、学位论文、专利文献等。一次文献具有创造性、新颖性、先进性和成熟性,是最基本的文献类型,是产生二次、三次文献的基础,是文献检索的主要对象。其特点是:内容先进、成熟,叙述具体、详尽,数量庞大、分散。

3. 二次文献 又称检索工具,是将大量分散无序的一次文献进行收集、分析、归纳和整理,并按一定规则编排而成的文献,包括目录、索引(题录)、文摘及相应数据库。二次文献仅对一次文献进行著录和标引等深层次加工,不会改变一次文献的原有内容。二次文献具有汇集性、工具性、综合性和系统性等特点。

4. 三次文献 在二次文献的指引下对检索到的一次文献进行分析、归纳和概括而成的文献,包括综述研究类文献、参考工具等。三次文献是在充分研究已发表的文献基础上,对已取得的成果、进展加以评论、综述,并预测其发展趋势。读者可以借此快速了解、掌握当前的研究水平和动态,而不必再一一阅读一次文献。

从零次文献、一次文献、二次文献到三次文献,是一个由分散到集中,由无序到有序,由博到略、由繁到简、由分散到集中的对知识信息进行不同层次的加工过程。一般来说,一次文献是科技工作中最主要的信息来源;二次文献是有效检索一次文献的工具;三次文献来源于一次文献,高于一次文献,是高度浓缩的再生文献,更具参考意义。

第二节 信息检索方法与技术

在信息检索过程中,检索方法和检索技术的选择和使用直接关系到检索效果和质量,也是用户检索策略制定的关键环节。

一、文献检索方法

查找文献、获取信息的基本方法大致可以归纳为以下几类。

（一）常用法

又称工具法，即利用各种检索工具和检索系统来查找文献资料的方法，它是检索中最为常用的方法。根据检索要求的不同，常用法又可分为顺查法、倒查法和抽查法 3 种。

1. **顺查法**　是一种以检索课题的起始年代为起点，按时间顺序由远及近，从过去到现在查找文献的方法。此法查全率较高，在某种程度上可以反映出研究课题的历史背景及发展过程，但费时费力，效率较低。

2. **倒查法**　是一种逆时间顺序由近及远地回溯查找文献，直到满足文献检索的需要为止的方法。此法查全率低，但省时省力，适用于新课题的研究。

3. **抽查法**　是选择该领域发展较迅速、研究成果较多的时期，进行逐年重点检索的方法，多用于要求解决快速检索的课题。此法节省时间，检索效率较高，但要求研究者了解研究课题的历史背景。

（二）追溯法

也称引文追踪法，是指查找某一篇文献被哪些文献所引用，或利用已有文献末尾所附的参考文献或引用文献、有关注释、辅助索引、附录等进行追溯查找原始文献信息的方法。然后根据原始文献信息的有关指引，扩大并发现新线索，去进一步查找，如此反复跟踪扩展下去，直到检索到满意的文献信息，从而获得一批相关文献。在没有检索工具或检索工具不全的情况下，利用此法可获得一些相关文献。其缺点是查得的文献不全，且比较陈旧，容易漏检。

（三）分段法

又称循环法、交替法，是常用法与追溯法交替使用的一种方法。即在查找文献时既利用检索工具进行检索，又利用已有文献后面所附的参考文献进行追溯检索，两种方法分期分段交替使用，直到满足需要为止。这种方法兼有常用法和追溯法的优点，可得到较高的查全率和查准率，尤其对于那些过去文献较少的课题，是采用较多的方法之一。

二、文献检索的途径

各种文献检索工具有不同的检索方法和途径，其中根据文献的特征检索文献是最简捷的方法。文献有两种特征，一是外表特征（书名、刊名、会议录名、著者、号码等）；二是内容特征（分类和主题等）。从文献特征出发，检索途径可分以下两个方面：

（一）从文献的外表特征进行检索的途径

1. **题名途径**　是指按书刊名称或文章篇名索引进行查找文献的途径。检索方便、简捷，但必须有已知条件。

2. **著者途径**　是按照文献的著者、编者、译者的姓名或机构团体名称检索文献的途径。著者途径常用于查找已知同行专家著者的文献，著者途径在国外颇受重视，因为已知本学科带头人姓名,利用著者途径经常或定期跟踪查找该著者的文献,就能了解和掌握某课题、某学科的最新研究动态与进展。利用著者索引检索,其先决条件是知道著者的姓名。

3. 序号途径　是利用文献的各种代码、数字编制的"号码索引"检索文献的途径。许多科技文献都有序号,如专利说明书有专利号,科技报告有报告号,标准文献有标准号等。文献序号具有明确、简短和唯一的特点。

（二）从文献的内容特征进行检索的途径

按照文献内容特征检索的途径有:分类途径、主题途径、关键词途径以及分类主题途径。

1. 分类途径　是按文献内容所属的学科类别检索文献的途径,通过分类号进行检索。利用分类检索途径检索文献需要掌握一定的分类法,目前我国主要采用《中国图书馆分类法》,从中确定所查文献的学科类别,查找出相应类目的分类号,按分类号查找所需文献。如果要查找护理学的文献,护理学属于医药卫生的临床医学类,应归属于 R4,找到 R4 后会再查到护理学属于其中的 R47。

2. 主题途径　是通过反映文献内容的主题词来检索文献的途径。主题词表是用严格规范化的词语进行标引编排的,多数检索工具编有"主题索引",并通过参照关系做规范化处理,使近义词、同义词、同族词、相关词、主题词与非主题词在主题词表中一目了然。这种检索途径适应性和通用性强,能集中反映同一主题分散在不同学科中的文献,能解决多学科、交叉学科、边缘学科之间文献交叉分散的矛盾。

3. 关键词途径　是以文献的篇名、摘要以及正文部分出现的具有实质意义、能表达文献主要内容其关键作用的词或词组作为关键词,并按字母编排形成关键词索引,从而查找文献的途径。关键词是非规范化的词语,检索者可以根据自己的需要,选择熟悉的词语进行检索,但是同一内容的文献可能会分散在不同的关键词下,影响文献的查准率和查全率。所以为了减少漏检,应同时考虑多个同义词、近义词作为关键词。

4. 分类主题途径　是将分类途径和主题途径相结合,相互取长补短的一种检索途径。

在检索中,应根据课题的需要和所使用检索系统的特点,灵活的应用各种检索途径,将各途径配合使用,以便达到最佳的检索效果。

三、文献检索技术

计算机检索过程不同于手工检索,是通过计算机对一个或多个检索词进行运算查得所需文献。那些为了能够有效表达信息需求的一系列可为人-机"共识"的技术方法,即计算机检索技术。因而,为了实现有效的计算机检索,掌握与利用计算机检索技术显得尤为重要。需要注意的是,各检索系统支持的检索技术并不相同,即使是同一检索技术,检索运算符号也有差异。因此,需要在理解检索技术原理的基础上,再结合具体检索系统的使用帮助,正确使用检索技术。

（一）布尔逻辑检索

这是计算机检索最基本、最重要的运算方式,是利用布尔逻辑运算符对若干个检索词进行组合以表达检索要求的方法。布尔逻辑运算符主要有三种,即"逻辑与"（AND）、"逻辑或"（OR）和"逻辑非"（NOT）。

1. "逻辑与"　符号为 AND 或"＊",表示概念之间的交叉或限定关系。表达式为 A AND

B 或者 A * B。只有同时包含有检索词 A 和检索词 B 的文献记录才是命中文献。该运算符可缩小检索范围,提高查准率。例如查找"胰岛素治疗糖尿病"文献的检索式为:insulin(胰岛素)AND diabetes(糖尿病)。

2. **"逻辑或"** 符号为 OR 或"+",表示概念之间的并列关系。表达式为"A OR B"或者"A+B"。数据库中凡含有检索词 A 或者检索词 B 或同时含有检索词 A 和 B 的文献记录均为命中文献。该运算符可扩大检索范围,提高查全率。例如查找"家庭访视"的检索式为"home visits(家庭访视)OR house call(家庭访视)"。

3. **"逻辑非"** 符号为 NOT 或"-",表示概念之间的不包含关系或排斥关系,表达式为"A NOT B"。数据库中包含有检索词 A,但不包含检索词 B 的文献记录才算命中文献。该运算符可通过从某一检索范围(含 A 词的记录)中去除某一部分文献(含 B 词的记录)的方式缩小检索范围,提高查准率。例如查找"不使用胰岛素治疗糖尿病"文献的检索式为"diabetes(糖尿病)NOT insulin(胰岛素)"。

上述三种布尔逻辑运算符可以单用,也可组合使用,计算机在处理检索提问时一般会按NOT、AND、OR 的次序进行检索,但可用括号改变运算次序。

(二) 截词检索

截词检索是在检索词的适当位置截断检索的方法,常用于外文检索系统,对于提高查全率、预防漏检有较明显的效果。使用截词检索可以扩大检索范围,避免漏检,且减少输入多次的麻烦。在不同的检索系统所使用的截词符不同,常用 $ 、? 代表有限截词,用 * 、% 代表无限截词。例如检索词"wom? n",可以检索出"women"和"woman";"急性 * 肝炎",可检出"急性中毒性肝炎""急性黄疸性肝炎""急性肝炎"等。

(三) 限定检索

是将检索词限定在特定字段进行检索的方法。常见的限制符为 in、=、[ ]等。用这种方法可以将检索词限制在特定的字段中,每个字段都有一个用两个字母表示的字段代码。不同的检索系统所设立的字段是不同的,即使同一字段,也可能采用不同的字段代码。例如:lung cancer[TI],可检出文章篇名中含有"肺癌"的文献。

(四) 词组检索

又称精确检索,是将一个词组或短语用半角双引号("")括起作为一个独立运算单元,进行严格匹配,以提高检索准确度的一种方法。要求检索结果必须含有与检索提问式完全相同(包括次序)的字串,即完全匹配。CBM、PubMed 等系统均支持精确检索。例如输入"home visits",并用双引号引起来,就可以实现词组精确检索。

与之相对的是模糊检索(又称概念检索)。由于不同的检索系统对其界定不同,模糊检索可能是将检索词进行拆分后进行检索,也可能检索到与检索词意义相近的同义词的结果。现在大多数检索系统,包括搜索引擎都有这种功能,只是模糊的程度不同。

(五) 扩展检索

1. **主题词扩展检索** 对当前主题词及其下位主题词进行检索。

2. **副主题词扩展检索** 对当前副主题词及其下位副主题词进行检索。

扩展检索的作用是扩大检索范围、提高查全率。扩展检索可视作一种模糊检索,也可视作智能检索的一种。常用的 CBM、PubMed 检索系统均具有智能检索和扩展检索功能。

（六）位置检索

也称邻近检索,是运用位置算符来表达检索词间的位置关系进行检索的方法。位置算符主要有同句、同字段、相连等形式,常用的位置算符有"Near"和"With"两种。此检索技术可见于专利及 ScienceDirect 等数据库检索中。

1. Near 表示该算符两侧的检索词同时出现在一个句子中,两词次序可以颠倒,两词之间允许有一个空格,不允许有任何字母或词语。

2. With 表示该算符连接的两个检索词同时出现在同一个字段中,如题名、文摘、主题词等,但两词的先后顺序不能颠倒。

（七）主题词检索

主题词检索是基于文献内容的主题概念的检索,有利于提高查全率和查准率。

四、文献检索的步骤

（一）分析检索课题,明确检索目的

检索课题就是根据查找文献信息或查解疑难问题的需要所拟定的问题。首先应对检索课题进行认真细致的分析,弄清楚检索课题的检索目的及要求,了解检索课题的意义和作用,确定检索的学科范围、检索的文献类型、检索的年限及研究课题对查新、查准和查全的指标要求。

（二）选择检索工具及数据库

在分析检索课题时,要确定主题词、检索工具或数据库,因为每种检索工具都有分类目次、著者、主题词等检索标志,每种数据库都有其一定的使用范围。一般情况下应掌握以下几点:①要考虑检索工具或数据库对课题内容的覆盖程度和一致性;②优先选择专业性的检索工具,再利用综合型检索工具进行补充检索;③在机检条件允许的情况下应以检索数据库为主,它具有多点检索、多属性检索、检索效率高等特点;④根据检索者的外语水平和实际条件来选择合适的检索工具。

（三）确定检索途径

检索工具确定后,需要确定检索途径,选择检索标识。一般的检索工具能提供多种检索途径,如分类目次、著者、主题词等检索标识。每一检索标题都包含一个或多个甚至一系列的检索词,在检索时应选择主要的、有检索意义的词进行检索。选用何种检索途径,应根据课题的要求及所包含的检索词、检索系统所提供的检索途径来确定。当检索课题内容涉及面广、文献需求范围宽、泛指性强时,宜选用分类检索途径;当课题内容较窄、文献需求专指性较强时,宜选用主题检索途径;当选用的检索系统提供检索途径较多时,应综合应用,互相补充,避免单一途径不足造成漏检。

（四）选择检索方法

检索方法的确定在于寻求一种快速、准确、全面的获得文献信息的检索效果,他是由课题的要求和检索工具的体系所决定的。一般来说,在检索工具比较全的情况下,采用常用法比较

合适;在检索工具比较短缺时,可采用分段法;如果没有或严重缺乏检索工具时,只能采用追溯法。如果检索的课题要求全面普查,可采用常用法中的顺查法或抽查法;若检索的课题时间紧迫,又要解决某一课题有关的关键性技术问题,要求查准甚至查全,则可采用倒查法,可迅速查得最新科技文献。

(五)查找文献线索

在明确检索要求、确定检索系统、选定检索方法后,就可以应用检索工具实施检索,所获得的检索结果为查到的文献线索。在检索过程中应随时对检出的文献进行判断取舍,对符合要求的文献信息,逐项记录其相关内容,如文献的名称、著者姓名、著者单位及期刊名称、年、卷、期、页等,以便索取原文。因此,对文献线索的整理、分析、识别是检索过程中极其重要的一个环节。

(六)获取原始文献

索取原始文献是整个检索过程的最后一步,利用检索工具查到有关文献线索。检索结束后,还要根据所获得的文献线索,索取原文。常用的索取原文的方法有以下几种:

1. **在线获取全文**　按照易获得性原则,读者首选的方法是在线获取全文,但这种方法获取的全文是有限的,如 PubMed 数据库或 Google 搜索引擎。

2. **利用本地馆藏资源**　按照经济性及就近原则,对于不能在线获取的期刊全文,可以考虑利用本地的馆藏资源,包括电子资源及纸质资源。

3. **利用互联网免费资源**　包括互联网免费期刊网站;直接登录某种期刊的主页、期刊出版机构等。

4. **利用国外文献保障系统获得异地馆藏资源**　对于利用上述方法仍不能获得的外文期刊原文,可以求助国内文献保障系统,利用异地馆藏资源(电子及纸质资源)获取全文。

5. **其他方法**　包括直接与文献第一作者联系;委托国外的朋友、同学或老师查找全文;网上求助。

第三节　常用医学文献检索工具及数据库

一、中文医学文献检索工具及数据库

(一)中国知网(CNKI)

中国知网数据库(China National Knowledge Infrastructure,CNKI)(http://www.cnki.net)是由清华同方光盘股份有限公司、清华大学中国学术期刊电子杂志社、光盘国家工程研究中心联合建设的综合性文献数据库。"中国知识基础设施工程(CNKI)"为综合性文献检索系统,收录中外学术论文、中国国家科技成果、中外专利、工具书等类型文献,目前以"中国知网"网站形式向用户提供检索服务。

目前 CNKI 已建成了中国期刊全文数据库、优秀博硕士学位论文数据库、中国重要报纸全文数据库、重要会议论文全文数据库、科学文献计量评价数据库系列光盘等大型数据库产品,中国期刊全文数据库为其主要产品之一。

（二）万方数据知识服务平台

万方数据知识服务平台（http://www.wanfangdata.com.cn）由万方数据库有限公司开发，是大型中文科技信息服务平台，内容涉及自然科学和社会科学各个领域，涵盖期刊、会议、成果、专利、学位论文、图书、法规等各类型文献，期刊论文是万方数据知识平台的重要组成部分，收集了多种科技及人文和社科科学期刊的全文，基本包括了中国科技论文与引文数据库中科技类和社科类统计源的核心期刊，目前可提供期刊全文数据达 2100 万条以上，拥有中华医学会的系列期刊的独家版权。同时提供单库检索、跨库检索、高级检索、知识脉络分析、学术统计分析等功能。

（三）中国生物医学文献服务系统（SinoMed）

中国生物医学文献服务系统（http://cbmwww.imicams.ac.cn/）由中国医学科学院医学信息研究所研发，是检索国内生物医学文献的重要文摘型数据库，具有检索、获取部分免费全文、个性化定期服务、全文传递服务等功能。该系统资源丰富，包括中国生物医学文献数据库、中国医科科普文献数据库、北京协和医学院硕博学位论文库、西文生物医学文献数据库、日文生物医学文献数据库、俄文生物医学文献数据库、英文会议文摘数据库、英文文集汇编文摘数据库等多种资源。系统平台集检索、开发获取、个性化定题服务、全文传递服务等多功能于一体，能全面、快速反映国内外生物医学领域研究的新进展。学科范围涉及基础医学、临床医学、预防医学、药学、口腔医学、中医学及中药学等生物医学的各个领域。全部题录均根据美国国立医学图书馆最新版《医学主题词表》（MeSH 词表）和中国中医研究院图书情报研究所新版《中医药学主题词表》进行了主题标引，并根据《中国图书资料分类法》进行分类标引。

SinoMed 检索系统个别功能仍在不断完善和提高，如系统稳定性、标引深度与广度、标引速度等问题。所以，目前利用该系统，若为了查全，最好是将主题检索和自由词检索结合起来，去重后获得高查全率的结果，既发挥了主题检索查全查准的功能，又避免了对尚未进行人工标引主题词的文献的漏检。

（四）中文科技期刊数据库（VIP）

维普咨询全文期刊数据库（http://www.cqvip.com）最早由中国科技情报研究所重庆分所数据库研究中心于 1989 年起建立，先后推出了《中文科技期刊篇名数据库》《中文科技期刊数据库》《中国科技经济新闻数据库》《中文科技期刊数据库（引文版）》等数据库。2005 年，维普资讯公司和谷歌进行战略合作，推出了《维普-Google 学术搜索平台》。维普数据库收录了 1989 年以来中国境内历年出版的中文期刊 12000 余种，全文文献 3000 余万篇。维普数据库按照《中国图书馆图书分类法》进行分类，所有文献被分为 8 个专辑，又细分为 36 个专题。维普资讯网通过维普期刊资源整合服务平台为用户提供服务，支持手机阅读。该平台包含五大功能模块，分别是期刊文献检索、文献引证追踪、科学指标分析、高被引析出文献及搜索引擎服务。

（五）《中文科技资料目录》（医药卫生）

《中文科技资料目录》（医药卫生），简称《中目》（医药卫生）。是由中国医学科学院医学信息研究所出版的大型专业文献检索刊物，是最常用的中文医学文献检索工具。共有 34 个分册，双月刊。医药卫生分册是其中之一。

《中目》编排结构是将文献题目按分类编排成正文，每年第一期从 00001 开始连续排到末期。每期结构依此为编排说明、分类目次表、正文部分、本刊学科分类类名索引、主题索引首字字顺目次表和主题索引等。采用以学科分类为主、主题索引为辅的检索方法,每年编有年度主题累积索引。缺点是无著录途径。

(六)《国外科技资料目录》(医药卫生)

《国外科技资料目录》(简称《外目》),是我国出版的检索国外科技信息的题录式系列刊物。按学科分为 39 个分册,《外目》(医药卫生)是其中一个分册,是我国目前查找国外医学文献唯一的中文题录式检索工具。该刊的优点是:将文献题名译成中文,打破了语言方面的限制,便于国内人员的利用;所著录的文献均有著录翻译单位,可向其借阅或复制原文,打破了资料来源的限制。其缺点是收录范围较窄,报道时差较大。

二、英文医学文献检索工具及数据库

(一)PubMed 数据库

PubMed 是由美国国立医学图书馆(National Library of Medicine,NLM)下属的美国国家生物技术信息中心(National Center for Biotechnology Information,NCBI)及国家卫生研究院(National Institutes of Health,NIH)开发和维护的基于 Web 的生物医学文献数据库。其前身是由 NLM 创刊的著名医学检索工具 IndexMedicus(医学索引,简称 IM)。自 1960 年起,IM 由 NLM 编辑出版,1964 年 NLM 建立了 MEALARS 系统,实现了文献加工、检索与编制的计算机化。

1971 年 NLM 推出 MEDLINE(MEDLARS Online)投入联机检索服务。1983 年 MEDLINE 光盘版(MEDLINE on CD)的发行,使 MEDLINE 数据库在世界范围内得到广泛应用。1997 年 6 月 26 日,免费向世界开放,其网址为:http://www.ncbi.nlm.nih.gov/pubmed 或 http://www.pubmed.gov/。

该系统具有收录范围广、数据更新快、覆盖内容全、检索途径多、检索方式灵活、检索体系完备、链接功能强大及使用免费等特点,使用过程中不需返回初始检索界面便可进行新的检索,每一个检索界面里均有检索提问输入框,可随时输入检索或修正检索提问,是当今移动互联网环境下全世界生物医学研究中不可或缺的文献信息资源。

1. **检索方法** PubMed 的检索方法包括基本检索、高级检索、主题词检索及专项检索。

进入 PubMed 主页面(图 3-1),页面上部为检索区,包括基本检索、高级检索(Advanced)和帮助(Help)。页面中部为 PubMed 的三个专栏,分别是 Using PubMed,PubMed Tools,More Resources。

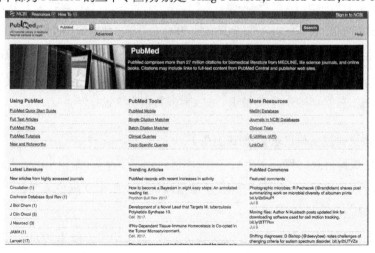

图 3-1　PubMed 主页面

（1）基本检索：进入 PubMed 主页，默认是基本检索，可在检索框中输入有实际意义的检索词，如关键词、著者、刊名等，点击"Search"或者按回车键，PubMed 便使用词语自动转换功能进行检索，并将检索结果直接显示在主页下方。如输入"nursing"，在该检索界面下，系统执行词语自动匹配功能，在检索结果页面右下方的"Search details"中可以看到 PubMed 实际执行的检索式为" nursing"［Subheading］OR " nursing"［All Fields］OR " nursing"［MeSH Terms］OR " nursing"［All Fields］OR " breast feeding"［MeSH Terms］OR（" breast"［All Fields］AND "feeding"［All Fields］)OR " breast feeding"［All Fields］

（2）高级检索（Advanced）：PubMed 的高级检索页面（图 3-2）将检索构建器（Builder）、检索史（History）及 PubMed 主页下部分栏目整合在同一页面，方便用户一站式完成复杂课题的检索，使检索过程更清晰明了，提高了检索效率。PubMed 高级检索的页面下部是使用入门（GETTING STARTED）、资源（RESOURCES）、热门资源（POPULAR）、特色资源（Featured）和 NCBI 概览（NCBI INFORMATION）。

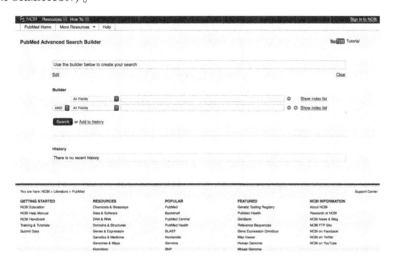

图 3-2　PubMed 高级检索页面

（3）主题词检索（MeSH Database）：主题词检索是 PubMed 最有特色的检索方法，主题词是一种规范化、标准化的检索语言，主题词检索比自由词检索专指性强、查准率高。为了进一步提高查准率，选定主题词后，再利用副主题词加以组配。

采用主题词检索可提高文献的查全率和查准率：①主题词对同一概念的不同表达方式进行了规范；②系统默认对主题词进行扩展检索（Explore），即同时检索该主题词下的专指词；③可以与专指的副主题词组配，限定检索主题词某方面的文献；④点击" Restrict to Major Topic"，可以将主题词限定为主要主题词（MAJR），从而使检索结果更加精确。

点击 PubMed 主页左侧导航栏内"MeSH Database"按钮或主页 PubMed 下拉菜单的 MeSH，均可进入主题词浏览检索界面。PubMed 的自动词语转换功能也可以帮助查找某一概念规范的主题词。当主题词不能确定时，可输入相关的词，它会自动查找与该词相对应的主题词。

（4）期刊检索（Journal in NCBI databases）：在 PubMed 数据库主页，点击下方的"Journal in NCBI databases"，即可进入期刊检索界面（图 3-3）。

利用期刊数据库，可通过主题（topic）、刊名全称（journal title）、缩写、ISSN 号查询所收录的期刊信息，检索结果仅为期刊的信息，而不是期刊所刊载的文章。期刊信息涉及期刊的全称、简称、印刷版和电子版 ISSN 号、创刊年、出版频率、出版国、出版商、语种、主题词、出版类型等。

若想进一步获得该期刊发表的论文,可在期刊前面的复选框打"√"后,点击右侧的"PubMed Search Builder"下方的"Add to search builder"按钮,点击"Search PubMed"按钮即可。

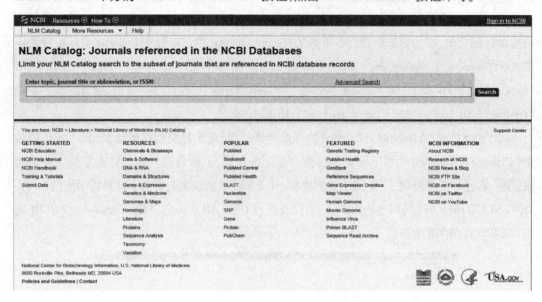

图 3-3　PubMed 期刊检索页面

2. 检索结果的处理　PubMed 检索系统为检索结果提供了显示、过滤、打印、保存和发送电子邮件等多种处理方式。

(1)检索结果的显示:①显示格式:PubMed 的检索结果有多种显示格式,系统默认显示为题录格式,每页默认显示记录数为 20 条,每页最多可显示 200 条记录。点击页面上方"Summary"后的箭头,在下拉菜单中可更改显示格式,点击"Items per page"可更改每页显示记录数;②排序方式:点击"sort by"箭头,在下拉菜单中选择排序方式。结果排序默认按最近新增(Most Recent)排序,还可选择按相关度(Relevance)、出版时间(Publication Date)、第一作者(First Author)、排名最后的作者(Last Author)、刊名(Journal)和篇名(Title)排序。

(2)检索结果过滤在 PubMed 检索结果显示页面的左侧,提供了多种过滤功能,从不同的角度筛选检索结果。

可限定的选项有:文献类型(Article types)、文本可获取性(Text availability)、出版日期(Publication dates)、物种(Species)、语种(Languages)、性别(Sex)、主题限定(Subsets)、期刊类别限定(Journal categories)、年龄(Ages)、检索字段(Search field)等,点击"Show additional filters"可以显示更多选项。限定选项一经确定,会保持激活状态,而在此后的检索中持续起作用。

(3)检索结果保存及输出:PubMed 提供了多种保存及输出方式,点击"Send to",系统提供 File、Clipboard、Collections、E-mail、Order、My Bibliography、Citation manage 等不同的检索结果保存及输出方式。

此外,点击检索结果显示页面的 RSS 图标,再点击 Creat RSS,即可订阅 RSS Feed,随时浏览追踪最新的检索结果。

(4)个性化服务:PubMed 的个性化服务主要是通过 My NCBI 来实现的。My NCBI 是一个功能强大且非常实用的文献管理工具,可以保存检索式,并且可以设定保存的检索式进行自动更新检索并将检索结果发送到指定的电子邮箱。

（二）Web of Science

Web of Science 是汤森路透(Thomson Reutes,原美国情报信息研究所)于 1997 年推出的网络引文检索工具,ISI 是世界著名的学术信息出版机构,以其出版的一系列引文数据库而闻名。目前,借助于 Web of Knowledge 平台,ISI 提供高质量的学术信息和研究工具,帮助研究人员获取、分析和管理研究信息。Web of Science 检索系统目前收录了 12 000 多种世界权威的、高影响力的学术期刊,学科范围涵盖了自然科学、生物医学、工程技术、社会科学、艺术与人文等领域。Web of Science 的主要功能包括以下几方面:

1. 检索具有高影响力的期刊论文及会议论文 Web of Science 对于所收录的每一期刊都是经过严格挑选的世界权威的、高影响力的学术期刊。

2. 从文献引证的角度对文献学术价值、研究人员、研究机构、学术期刊、国家的科研水平等做评估。

3. 了解某一专题研究的发生、发展及变化过程 通过查找某篇(组)论文的参考文献,可以了解早期的相关研究。此外,通过查找论文的引证文献,可以获取一批发表时间较晚的新文献,进而了解研究的新进展。

4. 借助其强大的分析工具,可以帮助用户快速了解到与预期研究专题密切相关的核心科研人员、核心研究机构、核心学术期刊等信息。

（三）CINAHL（Cumulative Index to Nursing and Allied Health Literature）

护理及相关健康文献累积索引是 EBSCO 公司出版的专门面向护理及相关专业人员的数据库,内容源于全球英文护理专业期刊、美国护理学会、国际护理联盟组织、护理卫生科学联盟组织等权威机构,涵盖护理学、心理学、行为科学、替代医学、营养学和康复等护理学与综合保健相关学科。美国 ECSCO 公司创建于 1943 年,是全球最早提供数据库在线检索的公司之一,目前所用的检索系统为 EBSCOhost。

CINAHL PLUS with Full Text 是 CINAHL 的全文版,文献最早回溯至 1937 年,收录了包括 770 多种期刊和 270 多种图书在内的全文资源,以及多种会议论文、护理学学位论文、操作案例等,还新增了 140 种疾病的循证护理说明和 180 种快速教学全文,为护理人员自学或患者健康教育提供了参考资料以及疾病护理相关的最新证据。

（四）Nursing Consult

由 Elsevier 出版社旗下著名出版品牌 Mosby 和护理专家委员会合作开发,为护理专业人员专门开发使用的专业数据库,其提供的信息能够帮助护理人员快速找到临床解决方案、正确教育患者、改善护理质量、提升科研教学水平等。该数据库的主要模块包括循证护理、参考书、护理医学期刊、药物信息、护理实践指南、患者教育计划、护理新知、图片及护理新闻等。

（五）其他网络护理资源信息

1. 国际护理知识网（http://www.nursingknowledge.org） 该网站是国际高等护理荣誉学会(The Honor Society of Nursing)属下的非营利子公司,致力于为护士提供基于证据的知识解决方案,从而提高护士实践教学和研究水平,其内容分为免费和收费两种。

2. 国际护理图书馆（http://www.nursinglibrary.org） 这是一个集收集、保存和传播数字信息在线的数字服务知识库,其格式有摘要和全文 2 种格式。其内容包括护士、护理学生以及护理组织提供的预印本、工作记录、期刊论文、会议论文、演示文稿、护理实践项目等。

3. Lippincott 护理中心（http: //www. nursingcenter. com） 研究者可登录该网页点击"Article & Publications"下的"Journal"项，显示期刊名称，其中有 American Journal of Nursing（《美国护理学杂志》），部分杂志全文可免费浏览。

4. 国际护士理事会（International Council of Nurses，ICN，http: //www. icn. ch） 国际护士理事会成立于 1899 年，由超过 130 多个国家和地区护士会组成。该网站包含 ICN 成员、项目领域、ICN 政策、国际护理实践分类体系（International Classification of Nursing Practice，ICNP）、ICN 护理网络、图书、新闻、护理常规说明、指南等信息。

5. 中华护理学会（http: //www. cna-cast. org. cn/） 该网站由中华护理学会（原名中华护士会）建立。包含学会介绍、分会介绍、医学文献、政策法规、学术会议、网上教学、继续教育、考试培训、护理杂志、护理教育、国际动态、对外交流、新技术推广、护理论坛等项目。中华护理学会致力于组织广大护理工作者开展学术交流和科技项目论证、鉴定，编辑出版专业科技期刊和书籍，普及、推广护理科技知识与先进技术，开展对会员的继续教育，介绍国家重要的护理技术政策、法规等。

（马玉霞）

学习小结

通过文献检索，护理人员可以获得最新的科研成果，学到新知识，提炼总结新经验应用于临床护理工作中，并能从中发现尚未解决的问题，从而提出研究问题，形成研究思路。 本章主要介绍了文献的基本概念、文献的分类、文献检索的方法、途径和技术，并介绍了常用的中英文检索工具及数据库，中国知网数据库、万方数据知识服务平台、维普数据库、中国生物医学文献数据库、《中文科技资料目录》医药卫生、《国外科技资料目录》医药卫生以及 PubMed 数据库、Web of Science、CINAHL、Nursing Consult 等。

复习参考题

1. 利用 CBM、PubMed 数据库检索"近十年有关延续护理在高血压患者中的应用"的相关文献。

2. Web of Science 数据库的主要功能是什么？

3. 利用 CNKI 检索 2007 年以来作者来自兰州大学的研究糖尿病方面的文献。

4. 常用的扩大检索范围和缩小检索范围的方法都有哪些？

5. 文献检索的步骤是什么？

第四章　护理研究设计

4

04章

学习目标	
掌握	科研设计的基本内容；实验性研究、类实验性研究和非实验性研究的特点。
熟悉	常用的科研设计类型；实验研究、类实验性研究、非实验性研究的优点和局限性；抽样方法。
了解	抽样过程及原则；样本含量估计方法及注意事项。

　　某护士在临床工作中发现,采用左侧卧位的机械通气患者经右鼻孔插管法置入胃管更有效,这可能与舌根偏向左侧而容易暴露食管入口有关。为此,她欲探讨改良置胃管法——左侧卧位经右鼻孔插管法在机械通气患者中的应用效果,以提高置管成功率,缩短置管时间及减少置管并发症的发生。

　　思考: 1. 如何对该研究进行设计? 2. 该研究中的自变量、因变量和可能的混杂变量分别是什么?

第一节　概述

一、研究设计的概念及意义

　　护理研究设计是研究问题确立后,研究者要针对研究课题和预期的研究目的制订总体计划、研究方法、技术路线和实施方案等,用以指导研究过程的步骤和方向,目的在于得到理想和可信的研究结果。科学、可行的设计方案,是保证研究成功的关键因素。理想的研究设计不在于其设计的复杂程度或花费人力和物力的多少,而在于研究设计能否达到研究目的,结果是否具有说服力。护理研究设计是科研工作中很重要的一个环节,也是护理科研人员必备的能力。有无严谨的研究设计对能否获得有价值的科研结果十分重要,同时也和科研论文的质量密切相关。

二、护理研究设计的主要内容

　　研究设计因研究的目的不同、所选择的研究方法不同,因而设计方案的具体内容差异会很大。但有几个主要内容是必须要考虑的,包括确定研究对象、设对照组、随机分组、观察指标、采用的研究方法和统计学处理方法等。此外,还包括研究工作步骤、研究进度、人员分工与培训及经费预算等。

(一) 确定研究对象

　　研究对象(subject)是由研究目的决定的、具有某种特征的个体组成的群体,是处理因素作用的对象。研究工作中的研究对象称为样本(sample),是总体的代表。样本的选择要服从于研究目的,必须按设计规定的条件严格进行取样。在研究设计中选择样本的注意事项:①严格规定总体的条件,明确样本的选择标准,包括科学规范的诊断标准、严格的纳入标准和排除标准;②按随机原则选取样本,并应注意样本具有代表性,能反映同类对象的性质和规律;③每项研究课题都应规定有足够的样本数,例数过少则无代表性,而样本数过大对实验条件不易做到严格控制,则易产生误差大。故应根据不同的课题内容,合理设计总体的条件和样本例数。

(二) 设立对照

　　对照(control)是指设立条件相同、诊断方法一致的一组对象,接受某种与实验组不一样的干预。通过实验组和对照组结果的比较,才能得出干预的效应,得出结论更有说服力。并非每个研究都要设对照,如现况调查研究,就不设对照,但大多数研究需要设对照,特别在临床护理研究设计中,研究对象的个体差异如性别、年龄、文化、经济、民族及宗教信仰、病种、病情程度、心理社会因素,甚至环境、气候等都可能影响研究结果,采用同期对照就可以消除或减少这些因素的影响。因此设对照组的目的是为了甄别出研究因素和各种干扰因素(非研究因素)的效应,对照组和实验组在尽可能相同的条件下进行观察。为突出研究因素的效应,凡与实验无关的因素(非研究因素),两组应尽可能一致。目的在于提高研究的精确度,减少误差,使结果具有可比性和可重复性。常用的对照方法有组间对照、自身对照、配对对照等,应根据研究目的和内容选择合适的对照。

1. **组间对照**　将研究对象分为实验组和对照组,实验组采用新的干预措施或在常规基础上加新方法,而对照组只采用常规方法,最后将两组结果进行比较,相比较的两组数据来自两组不同的研究对象。

例 4-1:护士小李研究行为干预对维持性血液透析患者的影响,将 50 例患者随机分为实验组和对照组各 25 例,实验组在常规一般性行为指导基础上另接受 16 周行为干预,对照组只接受一般性行为指导。在干预的第 16 周分别对两组患者的行为改变、生活质量和依从性等指标进行比较评价。

2. **自身对照**　研究对象自身在干预前后效果的比较,对照组和实验组的数据来自同一组样本。例如研究健康教育前后患者知识增长程度。自身对照的优点是消除研究对象自身各种内环境因素的影响,而且节省样本量。护理研究的设计模式中常选用自身实验前后对照设计。

3. **配对对照**　是指将研究对象按某些特征或条件(影响实验效应的主要干扰因素)进行配对,然后再把每对中的两个研究对象分别随机分配到对照组和实验组,组成两组进行观察。配对设计组间均衡性好,可以较严格地控制干扰因素对实验结果的影响。配对设计中研究对象配对特征或条件一般指年龄、性别、病情严重程度、环境条件等因素。

例 4-2:研究两种不同的产后宣教方法对于产后母乳喂养的影响研究中,可选用同年龄组、同文化程度、同分娩方式的产妇一对一配对后,每个配对子中的两个受试对象随机分配到实验组和对照组,分别进行不同方法的健康宣教,并在宣教后对母乳喂养情况进行观察。

配对设计能减少每一对研究对象内部的差异,故较组间对照设计的效果更好。但是,在实际护理工作中,很难找到合适的条件进行配对,所以配对设计要比组间设计难以实施。

4. **历史性对照**　将新的干预措施的结果与过去的研究作比较,这是一种非随机、非同期的对照研究。此类型对照的资料可来自文献和医院病历资料。这种设置对照的方法易被患者接受,也不会违背医德,而且节省经费和时间。但是不少文献资料缺乏对研究对象有关特征的记载,有的医院病历资料残缺不全,难以判断对比两组是否可比。此外,由于科学的进展,诊断手段的改进,再加上护理技术的进步,采用历史性对照对比两组疗效上的差别并不完全反映不同疗法的差异,可能会使研究结论不正确。

(三) 随机分组

随机(randomization)包括随机抽样和随机分组。随机抽样是指从总体随机抽取样本的过程,使总体中每一个观察单位具有同等的机会被抽取为研究对象的可能性;随机抽样是保证样本具有代表性的前提。随机分组是指按随机方法对被抽取的研究对象进行分组,使每个受试对象有同等机会被分配到实验组和对照组;目的是保证实验组和对照组非研究因素的均衡性,确保两组之间基线均衡可比,被认为是减少两组患者选择性偏倚的最佳方法。

(四) 观察指标

观察指标是研究的观察项目。通过指标所取得的各项资料,可归纳出研究结果。例如在"社区护理干预对老年阻塞性肺疾病患者再住院的影响"研究中,将研究对象的再住院次数、再住院天数、再住院率和病死率作为观察指标来反映社区护理干预对老年阻塞性肺疾病患者再住院的影响。

如果指标选择不当,未能准确地反映干预的作用,那么获得的研究结果就缺乏科学性,因此选择好观察指标是关系研究成败的重要环节。在选择观察指标过程中,应注意以下几点。

1. **关联性** 选择的指标要与课题研究的目的有本质的联系,这种联系即指标的关联性,它必须能够确切地反应处理因素的效应。如判断患者术前是否处于焦虑状态,体温这个指标与焦虑无关联性,而采用血压、脉搏等作指标,就具有一定的关联性。

2. **客观性** 根据数据的来源,观察指标分为主观指标和客观指标。客观指标(objective index)是指通过仪器或设备测量得到的,如血压、血糖、产程时间等。客观指标具有较好的真实性和可靠性,较少受心理因素影响。因此,应尽可能选择客观性的效应指标。而主观指标(subjective index)是受试对象的主观感觉、记忆、陈述或观察者的主观判断结果,如疼痛、满意度等,易受研究者和受试对象心理因素和暗示程度的影响,具有随意性和偶然性,且不易量化。

3. **灵敏性** 灵敏度(sensitivity)是反映其检测出真阳性的能力,包括指标本身和测量手段的灵敏性。指标的灵敏性是增强实验效应的一个重要方面。灵敏度高的指标能将处理因素的效应更好地显示出来。对同一指标,不同测量手段的灵敏性亦有优劣之分。如用血氧饱和度作为观察机体缺氧程度的指标,比用呼吸和面色的改变更为灵敏。在实验设计时,为了充分显示实验效应,应尽量选用灵敏度高的指标,但不是越灵敏越好。

4. **特异性** 特异度(specificity)是反映其鉴别真阴性的能力。选用指标时应选用能准确反映被试因素的效应本质且特异高的指标。特异高的指标易于揭示事物的本质特点而不易受其他因素的干扰。而非特异的指标,极易受其他因素的干扰,使效应结果不准确。

5. **可行性** 指确定的观察指标在现有的研究仪器设备、经费、技术等条件下是否能够达到,是否能够准确获得。

选择指标的多少应根据研究目的和内容而定,不能笼统地说指标愈多愈好。研究指标选择主要取决于假设(研究的预期目的)和相关的专业知识,同时也要注意结合统计学的要求。通常每项科研设计都会选择多个指标,很少采用单一指标,如有关陪伴分娩的研究,研究者就可以使用产程时间、产后出血量、分娩方式、新生儿评分等多个指标进行陪伴分娩效果的评定。

(五) 确认变量

变量(variable)是研究工作中所遇到的各种因素,如体重、身高、血压、脉搏、性别等,是可以观察或测量的。研究工作中所遇到的各种因素都是一些变量。确认变量可以帮助完善科研设计。变量可分为自变量、因变量和混杂变量等。

1. **自变量(independent variable)** 能够影响研究目的的主要因素。自变量不受结果的影响,却可导致结果的产生或影响结果。例如,在"音乐疗法对肺癌术后患者疼痛的影响"

研究中,自变量就是音乐疗法。

2. 因变量（dependent variable） 指想要观察的结果或反应,它随自变量改变的影响而改变,也可受其他因素的影响。在"音乐疗法对肺癌术后患者疼痛的影响"研究中,因变量就是术后疼痛。

3. 混杂变量（extraneous variable,外变量,干扰变量） 指某些能干扰研究结果的因素,应在科研设计中应尽量控制,通过设立对照能甄别出混杂变量的作用。在"音乐疗法对肺癌术后患者疼痛的影响"研究中,混杂变量包括患者的年龄、职业、文化程度、居住地、手术方式、是否化疗及化疗周期等。

总的来说,自变量是研究问题的"因"或"影响因素",而因变量是"果"或"被影响因素"。大多数科研都可事先确认研究变量,再通过研究结果来解释变量间的相互关系。

三、护理研究设计分类

在护理研究中,按照是否施加干预分为实验研究和非实验性研究。实验研究分为:实验性研究和类实验性研究;按照观察的时间不同可分为回顾性研究和前瞻性研究;按照研究性质不同又可分为量性研究和质性研究。

（一）实验性研究、类实验性研究和非实验性研究

1. 实验性研究（experimental study） 属于干预性研究。实验性研究能准确地解释自变量和因变量之间的因果关系,反映研究的科学性和客观性。实验研究具有三个基本要素,其设计必须遵循四个基本原则。

2. 类实验性研究（quasi-experimental study） 类实验性研究与实验性研究方法基本相似,但可能缺少随机,或缺少对照,或两个条件都不具备。

3. 非实验性研究（non-experimental study） 研究中对研究对象不施加任何干预措施,主要观察研究对象在自然状态下的某些现象和特征,故相对前两类研究较容易操作,适用于对所研究问题了解不多时选用。

（二）回顾性研究和前瞻性研究

以现在为时间原点,前瞻性研究是分析将要发生的,回顾性研究是分析以前发生的。

1. 回顾性研究（retrospective study） 回顾性研究就是以现在为结果,回溯过去的研究方法。如对临床病历或社区普查记录等进行分析和总结,以发现某种现象出现的原因或者导致该现象出现的相关因素。回顾性研究的对象是根据其在过去某时点的特征或暴露情况而入选并分组的,然后从已有的记录中追溯从那时开始到其后某一时点或直到研究当时为止这一期间内每一研究对象的情况。回顾性研究是开始于对因变量的分析,往回追溯导致因变量发生的原因或影响因素,是一种由"果"至"因"的研究方法。其优点是较省时、省钱、省人力,易为医护人员采用,也是进行深入研究的基础;缺点是偏差大,常因资料记录不全而不能深入探讨和发现某些相关因素,或者资料记录不够准确而导致获取的数据误差增大,且主观因素多。

2. 前瞻性研究（prospective study） 是从研究对象的现存状况开始,随着时间的推移,追踪研究对象的某种状况的变化情况或者某些因素随着时间的推移对研究对象的影响效

果。前瞻性研究是开始于自变量,随着时间的推移观察其对因变量的影响。其特点是有明确的研究目的,周密的研究计划,合理的观察指标,并严格按照设计要求详细记录临床资料,通过对这些资料的整理、归纳、统计和分析,得出某一结论。前瞻性研究是一种科学的、合理的研究方法,研究结果更可信,可作为病因的推断。

(三) 量性研究和质性研究

1. 量性研究(quantitative study) 又称定量研究,是按照预先设计的研究方案进行研究。通过观察指标获得数据资料,用科学方法来验证模式或理论,用数字资料来描述结果的研究方法,是生物医学领域传统的研究设计。常常用统计学方法对数据进行分析,将研究结果由样本推断到总体。

量性研究有明确的技术路线、研究对象入选和分组程序、研究指标和测量工具、资料收集流程和资料分析程序,要求对研究进行精确地控制,避免研究中的误差和偏倚,并需要采用统计方法对数据进行处理,可研究变量之间的因果关系等。

2. 质性研究(qualitative study) 又称定性研究,是研究者凭借研究对象的主观资料和研究者进入当事人的环境中参与观察、记录、分析、解释人类生活过程中不同层次的共同特性和内涵,用文字描述报告结果的研究方法,是社会科学领域常用的研究方法(详见本书第八章)。

第二节 实验性研究

实验性研究亦称干预研究,干预在前,效应在后,属于前瞻性研究。研究者根据研究目的,主动地对研究对象施加干预因素,并控制非干预因素的影响,以总结干预因素作用的研究。实验研究的对象可以是社区人群(社区干预实验),如预防措施的干预效果评价,也可以是医院病人(临床实验),也可以是实验动物(动物实验)等。

一、实验设计的基本原则

(一) 对照原则

对照是指设立条件相同、诊断方法一致的一组对象,接受某种与实验组不一样的干预。实验组的结果与对照组的结果进行比较,以证明两组(或多组)间结果的差异及其程度。为了观察施加因素的影响,必须设立具有可比性的对照组。设立对照的目的是排除干扰因素的影响,甄别出干预的效应。设立对照组的多少,依照研究目的和需要控制因素的多少而定。任何一个实验性研究根据其施加因素的数目至少设立一个对照组。

例4-3:研究手部按摩对乳腺癌患者化疗期间生活质量的影响,要求实验组和对照组研究对象的年龄、身高、体重、文化程度、病程、病理分期、化疗次数和化疗方案等相似,且两组均接受乳腺癌化疗护理常规,不同的是实验组在常规护理的基础上给予手部按摩疗法,对照组仅接受常规化疗护理,这样生活质量的测定才可以比较,其结果的差异从理论上才可能唯一地归因于处理因素的不同。

在护理研究中,设立对照应做到:①组间除干预不同之外,其他影响结果的非干预因素应尽可能一致或均衡;②各组观察与检测研究对象的方法、诊断标准等必须一致;③对各组的研究对象同等对待与重视,无歧视性;④特别注意不要触犯伦理原则,研究者可以对实验组的患者在实施常规护理的基础上再增加一些新的护理干预措施,而对照组的研究对象则仅接受常规护理,而不给予新的干预措施。这样做既不违背伦理原则,也可以探讨新的护理措施的效果。做到以上几点,才能尽可能地控制混杂变量,以降低混杂变量对研究结果(自变量和因变量的关系)的影响,提高研究的科学性和客观性。

(二)随机化原则

随机化(randomization)的涵义包括两个方面。①随机抽样:从目标人群中选取研究对象时,要符合随机抽样的原则,将符合标准的研究对象纳入研究,并用样本所得的结果代表总体的状况,不得随意选择、任意取舍;随机抽样的目的是使研究对象总体中的每一个体都有同等被抽取的机会作为研究对象;②随机分组:在随机抽样基础上使研究对象有相等概率被分到实验组与对照组的分组方法;随机分组的目的是使每一个研究对象的个体都有同等的机会被分到实验组或对照组。临床护理研究中常用的随机方法有抛币法、抽签法、随机数字表法等。

1. 抛币法 根据硬币落下时正反面来决定该研究对象分配到实验组或对照组。具体过程如下,先将纳入样本中的研究对象进行编号,并事先规定凡硬币正面向上者分入实验组,而反面者则入对照组,如此反复抛掷,最终根据抛币随机结果将研究对象分别分到相应的组内。在一般情况下,每个研究对象分入两组的机会大致相等。倘若参加随机分配的例数过少时,其组间分配不等机会较大,比如连续抛 8 次硬币,得到正、反面各为 4 次的可能性较小,但若连续抛 10000 次,则得到正、反面机会就非常接近 50%。该法使用较少。

2. 抽签法 将符合纳入标准的 N 个研究对象,先从 1 到 N 进行编号,做到每人均有唯一编号,然后将标签放入一个密封的盒子(或信封)内,事先规定凡奇数次抽中的号对应的研究对象进入实验组,偶数次抽中的则入对照组。依次抽出每个研究对象对应的标签,对号归组。

3. 随机数字表法 随机数字表是事先编排好的数字表。表中数字,无论从行、列或对角线均是完全随机的。

例 4-4:欲将 20 名符合研究条件的研究对象,随机分配到实验组(A)和对照组(B)。步骤如下:

(1)先将研究对象编号 1、2、3、…、20。

(2)查随机数字表,从表中任意指定行、列开始向后连续读取 2 位数的随机数字 20 个,遇相同的随机数字舍去,即 82,25,65…。依次抄录于研究对象编号下,然后将 20 个随机数字按大小顺序编序号于相应的随机数下。

(3)按预先规定:序号 1~10 为 A 组,序号 11~20 为 B 组。分组过程如下(表 4-1)。

表 4-1 实验的随机分组过程

研究对象编号	1	2	3	4	5	6	7	8	9	10
随机数字	82	25	65	83	92	19	52	08	64	38
随机数字序号	18	3	12	19	20	2	9	1	11	5
分配组别	B	A	B	B	B	A	A	A	B	A

研究对象编号	11	12	13	14	15	16	17	18	19	20
随机数字	70	61	29	68	45	44	40	66	77	78
随机数字序号	15	10	4	14	8	7	6	13	16	17
分配组别	B	A	A	B	A	A	A	B	B	B

分组结果如下：

A组：2、6、7、8、10、12、13、15、16、17

B组：1、3、4、5、9、11、14、18、19、20

在护理研究中，由于受到各种因素的影响，应采取随机化的方法对研究对象进行选择和分配，以防止在选择和分配研究对象时可能出现的偏差，保证研究结果的准确性。如果违背了随机化的原则，将会人为地夸大或缩小组间差别，使研究结果出现偏差。

（三）重复原则

重复（replication）是指在相同的实验条件下进行实验过程的全重复。重复程度表现为样本含量的大小和重复次数的多少。样本含量大或实验次数多，能反映机体变异的客观真实情况，但样本含量大或实验次数多，会增加严格控制实验条件的困难，造成不必要的浪费。执行重复的原则，就是在保证实验结果具有一定的可靠性的条件下，确定最小的样本含量，节省人力和经费。

（四）均衡原则

均衡（homogeneity）是指各实验条件下的研究对象所受的非处理因素的干扰和影响基本一致。要求对照组和实验组相比，除给予的处理因素不同之外，其他对研究结果有影响的非处理因素均衡一致。均衡性越好，越能显示出实验组处理因素所产生的效应，减少非处理因素对实验结果的影响。如果受试对象是病人，则要求病人的病种、病期、病型、病程、病情、年龄、性别、生活、社会、心理等因素保持均衡一致，更好地避免偏性，减少误差，提高实验的精确性。

二、实验研究的基本要素

护理实验研究的目的是要阐明某处理因素作用于受试对象后产生的实验效应。实验研究由三个基本部分组成，即处理因素、实验对象、实验效应。如何合理安排实验的三要素，是科研设计的关键。

（一）处理因素

处理因素（treatment factors）是实验中根据研究目的由研究者人为施加给受试对象的因素，该因素可能会引起实验效应的变化，亦称干预（intervention）。在护理研究中处理因素是指研究者有目的地对研究对象施加某些护理措施。而这些施加因素多是作为研究的自变量来观察，其引起的结果则是研究的因变量。例如"社区护理干预对老年糖尿病患者生活质量的影响"中社区护理干预即干预措施，也是该研究的自变量，而生活质量则为该研究的因变量。干预是实验性研究和非实验性研究的根本区别。

（二）实验对象

实验对象（subject）亦称研究对象，是由研究目的决定的具有某种特征的个体组成的群体，是处理因素作用的对象。在护理实验研究中，受试对象大多数是病人，也可以健康人群作为研究对象。研究对象的选择是否科学、合理，是关系研究成功的关键。选择研究对象的一般原则是：①具有代表性，能反映同类对象的性质和规律。研究对象的选择标准包括科学规范的诊断标准、严格的纳入标准和明确的排除标准；②具有客观性。选择病人作为研究对象时，社会因素是另一个不容忽视的方面，如个人爱好、生活习惯、经济状况、家庭背景、文化差异等都是客观存在的因素，如果不加以重视，同样会影响实验效应；③具有依从性。依从性是指研究对象能按照预定计划接受处理因素的合作程度。依从性低，将会干扰实验计划的完成。在研究中，可以通过控制实验时间（不要太长）、提高临床护理质量、做好病人的思想工作、增加医患之间的信任程度等尽可能提高研究对象的依从性。

（三）实验效应

实验效应（experimental effect）是处理因素作用于受试对象的反应和结果，往往通过具体效应指标来表达。选择什么样的标志或指标来表达处理因素对受试对象有无某种作用及作用大小的问题。例如，在"社区护理干预对老年阻塞性肺疾病患者再住院的影响"的研究中，将研究对象的再住院次数、再住院天数、再住院率和病死率和作为观察指标来反映社区护理干预对老年阻塞性肺疾病患者再住院的影响的效应。

三、常用的实验设计类型

（一）实验前后对照设计（before-after experimental design）

1. **设计要点** 将研究对象按随机化的方法分为实验组和对照组，实验组给予新的干预措施或在常规基础上加新方法，而对照组只采用常规方法，两组同时在实验前和实验后测量某些指标。研究者通过比较两组在实验前的数据来评价两组的可比性，比较两组实验后的数值来评价干预措施的有效性，得出自变量对因变量的影响（图 4-1）。

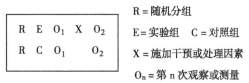

$$R \quad E \quad O_1 \quad X \quad O_2$$
$$R \quad C \quad O_1 \quad \quad O_2$$

R = 随机分组
E = 实验组　　C = 对照组
X = 施加干预或处理因素
O_n = 第 n 次观察或测量

图 4-1　实验前后对照设计模式

在常用的研究方法中，实验前后对照设计在临床研究中较容易实施，其论证强度大，偏倚性少，容易获得正确的结论。但由于该设计方案将一半的研究对象当作对照组，该组得不到新方法的治疗或护理，有时容易触犯研究中的伦理原则。另外，两组都进行了前测量，难以避免霍桑效应的影响。

2. **适用范围**

（1）用于临床护理研究：探讨和比较某种护理或预防措施对疾病康复和预防的效果，为正确的医疗决策提供科学依据。

（2）用于病因研究：当所研究的因素被证明对人体确实没有危险性，但又不能排除与疾病的发生有关时,可采用此种方法。

例 4-5:研究产前心理干预对产褥期妇女应对方式的作用。采用抽签法将 120 名孕妇随机分为实验组和对照组,干预前采用应对方式量表测量两组孕妇应对得分,两组研究对象的积极和消极应对得分均无统计学差异($P>0.05$),基线资料一致,具有可比性。对照组孕妇接受常规的产前教育,实验组孕妇在常规产前教育的基础上接受心理干预。然后产后 4~5 天采用应对方式量表再次测评,比较两组产褥期的应对方式。

(二)单纯实验后对照设计（after only experimental design）

1. **设计要点**　按照随机分配的原则将研究对象随机分配至实验组和对照组,向实验组施加干预,对照组不施加干预,然后观察或测量所研究的因变量,比较两组在因变量上的差异(图 4-2)。

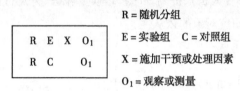

R = 随机分组
E = 实验组　C = 对照组
X = 施加干预或处理因素
O₁ = 观察或测量

图 4-2　单纯实验后对照设计模式

2. **适用范围**　该研究设计减少了因干预前测量所导致的结果偏倚,适用于一些无法进行前后比较的护理研究。例如一些心理测量的研究,研究对象会因为实验前测量而有了经验或相应的知识,而使得实验后测量的结果受到了影响,此时出现的现象就称为霍桑效应。对于此类研究,研究者可以不进行实验前测量而只做实验后对照设计。

例 4-6:在有关"影像干预对促进母婴互动的效果分析"的研究中,首先将母亲们随机分到实验组或对照组,实验组接受特殊的干预,即利用录像将母婴互动的一些细节进行拍摄,然后观看并接受护士的指导,而对照组则没有该干预方法。干预后测量母婴的互动情况并分析两组间存在的差异。如果此研究在干预开始前就进行了两组的前测量,对照组的母亲就可能会对测量的条目或内容加以重视,从而很注意自己的母婴互动情况或隐藏自己的真实行为,而产生霍桑效应,影响后测量的结果,也影响了对干预效果的评定,最终使研究结果产生偏倚。

(三)随机临床实验研究设计（randomized clinical trials design）

1. **设计要点**　将研究对象随机分为实验组或对照组,观察或测量所研究的因变量,然后向各组施加不同的干预或处理因素,再次观察或测量所研究的因变量,观察两组结果的变化(图 4-3)。

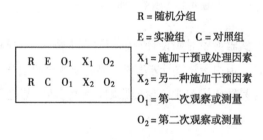

R = 随机分组
E = 实验组　C = 对照组
X₁ = 施加干预或处理因素
X₂ = 另一种施加干预因素
O₁ = 第一次观察或测量
O₂ = 第二次观察或测量

图 4-3　随机临床实验研究设计模式

2. **适用范围**

(1)临床护理研究:探讨和比较某一新的护理或预防措施对疾病康复和预防的效果,为临床护理决策提供科学的依据。

（2）病因研究：当所研究的因素被证明对人体确实没有危险性，但又不能排除与疾病的发生有关联时也可用于病因的研究。

（3）护理教育研究：可用于新的教育模式与传统的教育模式的教学效果的比较。

例4-7：护士小张欲探讨重度外阴水肿的最佳治疗护理方法。将不同原因引起的重度外阴水肿产妇80例随机分成两组，每组40例。两组患者的年龄、病情以及外阴水肿程度差异，经统计学分析，$P>0.05$，无统计学意义，具有可比性。观察组采用多点针刺、按摩放液联合红外线照射治疗；对照组采用硫酸镁湿热敷联合红外线照射治疗，每天观察并记录产妇外阴水肿消退情况，记录水肿完全消失时间，进行两组水肿消退时间的比较。该研究按随机的原则分为两组，干预前进行了外阴水肿程度的比较，旨在说明两组的可比性，然后，分别接受了不同的干预措施，在干预后又测量了外阴水肿的情况并进行比较。

（四）所罗门四组设计（Solomon four group design）

1. 设计要点　所罗门四组设计实际上是为避免霍桑效应及其他因素的影响，将实验前后对照设计和单纯实验后对照设计组合起来的一种研究方法（图4-4）。

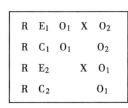

R = 随机分组
E_1 = 实验组1；E_2 = 实验组2
C_1 = 对照组1；C_2 = 对照组2
X = 施加干预或处理因素
O_1 = 第一次观察或测量
O_2 = 第二次观察或测量

图4-4　所罗门四组设计模式

2. 适用范围　该设计适用于实验前测量本身可能会对实验结果有影响的情况下，特别是某些涉及情感、态度等方面的研究。

例4-8：在有关"健康咨询干预对社区脑卒中患者家庭主要照顾者的健康促进行为的影响"的研究中，研究者选择符合观察条件的脑卒中患者的家庭主要照顾者200名，随机分为四组，A1和A2为实验组；B1和B2为对照组。对实验组的家庭照顾者进行为期2周的除社区常规护理之外的健康咨询干预，对照组的家庭照顾者则不给予健康咨询干预。健康咨询干预开始前，用同样的方法测量A1和B1组家庭照顾者的健康促进行为情况。培训结束后，再用同样的方法测量四组全部家庭照顾者的健康促进行为情况并进行比较。采用这种研究设计方法就是为了避免前测量本身对研究对象的影响。在此研究中，前测量时需测量照顾者目前的健康促进行为状况，如营养、锻炼等方面的行为，前测量后照顾者有可能会对自己的健康促进行为加以重视，例如加强锻炼和增加营养等，这样在后测量中引起的健康促进行为的变化就可能不单纯是健康咨询干预的效果，可能是由于前测量引起的。因此，当不能确定前测量是否会对干预效果有影响时，研究者可以用四组研究对象来进行比较，从而排除前测量对实验结果的干扰。

四、实验性研究的优点和局限性

1. 优点　实验性研究是检验因果假设最有说服力的一种研究设计。由于这种设计通过随机取样和随机分组，以及设立对照组，最大限度地控制了外变量对因变量的影响，从而比较准确地解释了处理因素与结果即自变量和因变量之间的因果关系,具有较强的科学性和客观性。

2. 局限性 实验性研究在护理问题的研究中尚不能广泛地应用,主要原因如下:①实验性研究需要严格地控制混杂变量,但是由于大多数护理问题的研究对象是人,较难有效地控制混杂变量,如心理社会状况、环境等问题,因此降低了在护理研究领域应用实验性研究的普遍性;②由于伦理方面和实际研究情况的考虑,很难做到完全应用随机的方法分组;③在实际工作中,由于种种原因,难以找到完全均衡的对照组而使实验性研究的应用受到限制。

第三节　类实验性研究

类实验性研究亦称半实验研究,与实验性研究的不同点是可能缺少随机分组或对照,或两个条件都不具备。类实验研究的干预在前,效应在后,属于前瞻性研究。

一、类实验性研究特点

类实验性研究可能缺少随机分组或对照,或两个条件都不具备,其对变量间因果关系的论述不如实验性研究的可信度高,但其结果也能说明一定的问题,在护理研究、社会学研究中比较实用。在医院、社区等开展对人的研究中,往往由于伦理问题或研究条件问题,难以随机分组,故选择类实验性研究的可行性较高。

例4-9:某研究旨在探讨病友之间的同辈支持干预对住院乳腺癌患者应对方式的影响,若同一病房内既有干预组患者,又有对照组患者,则盲法可能被破坏。干预组对象可能在平时交谈中自觉或不自觉地将干预内容与对照组人群交流,使对照组也部分接受了干预,从而影响干预效果的评价。因此,该研究采用乳腺外科A病房接受同辈支持,乳腺外科B病房接受常规护理支持的分组方式,在两病房原有的治疗方式、护理方式基本类似的前提下,该分组方法提高了研究的可行性。

二、常用的类实验性设计类型

常用的类实验性研究包括不对等对照组设计、自身前后对照设计及时间连续性设计等。

1. 不对等对照组设计(nonequivalent control group design) 是指实验组与对照组的研究对象不是采用随机的方法分组,是由研究对象或研究者根据实验条件和人为设定的标准选择,两组施予不同的干预措施,然后观察比较其结果。此种研究设计与实验性研究的不同之处就是没有随机分组。

(1)设计要点:人为地将符合纳入与排除标准的研究对象分配到实验组或对照组,然后实验组接受干预措施,对照组接受常规措施,在一定的条件下或环境中,观察两组的实验结果,并进行科学的测量、比较和分析(图4-5、图4-6)。

$$
\begin{array}{lllll}
\text{E} & O_1 & \text{X} & O_2 \\
\text{C} & O_1 & & O_2
\end{array}
$$

E = 实验组

C = 对照组

X = 施加干预或处理因素

O_1 = 第一次观察或测量

O_2 = 第二次观察或测量

图 4-5 不对等对照组前-后对照设计模式

$$
\begin{array}{lll}
\text{E} & \text{X} & O_1 \\
\text{C} & & O_1
\end{array}
$$

E = 实验组

C = 对照组

X = 施加干预或处理因素

O_1 = 观察或测量

图 4-6 不对等对照组仅后测对照设计模式

（2）适用范围：不对等对照设计是前瞻性研究，多用于比较不同干预措施的效果，此种设计不能完全按照随机分配的原则进行分组，往往是按自然存在的状态进行分组。如研究某项护理措施的效果时，可以将一个医院的住院病人作为对照组，另一个医院的住院病人作为实验组来进行研究。在这种情况下，研究中的实验组与对照组病人并不是随机分配的。该方法简单，易于掌握，可操作性强，实施方便。

例 4-10：某研究者欲探讨基于微信平台的健康教育对初产妇产褥期母乳喂养的影响。将产科一病房的 80 人设为观察组，产科二病房的 80 人设为对照组。对照组在住院期间予以常规的母乳喂养指导，出院后进行电话随访 6 周。观察组在对照组基础上采用微信平台定期推送母乳喂养相关知识，共计 6 周。

此种研究设计短时间内可获得较大的样本，尤其是当某一医院合适的病例数较少或对某一疾病不同医院施行不同疗法时，本设计方法较为适用。但是由于分组不随机，实验组与对照组缺乏可比性，从而影响结论的可信度和说服力。若研究对象来源于不同医院，则医院间的医疗水平，诊断方法，病人病情等可能存在不可比的情况。

2. 自身实验前后对照设计（one-group pretest-posttest design）

（1）设计要点：该设计方法既没有设对照组也没有随机分组，即只有实验组一组，研究者将符合纳入与排除标准的研究对象做基线调查，然后接受干预措施，测量干预后的结果，最后将前后两次测量结果进行比较（图 4-7）。

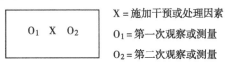

X = 施加干预或处理因素

O_1 = 第一次观察或测量

O_2 = 第二次观察或测量

图 4-7 自身实验前后对照设计模式

（2）适用范围：适用于干预措施简单且时间较短，需要迅速获得前后测试结果的研究。

例 4-11：护士小王研究糖尿病患者自我管理教育模式的效果。对 88 例糖尿病患者进行为期 10 个月的自我管理教育，比较教育前后患者的自我管理能力、血糖值及糖化血红蛋白值的变化。结果显示患者饮食控制、用药依从性及适量运动自我管理能力较健康教育前提高，空腹血糖值、餐后 2 小时血糖值及糖化血红蛋白值均较教育前低，$P<0.01$。该研究仅有一个实验组，在自我管理教育前后分别测量了糖尿病患者的自我管理能力、空腹血糖、餐后 2 小时血糖和糖化血红蛋白值，进行前后的比较后得出结论。

自身前后对照设计虽然较为常用而且也合乎逻辑,但是实验前测量不足以替代对照组的功能,因此不能很科学地解释结果。研究者在解释结果时切忌过于绝对。

3. 时间连续性设计（time series design）

(1)设计要点:该设计其实是自身前后对照设计的一种改进,对研究对象在干预前后进行多次的观察与测量(图4-8)。

$$O_1 O_2 O_3 O_4 \quad X \quad O_5 O_6 O_7 O_8$$

X = 施加干预或处理因素

O_n = 第 n 次观察或测量

图4-8 时间连续性设计模式

(2)适用范围:当自身变量的稳定性无法确定时,可以应用时间连续性设计。

例4-12:某医院计划采用一种继续教育学分同晋升挂钩的方法,了解这种方法对出勤率、参加业务学习的人数、工作的差错和病人的满意度等方面的影响。因不能在一个医院中实行不同的晋升政策而无法设立相等的对照组,又无法控制如人际关系、工作量、家庭负担、福利待遇等方面的因素,因此无法进行随机分组,便采用了类实验设计中的时间连续性设计。具体方法是在实施新政策前每隔一定的时间(如1个月)收集一次资料作为对比的基础资料。连续收集几次后再开始实行新的政策(施加处理因素X),以后再每隔一定时间用同样的方法收集资料并进行比较。

三、类实验性设计的优点及局限性

1. 优点　类实验性研究的最大优点是在实际人群中进行人为干预因素研究的可行性高,同实验性研究相比更为实用。特别是在护理实践中当无法严格地控制混杂变量而不能采用实验性研究来回答因果关系时,类实验性研究是较为适宜的研究方法,且不易触犯伦理原则。

2. 局限性　由于类实验性研究有时无法进行随机取样和随机分组,已知的和未知的混杂因素就无法像实验性研究那样均匀分布在各组中,特别是对于无对照组的类实验,如自身前后对照设计和时间连续性设计,效果的判断更是很难完全归因于干预措施,故结果不如实验性研究的可信度高。

第四节　非实验性研究

一、非实验性研究的特点

非实验性研究即流行病学的观察性研究,指研究设计内容对研究对象不施加任何护理干预和处理的研究方法。这类研究常在完全自然状态下进行,故简便易行。

非实验性设计的特点是:①观察因素不是人为施加的,是客观存在的,如职业、地域、民族等;②混杂因素,如年龄、性别等难以控制,不能用随机化分组来平衡混杂因素对调查结果的影响,故设计重点是对调查表、分析表与抽样方法的设计;③许多因素是未知的,一般不能下因果结论。在护理科研工作中,涉及探索行为目的、观点、态度、知识程度,了解现状的问题比较适合采取非实验性研究方法。另外,病因学问题的初步探讨也常用非实验性研究方法。这类研究常在完全自然状态下进行,故简便易行。非实验性研究是实验性研究的重要基础,许多实验性研究都是先由非实验性研究提供线索再由实验性研究予以验证的,所以该方法适用于对所研究问题了解不多或研究问题的情况较复杂时选用。

二、非实验性研究的类型

非实验性研究一般分为描述性研究、相关性研究及分析性研究三种类型。

(一)描述性研究

描述性研究是目前护理领域应用最多的一种研究方法。当对某个事物、某组人群、某种行为或某些现象的现状尚不清楚的时候,为了观察、记录和描述其状态、程度,以便从中发现规律,或确定可能的影响因素,用以回答"是什么"和"怎么样"的问题的时候,多从描述性研究着手。通过了解疾病、健康或事件的基本特征,获得启发,形成假设,为进一步分析研究打下基础,如"老年人对跌倒危险因素认知调查""肺癌化疗患者癌因性疲乏状况的调查"。

在研究开始前,描述性研究需要确定观察内容和变量,以便做到系统地、有目的地和客观地描述,如护理研究中现状调查、相关因素调查、影响因素调查、需求调查等都属于描述性研究。描述性研究设计包括横断面研究和纵向研究等方法。

1. **横断面研究**(cross-sectional study) 是在特定的时间内(某时点或短时间内),通过调查的方法,对特定人群中某疾病或健康状况及有关因素的情况进行调查,以描述该病或健康状况的分布及其与相关因素的关系,是护理描述性研究中最常用的一种方法。由于所获得的资料是在某一特定时间上收集的,类似时间的一个横断面,又称现况研究或现患率研究。

横断面研究只能提示因素与疾病之间是否存在关联,而不能得出有关因果关系的结论。该研究在设计时一般没有特别的对照组,但在资料分析时可灵活进行组间比较分析。

(1)设计要点:按照事先设计的要求在某一人群中应用普查或抽样调查的方法收集特定时间内特定人群中疾病或健康状况和相关因素的资料,以描述疾病或健康状况在不同特征人群中的分布,以及观察某些因素与疾病之间的关联。

(2)适用范围:①了解现况,描述疾病或健康指标及护理事件在人群中的分布及其特征;②描述、分析某些因素与疾病状况之间的联系,从而为疾病病因、危险因素或与健康有关的因素提供进一步研究的线索;③为疾病控制或促进健康的对策与措施的效果提供信息,即通过描述性研究,提供实施控制疾病或促进健康对策与措施前后的比较数据,从而可对该对策或措施做出评价;④研究人群中医疗卫生服务的需求及其质量的调查。

例 4-13:某护士调查手术室护士发生锐器伤的原因、种类等,为制定针对性的防护措施提供依据。于 2016 年 1~12 月,采用自行设计的问卷对某市三所综合性医院手术室的 186 名护士进行调查。调查问卷内容主要包括:锐器伤的次数、原因、种类、发生环节以及手术室护士对锐器伤的防护意识等。结果显示手术室护士锐器伤的发生率为 97.8%,以缝针刺伤最常见,多发生在手术配合时,疲劳是最常见的致伤原因。

2. 纵向研究 纵向研究(longitudinal study),也称随访研究(follow up study),是对一特定人群进行定期随访,观察疾病或某种特征在该人群及个体中的动态变化。

(1)设计要点:不同时间点对同一人群疾病、健康状况和某些因素进行调查,了解这些因素随时间的变化情况。该研究在时间上是前瞻性的,在性质上类似于横断面研究,即在不同时间对同一人群进行多次现况研究结果的综合分析。

随访的间隔和方式可根据研究内容有所不同,短到每周甚至每天,也可长至一年甚至十几年。纵向研究观察的对象常常影响结论的适应范围,除了环境因素外,患者个体特征也影响疾病转归,如患者年龄、性别、文化程度、社会阶层等。因此,纵向研究时尽量考虑观察对象的代表性。纵向研究是无对照研究,所以在下结论时要慎重。

(2)适用范围:可做病因分析、某疾病症状的动态变化分析,也可全面了解某病发展趋向和结局,认识其影响因素和疾病的自然发展史。例如对超体重者进行长期随访观察,同时了解其饮食习惯、体力活动等情况,观察其发展为糖尿病、冠心病的可能性大小。

例 4-14:某护士欲研究自我管理教育对永久性结肠造口患者自我护理能力的影响。对 60 例接受永久性结肠造口术的患者在常规护理基础上进行自我管理教育,包括住院期间的自我管理教育干预和出院后上门访视、电话随访等多种方式的随访,并于出院时、出院后 1 个月及 6 个月采用一般资料调查问卷、疾病知识掌握情况调查表及自我护理能力评价量表进行问卷调查。结果显示患者各时段自我护理能力总分、自我护理技能、健康知识水平存在差异,$P<0.01$。自我管理教育干预模式能提高结肠造口患者的自我护理能力。该研究进行了随访,并调查了研究对象在不同的时间段对疾病知识掌握和自我护理能力情况,研究了自我管理教育干预的效应随着时间变化的情况。

(二)相关性研究

1. 设计要点 先描述疾病、健康指标或护理事件的分布及特征,再分析它们之间的关系。它同描述性研究一样没有施加任何人为的因素,与描述性研究不同的是它有比较明确的几个观察变量,以便回答所观察的变量间是否有关系。因此,它比描述性研究有更多的"探索"原因的作用,可为进一步的研究提供研究思路。如了解重症胰腺炎患者腹内压与呼吸功能变化的相关性研究,就可以初步确定腹内压与呼吸频率、氧分压及二氧化碳分压之间的关系,为进一步形成实验性研究提供研究思路。

2. 适用范围 ①描述两个变量之间的相关关系及相关程度的高低,提出护理对策;②用于预测,根据两个变量间的相关性,用其中一个容易测量的变量预测另一个变量;③量表开发中信度和效度的测量。

例 4-15:某护士欲了解 2 型糖尿病患者的自我管理水平和生存质量两者之间的关系。对 300 例明确诊断的 2 型糖尿病患者进行调查,问卷包含 3 个部分,分别为一般资料问卷、糖尿病自我管理行为量表和糖尿病患者生存质量特异性量表。结果显示 2 型糖尿病患者的自我管理得分为(35.44±8.92)分,生存质量得分为(65.68±13.25)分,自我管理水平得分和生存质量得分呈负相关($P<0.05$)。提示 2 型糖尿病患者自我管理水平较低,生活质量水平中等,建议护理人员加强 2 型糖尿病患者的健康教育,提高其自我管理水平,从而提高其生活质量。该研究探讨的是自我管理与生活质量两个变量之间的关系,在研究中没有对研究对象施加任何干预,是在自然状态下进行的。

（三）分析性研究

描述性研究是对一种现象的描述,而分析性研究是针对已经存在差异的两种或两种以上不同的事物、现象、行为或人群的异同进行比较的研究。分析性研究根据其性质和研究目的不同,分为队列研究和病例对照研究两种。

1. **队列研究** 队列研究(cohort study)亦称定群研究,属于前瞻性研究,是观察目前存在差异的两组或两组以上研究对象在自然状态下持续若干时间后两组的后续情况的研究方法。

(1)设计要点:从一个人群样本中选择和确定两个群组,即暴露组和对照组。暴露组暴露于某一可疑的致病因素(如接触 X 线、口服避孕药等)或者具有某种特征(某种生活习惯或生理学特征,如高胆固醇血症),这些特征被怀疑与所研究疾病的发生有关。对照组则不暴露于该可疑因素或不具有该特征,两个群组除暴露因素有差别外,其他方面的条件基本相同。对这两个群组追踪观察一段时期,并记录在这期间研究疾病的发生或死亡情况(即结局 outcome),然后分别计算两个群组在观察期间该疾病的发病率或死亡率,并进行比较。如果两组的发病率或死亡率确有差别,则可以认为该因素(或特征)与疾病之间存在着联系。

(2)适用范围:①病因探索,检验危险因素与疾病结局的因果关系,特别是在因伦理学等因素无法开展随机对照设计研究时;②疾病预后探索,可观测疾病的发生、发展至结局的全过程,可直接计算研究人群出现某种预后结局的发生率。

(3)特点:①群组的划分是根据暴露因素的有无来确定的;②暴露因素是客观存在的,并不是人为给予的;③研究方向是纵向的、前瞻性的,即由因到果的研究方向,也就是说在研究开始时有"因"存在,并无"果"(结局)发生,在"因"的作用下,直接观察"果"的发生;④可直接计算发病率,并借此评价暴露因素与疾病的联系。

(4)优点与局限性:相对于病例对照研究而言,该研究方法的优点是能够直接获得两组的发病或死亡率,以及反映疾病危险关联的指标,可以充分而直接地分析病因的作用。由于病因在前,疾病发生在后,并且因素的作用可分等级,故其检验病因假说的能力比病例对照研究强,并且队列研究可以同时调查多种疾病与一种暴露的关联。缺点是所需投入的力量大,耗费人力、财力,花费的时间长,而且不适宜罕见病的病因研究。

例 4-16: 某护士研究不同分娩方式对母乳喂养的影响,将剖宫产产妇 200 例、阴道分娩产妇 200 例作为研究对象。两组患者选择何种分娩方式是在自然状态下下决定的,暴露组即剖宫产组,对照组即阴道分娩组。除了暴露因素——剖宫产分娩方式外,两组产妇在职业、学历、年龄、家庭经济状况、孕期体重增长、孕期接受母乳喂养健康教育等因素差异无显著性,具有可比性。比较两组产妇产后泌乳始动时间、乳汁分泌量、催乳素水平及住院期间母乳喂养及产后一个月母乳喂养情况。该研究根据是否剖宫产分为两组,这种暴露因素不是人为干预的,是自然存在的,然后比较两组产后母乳喂养的情况,从"因"到"果"的研究,属于前瞻性研究。

2. **病例对照研究(case-control study)** 是一种回顾性研究,从因果关系的时间顺序来看是从果查因的研究方法,也就是从已患病的病例出发,去寻找过去可能与疾病有关的因素。

(1)设计要点:是以现已确诊患有某疾病的病人作为病例组,以未患该病但具有可比性的个体为对照组,通过调查回顾两组过去的各种可能存在的危险因素(研究因素),测量并比较病例组与对照组存在的各因素的差异,经统计学检验,判断研究因素与疾病间是否存在着统计学联系及联系程度的研究方法。

（2）适用范围：①广泛探索疾病的可疑危险因素。在疾病病因不明的阶段，病例对照研究利用其收集信息快及费用低的优点广泛收集可疑危险因素，从多方面探讨疾病的病因；②罕见疾病或潜伏期长的疾病病因研究。对于发病率极低疾病的病因探索，由于前瞻性研究的可行性受到限制，病例对照研究的优点得以充分体现。例如对已经确诊为 2 型糖尿病 3 年出现并发症的和未出现并发症的两组患者进行比较。了解在疾病确诊以来两组患者预防并发症发生的自护行为，调查患者是否严格遵循医疗方案、随诊频率、自我保健意识和行为等，从中找出造成目前两组患者病情差异的原因。自 Doll 和 Hill（1948—1952 年）进行了著名的吸烟与肺癌关系的病例对照研究以来，这种研究方法不断地得到发展和完善。现在这种研究方法已被普遍应用，特别在病因学研究方面发挥了独特的作用；③为前瞻性研究提供病因线索。由于前瞻性研究耗时长、花费大及实际可行性受限等缺点，因此，可先进行病例对照研究，对筛选出来的较明确且重要的病因采用队列研究进一步确证；④多方面评价。还可用于药物上市后评价、疫苗效果评价、管理革新效果评价和卫生服务效果评价等多个方面。

（3）特点：①属于观察法，病例与对照的疾病情况和暴露因素均不受研究者人为影响，是客观存在的，这是区别于实验研究的一个重要方面；②设立对照组，病例对照研究在研究设计时即设立与病例组相比较的对照组，对照组应来自产生病例的人群，应当能代表产生病例的人群；③由果及因，病例对照研究开始时，研究对象结局事件的发生情况已经确定，然后回溯两组的暴露情况，探求暴露因素与疾病的关系，属于回顾性研究；④可以研究一种疾病与多种因素的关系，根据既往研究，收集与疾病有关的多种暴露情况，同时探讨多种暴露、暴露间的交互作用与疾病的关系。

（4）优点与局限性：该研究方法的优点是省时、省人力、省物力，易于组织实施，能充分利用资料信息，而且只需少量的研究对象即可进行，一次研究可探索多种可疑因素。该研究方法的缺点是易发生选择偏倚和回忆偏倚；信息的真实性难以保证，因为是由果及因的回顾性研究，暴露与疾病的时间先后常难以判断，论证因果关系的能力较弱；仅能了解暴露组和非暴露组的暴露率和暴露水平，而不能测定两组疾病的发生率。

例 4-17：护士小杨研究影响糖尿病患者药物治疗依从性的相关因素，回顾性分析 2016 年 6 月~2017 年 6 月就诊的 288 例糖尿病患者的临床资料，以药物治疗遵医行为好者作为观察组，遵医行为差者作为对照组，对药物治疗遵医行为相关因素如平均年龄、文化程度、经济水平、降糖药物种类及次数、药物副作用、糖尿病病程、糖尿病相关知识了解程度、医疗费支付方式、就医条件等进行病例对照研究。结果显示年龄大、糖尿病认识不足、医疗费自费支付是影响遵医行为的重要因素，因此应该有针对性地进行干预。该研究以遵医行为好与差作为结果，回顾性分析引起这样结果的可能相关因素有哪些，是从"果"到"因"的研究。

三、非实验性研究的优点和局限性

1. **优点**　非实验性研究是在完全自然的状态下进行研究，因此是最简便、易行的一种研究方法。同时，非实验性研究可以同时收集较多的信息，特别适用于对研究问题知之不多或研究问题比较复杂的情况，用来描述、比较各种变量的现状。另外，非实验性研究可以为实验性研究打下基础，是护理研究中最常用的一种研究方法。

2. **局限性**　非实验性研究没有人为的施加干预，也无法控制其他变量的影响，因此一般情况下无法解释因果关系。

实验性研究、类实验性研究及非实验性研究三种研究方法的设计内容不同,不能说何种方法更好,只有根据研究的目的和条件选用恰当的研究方法,所得研究结果才能真正说明问题。

第五节　抽样及样本含量估计

一、总体和样本的概念

抽样的目的是从总体中选取研究对象。研究结果来自研究对象,因此必须保证研究对象即样本对总体的代表性。因此,如何选择研究对象,选择什么样的研究对象,选择的研究对象是否能代表总体是护理研究中非常重要的问题。

1. 总体(population)　是根据研究目的确定的同质研究对象的全体。总体分有限总体和无限总体。若同质研究对象的所有观察单位的研究变量取值的个数为有限的,则这个总体称为有限总体(finite population)。在另一些情形下,总体是假设的或抽象的,没有时间和空间的限制,观察单位数是无限的,称为无限总体(infinite population)。观察单位(observed unit),亦称个体或研究单位(study unit)指研究总体的单位组成部分,是科学研究中的最基本单位。

2. 样本(sample)　是从总体中按某种方式抽取出来的部分观察单位,是实际测量值的集合。抽样研究的目的是通过对样本的研究,根据样本信息,了解总体,推断总体的特征。为了使样本的特征能推论总体的特征,必须保证样本具有代表性。代表性是指某观察指标在样本中的频数分布情况和该观察指标在总体中实际的分布情况比较接近,可以看作是总体的缩影。如果样本具有代表性,则样本测量所得的结果外推到总体时,可以保证正确可靠性。比如血液是循环流动的,用一滴外周血的化验结果来代表全血的成分,就是正确可靠的。

二、抽样过程及原则

(一)抽样过程

1. 明确总体　根据研究目的界定合适的研究总体,这是护理研究的关键环节。

2. 确定抽样标准　根据研究目的,对研究对象的特征作明确的规定,如诊断标准、纳入标准和排除标准,还要考虑研究的可行性问题。

3. 选择合适的样本量　根据研究目的、方法和相关资料的类型确定研究所需要的合适的样本量。样本量过多,试验误差不易控制;样本量过少,所得的指标不够稳定,结果缺乏代表性。

4. 确定抽样方法　当样本量确定后,应确定抽样方法并实施抽样。抽样方法的选择应根据研究对象的特征和样本量来确定。如果研究对象的特征差异较大,可采用分层抽样方法。如果调查样本大,涉及单位多,且各单位情况比较一致,可采用整群抽样方法。如果是一项较大范围的调查,可采用多级抽样方法。

要保证抽样的全过程合理正确,使抽取的样本能够代表总体,才能保证研究的真实性与科学性。

(二)抽样原则

抽样的原则是在抽样过程必须保证样本的可靠性和代表性。

1. 保证样本的可靠性 指样本中每一观察单位确实来自同质总体,研究对象的选取必须有明确的诊断标准、纳入标准和排除标准。

诊断标准是对病种、病型、病程、病情等严格区分,给出正确诊断。诊断标准应多参考国际上如 WHO 所建议的通用标准,如高血压、糖尿病、心肌梗死等。一致的诊断标准便于国际间的比较和交流。

研究对象符合统一诊断标准的同时,研究者还需制定符合研究课题要求的纳入标准。纳入标准是为了从复杂的群体中,选择相对单一临床特点的对象进行研究。例如研究急性心肌梗死患者的自护能力,研究对象除符合心肌梗死的诊断标准外,还需符合:①症状发作一周后;②75 岁以下的患者等两项为该研究的纳入标准。

另外,护理研究的实施和结果受着研究对象的来源、病情、社会经济地位,心理特点以及接受各种治疗的因素影响。为了防止这些因素的干扰,对符合诊断标准和纳入标准的潜在研究对象,还应根据研究目的以及干预措施的特点,制定相应的排除标准。例如急性心肌梗死患者的自护能力的研究,研究对象排除标准是除外伴有充血性心力衰竭、完全房室传导阻滞和持续心动过缓者。在纳入和排除标准的共同控制下,使入组病例临床特点相对单一,从而避免干扰因素的影响,使研究结果有相对可靠的病例基础。

2. 选取有代表性的样本 指样本能充分反映总体的特征,要求样本必须满足两条原则:

(1)抽样要遵循随机化原则:所谓随机化原则是指在进行抽样时,总体中每个个体是否被抽取到,不是由研究者主观意愿所决定,而是按照概率原理,采用一定的抽样技术使每个个体拥有均等的被抽取机会,使样本能够被认可代表总体。

(2)足够的样本含量:应保证样本中有足够的变量值个数。"足够"的标准要根据研究的精度和变量的变异程度确定。通常精度要求越高,样本含量要求越大;变量的变异越大,样本含量要求越大。

三、抽样方法

抽样方法可分为两种类型:一类为概率抽样,另一类为非概率抽样。

(一)概率抽样

概率抽样(probability sampling)又称随机抽样(random sampling),是指随机从总体中抽取样本,使总体中每一个研究个体都有相等的机会被抽到,以保证被抽取的这部分个体能够代表总体的特征,使样本具有较好的代表性。常用的概率抽样方法有简单随机抽样、系统抽样、分层抽样、整群抽样及多级抽样。

1. 简单随机抽样 简单随机抽样(simple random sampling)又称单纯随机抽样,是先将总体的全部研究个体统一编号,再用抽签法或随机数字表法,随机抽取部分个体组成样本。简单随机抽样是一种最基本的概率抽样方法,它对总体中所有研究个体不进行任何分组、排列,按照随机原则直接从总体中抽取样本,使总体中的每一个研究个体均有同等被抽取的机会。

(1)抽签法:是把总体中的每一个个体都编上号码,并做成签,充分混合后从中随机抽取一部分,这部分所对应的个体就组成一个样本。例如,要了解某校学生的视力情况,该校共有学生2000名,拟选用简单随机抽样法调查100名学生。先将2000名学生编号为1~2000,并做成签,充分混合后,随机抽取100个签,与这100个签号相对应的学生,就是所要调查的学生,也就是单纯随机抽样的一个样本。抽签法比较简便,随时可用,几乎不需专门工具。

(2)随机数字表法:随机数字表是一种由许多随机数字排列起来的表格。利用随机数字表,确定从总体中所抽取个体的号码,则号码所对应的个体就进入样本。随机数字表可随意从任何一区、任何一个数目开始,依次向某个方向顺序进行。

例4-18:欲调查某高校护理专业1000名学生的考试焦虑状况,拟选用随机数字表法选取100名学生进行调查。具体做法是:首先将1000名学生按任意顺序编号为1~1000,然后在随机数字表中任意指定一个数字开始,以三个数字为一组,向任何一个方向连续摘录100个三位数的数字,凡后面出现与前面数字相同者弃取,这些数字相对应的学生就是所要抽取的样本。

为了保证抽样的随机性,要求正确使用随机数字表。由于计算机和某些计算器可以用随机函数产生随机数,因此也可以用于抽样设计。但有些计算机和计算器在每次运行或每次开机运行随机函数时产生的随机数字序列都是相同的,这时需先给一个指令(如 randomize),才能使随机函数产生的随机数字的序列不相同。

单纯随机抽样方法简单易行,是其他概率抽样方法的基础,但当总体含量较大时,要对所有的研究对象一一编号,费时、费力,在实际工作中往往难以做到;另外,当总体内差异较大时,样本的代表性难以保证。如调查某地区医院护理质量,该地区有若干所二、三级医院,若按单纯随机抽样进行,就可能导致各级医院在样本中分布不均,从而影响样本对总体的代表性,导致结果的偏差。因此在实际工作中采用单纯随机抽样的并不多,它仅适用于总体含量不大,且研究对象间变异不太显著的情况。

2. **系统抽样** 系统抽样(systematic sampling)又称等距抽样或机械抽样,是将总体的每个研究个体按照与调查内容无关的某一特征顺序编号,按一定的间隔(即抽样距离H)抽取样本。抽样距离H为总体所含个体数(N)除以样本所需单位数(n),即$H=N/n$。再随机确定一个小于H的数字K,然后以K为起点,每间隔H抽取一个编号,这些编号所代表的研究个体组成样本。

例4-19:欲调查某医院职工的心理健康状况,该医院共有职工2000名,欲选取200名职工组成样本。根据系统抽样的方法,可知总体含量N为2000,样本含量n为200,抽样距离H为2000/200=10,即每隔10个抽取一个。将该院所有职工进行编码,先在1~10之间以单纯随机抽样的方法确定一个数字K,如$R=3$,然后按照编码每隔10号抽取一个人,即抽3号、13号、23号、33号……1993号,共200名职工组成样本。

系统抽样是在单纯随机抽样基础上的简单变种,同样适用于总体含量不大且内部差异小的研究对象。一般情况下,系统抽样方法更容易实施,被选入样本的个体在总体中的分布比较均匀,抽样误差小于单纯随机抽样,对总体的估计较为准确。但当总体的观察单位按顺序有周期趋势或单调递增(或递减)趋势时,系统抽样将产生明显的系统误差。如对学生进行学习成绩的抽样调查,若每班的学号是按入学成绩由高到低或由低到高来排列的,而入学成绩与在校学习成绩有一定的关系,现在按系统抽样就可能产生明显的误差,所得到的样本对总体缺乏代表性。因此,在使用系统抽样时,一定要仔细考虑总体的排列状况和抽样间隔,若原有的排列次序可能导致抽样失败,应打乱原有次序,或分段选用不同的随机数。

3. 分层抽样 分层抽样(stratified sampling)是将总体按照某种特征分成不同的层,然后再从每一层内按比例随机抽取一定数量的个体,将各层抽得的子样本合起来组成样本。具体方法是:首先,按照与研究目的明显有关的某一种或几种特征将总体分为若干层,比如可以将总体按照性别、职业、民族等特征划分为几个层,一般选择对调查中测量现象有较大影响的因素作为分层标准。

例 4-20: 欲调查某医院护士对目前工作条件的满意度如何,考虑到"文化程度"是会影响护士对工作条件的满意度,就可以按"文化程度"将护士分层。该医院本科学历的护士占 15%,大专学历的护士占 50%,中专学历的护士占 35%,假如想抽取一个 100 人的样本,则可以按学历分"层",从本科、大专、中专学历的护士中分别随机抽取 15 人、50 人、35 人,合起来组成所需的样本。

确定在各层中抽取样本的数量,可采取等比例和不等比例抽取两种不同的方法。①等比例分层抽样:要求各层抽取的比例与它们在总体中所占的比例相同,即要求各层之间的抽样比例相等。例如上例就是采用的等比例分层抽样;②不等比例抽样:即各层之间的抽样比例不等。一般由于各层单位数相差悬殊,单位数少的层,若仍按等比例抽样,可能会因该层样本单位数太少而难以代表层内的情况,因此,往往要提高该层的抽样比例。如上例,以学历来分层,本科学历、大专学历、中专学历的护士数目皆不相等。抽样时样本中每一层的个体数量,要根据它们在总体中所占比例确定,结果样本中本科学历的护士只有 15 人。假如研究者想对本科学历的护士作进一步深入探讨,这 15 名本科护士就不具有代表性,这时研究者应该舍弃原有的比例而加大稀少部分的抽样数,使所抽取的样本更具代表性,可以使用不等比例抽样。例如,每组均抽 30 人组成一个 90 例的样本,这就使本科学历护士的被抽取机会高于大专和中专学历护士,这是一个非等概率抽样,因此在做统计推断时,要进行加权处理。

分层抽样是建立在按标准分组和随机原则相结合的科学基础上,克服了单纯随机抽样和系统抽样的缺点,按群体特征分配样本数,使样本的结构与总体的结构更接近,因而抽样误差小,代表性较强;另外,分层抽样还可根据层的特点,采用不同的抽样方法,实施起来灵活方便,而且便于组织。总体含量较大、构成复杂且内部差异明显的总体可选用分层抽样,但研究者必须对总体情况有较多的了解,才能进行恰当的分层。如果分层不合理,样本的代表性也较差。

4. 整群抽样 整群抽样(cluster sampling)是将总体中所有的个体按照某种属性分成若干个群组,再从这些群组中随机抽取一部分群体,这部分群体的全部观察单位组成样本。整群抽样不是从总体中逐个随机抽取个体,也不是从每个层中随机抽取个体,而是以群为单位进行抽样。各群的观察单位可以相等也可以不等。如调查某市护士是否存在亚健康状态,调查的总体是一个市的所有护士,可以将该市的每所医院都看成一个群体,对所有的医院进行编号,随机从中抽出若干个医院,然后对被抽取医院中的所有护士进行调查。

整群抽样被调查的单位集中,容易控制调查质量,易于组织实施,可以节省人力、物力和财力,且群间差异越小,抽样的群数越多,样本的代表性越好。即使群内差异明显,但因群内包含了总体中的各种样本,以群为抽样单位时仍能保证其所得样本的代表性。整群抽样也有相应的缺点,样本分布面不广,样本对总体的代表性差等。与其他抽样方法相比,由于样本中的个体相对比较集中,因而涉及的面相对缩小,使结果的偏差较大。但由于实施方便,比较适合于大规模的调查。

上述的四种基本抽样方法都是通过一次抽样产生一个完整的样本,称为单阶段抽样。其中单纯随机抽样是最基本的方法,是其他抽样方法的基础。四种抽样方法按抽样误差大小排列为:分层抽样<系统抽样<简单随机抽样<整群抽样。

5. 多级抽样 多级抽样(multistage sampling),是将抽样的过程分为两个或两个以上的阶段来进行,它是在整群抽样的基础上发展起来的,操作方便。具体方法是:第一阶段采用整群抽样或分层抽样,从总体中抽取若干个子群,称之为一级抽样单元(或称初级抽样单位),从抽中的一级抽样单元中抽出较小的二级抽样单元,再从二级抽样单元中抽出三级抽样单元,这样逐次往下经过多级的抽样,直到最终抽出所需的样本。如欲了解某省城市育龄妇女采取避孕措施的情况,第一阶段从全省抽出若干个市(一级抽样单元),第二阶段从每个抽中的市里各抽出若干个区(二级单元),第三阶段从每个被抽中的区里各抽出若干个居委会(三级单元),第四阶段从每个被抽中的居委会里抽出若干已婚育龄妇女组成样本。

多级抽样特别适用于观察单位多、情况复杂的大范围调查,可以使样本的分布较为集中,从而大大节约了调查所需的人力与费用;同时,在各个阶段可根据具体情况灵活选用不同的抽样方法,保证样本的代表性。

(二)非概率抽样

非概率抽样(non-probability sampling)又称为非随机抽样,它不是按随机抽样原则来抽取样本,而是研究者根据自己的方便或主观判断抽取样本的方法,因此不是总体中的每一个研究单位都有机会被抽取进入样本。非概率抽样在样本代表性方面不如概率抽样,但在护理研究中仍比较实用。常用的非概率抽样方法主要有方便抽样、配额抽样、目的抽样、网络抽样、理论抽样。

1. 方便抽样 方便抽样(convenient sampling),是指用最容易找到的人或物作为研究对象。如护士调查本科室的病人,教师调查他所教的班级的学生等。偶遇抽样(accidental sampling)是常见的方便抽样,如在十字路口拦住过往行人进行调查;在图书馆、阅览室对当时正在阅读的读者进行调查。方便抽样的优点是方便、易行;其缺点是样本的代表性差,有很大的偶然性,抽样误差较大,是准确性和代表性最差的一种抽样方法,应尽量避免使用。如果在研究中只能使用这种方法,在分析结果时,应特别慎重地对待和处理各种数据。

2. 配额抽样 配额抽样(quota sampling)是指研究者根据调查对象的某种属性或特征将总体中所有个体分成若干层,然后按比例在各层中抽样组成样本,比例与他们在总体中所占比例一样。

例 4-21:某高校有 1000 名学生,其中一年级学生占 30%,二年级、三年级、四年级学生分别占 30%、20% 和 20%。现要用配额抽样抽取一个规模为 100 人的样本,则从一、二、三、四年级分别抽取 30 人、30 人、20 人、20 人,至于选谁不是随机的。

配额抽样是在方便抽样的基础上增加了分层配额的抽样策略,与方便抽样相同,并没有采取随机的方法来抽样,所以它的缺点与方便抽样相同。

3. 目的抽样 目的抽样(purposive sampling)是研究者根据自己的专业知识和经验,以及对调查总体的了解,有意识地来选择和确定研究对象的方法。这些研究对象对所要研究的问题非常了解,或者在研究对象中非常典型。比如某护理部欲进行护士长的准入标准的研究,有目的地选择了几位专家进行访谈,包括有长期实践经验的高年资护士长、护理教育专家等,此种抽样方法就是目的抽样。护理研究中经常运用这种方法,又比如调查白血病患者接受骨髓移植的情况,可以在开展该项技术的医院中选择调查对象。

这种方法虽然没有采取随机抽样,但在护理研究中仍然有很强的实用性,适合于无法确定总体的范围,总体规模小或调查时间等条件有限而难以进行大规模抽样以及检验某种新的技术措施等情况,在探索性、前瞻性研究中比较常用。其缺点是难以判断样本是否真的具有代表性。

4. 网络抽样 网络抽样(network sampling),又称滚雪球抽样(snowball sampling),是在特定的总体成员难以找到最适合的个体的一种比较特殊的抽样方法。可以从总体中的具有代表性的某人开始调查,然后由被访问者推荐第二个符合条件的人,再去找第二人并询问他知道的第三人。如同滚雪球一样,可以找到越来越多具有相同性质的群体成员,达到研究的目的。网络抽样对无家可归者、艾滋病病人、丧偶者、网瘾者、药物滥用者、酗酒者及离婚者等特殊个体十分适用。

5. 理论抽样 理论抽样是质性研究扎根理论独特的抽样方法。扎根理论研究中为建构理论常应用理论抽样方法,以检验和提炼研究者所提出的概念类属。事实上,它是一种资料收集过程。它发生在资料收集和分析的连续循环的过程中,是研究者为了进一步形成和完善研究所发现的相应的理论内容及框架,而做出下一步如何选择样本的决定。研究者结合收集、编码、分析各步骤,初步形成的结果决定了下一步收集什么资料,到什么地方去寻找这些资料,其目的是为了促进理论的形成。

非概率抽样简单易行、成本低,但由于未随机取样,无法客观测量样本是否有代表性,因此样本不具有推论总体的性质。非概率抽样多用于探索性研究以及总体范围无法确定的研究。在实际及应用中根据具体情况灵活选择各种抽样方法,达到提高样本代表性的目的。

四、样本含量估计相关概念

1. 检验水准(significance level) 是统计学上的显著性水平,也就是 α 值。α 值代表本次研究允许的第一类错误概率,也称假阳性率。通常 α 值设定为 0.05,$\alpha \leqslant 0.05$,表示第一类错误出现的概率 $\leqslant 5\%$。第一类错误表示实际情况是总体间无差异,但通过样本进行研究和统计学推断后发现有差异,此时的错误即为第一类错误。α 值越小,即假阳性率越低,所需样本越大。另外还应明确是单侧或双侧检验。

2. 检验效能(power of test) 也称把握度(power),即在特定的检验水准下,若总体间确实存在差异或某种关系,通过该项研究能发现此差异或关系的能力。换句话说,也就是能发现这种差异或关系的把握度。检验效能用 $1-\beta$ 表示其大小。β 表示第二类错误概率,即实际情况是总体间有差异,但通过样本的信息进行统计学推断后却没有发现有差异存在。β 也称假阴性错误,一般取单侧。检验效能 $1-\beta$ 通常要求达到 80% 或 90%,即检验效能达到 0.80 或 0.90。当两个样本均数比较时,H_0 为 $\mu_1 = \mu_2$,H_1 为 $\mu_1 \neq \mu_2$,如果两个样本所代表的总体确有差异(即两个样本均数之间的差异有显著性),那么在 100 次试验中,平均有 80 次或 90 次能发现出差异,则 $1-\beta$ 为 0.80 或 0.90。样本含量越大,检验效能越高;样本含量越小,检验效能越低。

3. **容许误差 δ** 是样本指标与总体指标之间的相差所容许的限度。在其他条件确定的情况下，容许误差越小，样本含量越大；反之，容许误差越大，样本含量越小。

4. **总体标准差 σ** 是指总体中各观察单位计量值的变异程度。当变异程度越大时，标准差越大，所需样本含量越大；反之，当变异程度越小时，标准差越小，所需样本含量越小。当研究者不了解总体标准差时，可以根据过去经验、文献报道或预试验作出估计，常用样本标准差代替。

5. **单、双侧检验与设计类型** 在其他条件相同时，单侧与双侧检验所需的样本量不同，一般来说双侧检验所需样本较大。同时不同设计类型的样本量估算的方法也不同，下面将进行较详细的介绍。

五、样本含量的估计方法

在实际研究工作中有些人认为一项研究的样本量越大越好，即表示样本的代表性强，结论的外推性也强，这种观点实际上是不符合设计原则的。要估计样本含量，样本含量不必太大也不能太小，如果太大会导致人力、物力和时间上的浪费，很难控制实验条件，而如果偏少，又会降低检验效能 $(1-\beta)$，导致总体中确实存在的差异不能检验出来，出现了非真实的阴性结果。样本含量估计的方法很多，如经验法、公式计算法、查表法、参考文献法等，下面介绍几种简单的研究设计公式计算法：

1. **抽样调查的样本量确定**

（1）对均数做抽样调查双侧检验时的样本量，按公式 4-1 或公式 4-2 计算：

$$n = \left(\frac{Z_{\alpha/2}\sigma}{\delta}\right)^2 \qquad \text{公式(4-1)}$$

$$n = \left(\frac{Z_{\alpha/2}S}{\delta}\right)^2 \qquad \text{公式(4-2)}$$

式中：n 为所需样本例数；σ 为总体标准差，若 σ 未知时，用样本标准差 S 作为其估计值，δ 为容许误差，$Z_{\frac{\alpha}{2}}$ 由 t 界值表 $(\nu = \infty) = 1.96$。

例 4-22： 某护理人员欲调查中学生血糖含量，容许误差 δ 不超过 0.2g/dl 的可能性为 95%，如果采用单纯随机抽样，需调查多少例？

计算：此例中，$\alpha = 0.05$，查阅文献得知血糖含量估计标准差为 1g/dl，代入公式得：

$$n = [1.96 \times 1/0.2]^2 \approx 96$$

考虑到失访问题，需增加 10%~20% 样本量，拟增加 15%，需调查人数为 96+96×15% = 110 例研究对象。

（2）对率做抽样调查时双侧检验的样本量，按公式 4-3 计算：

$$n = \frac{Z_{\frac{\alpha}{2}}^2 q}{\delta_P^2} \qquad \text{公式(4-3)}$$

式中：n 为所需样本例数；P 为估计率，$q = 1-P$；$\alpha = 0.05$；$Z_{\frac{\alpha}{2}} = 1.96$；$\delta$ 为容许误差。

例 4-23： 调查在校护理学生的近视率。查阅资料发现近视率约为 30%，若要求容许误差为 10%，检验水准 α 为 0.05，问单纯随机抽样至少应抽查多少人？

计算：此例中，α 为 0.05，$Z_{0.05/2,\infty} = 1.96$，P 为估计率为 0.3，$q = 1-0.3 = 0.7$，代入公式得：

$$n = 1.96^2 \times (1-0.3)/0.1^2 \times 0.3 = 896.3 \approx 897$$

考虑到调查过程中的失访及退出,需增加样本含量的10%~20%,拟增加15%,因此需调查897+897×15%=1032人。

2. 实验性、类实验性研究样本量确定

(1)数值变量两样本均数比较的样本含量估计:

按公式4-4计算,n_1和n_2为每组样本例数。

$$n_1 = n_2 = 2\left[\frac{(Z_{\alpha/2}+Z_\beta)\sigma}{\delta}\right]^2 \qquad 公式(4-4)$$

式中 σ 为总体标准差(可用S来代替),δ 为容许误差。

例4-24:观察两种药物治疗肌痉挛的疗效,其中A药使肌痉挛分数平均减少2.16,B药使肌痉挛分数平均减少1.66,设两种药物疗效的标准差相等,均为0.7分,要求 $\alpha = 0.05$,$\beta = 0.1$,若要得出两处理差别有显著性结论,需要多少研究对象?

计算:此例中,$\delta = 2.16-1.66 = 0.5$,$\sigma = 0.7$,双侧 $\alpha = 0.05$,$\beta = 0.1$,查 t 值表得:$Z_{0.05/2,\infty} = 1.96$,$Z_{0.1,\infty} = 1.282$,代入公式4-4得:

$$n_1 = n_2 = 2\left[(1.96+1.282)\times 0.7/0.5\right]^2 = 41.2 \approx 42$$

故认为两个药物组各需42例患者,两组共需要84例。

(2)计数资料两样本率比较样本量估计:

用公式4-5计算:

$$n_1 = n_2 = \frac{(Z_{\alpha/2}+Z_\beta)^2 2P(1-P)}{(P_1-P_2)^2} \qquad 公式(4-5)$$

式中:n_1 和 n_2 为每组所需样本例数,P_1 和 P_2 为两总体率的估计值,P 为两样本合并率,$P = (P_1+P_2)/2$;Z_α 和 Z_β 由附表 t 界值表($\nu = \infty$)查得。

例4-25:某研究者欲了解甲、乙两种健康教育方法对高血压患者的服药依从性的影响是否有差异。通过预试验发现甲方法可以使高血压患者的服药依从率达到90%,乙方法可使高血压患者的服药依从率达到70%。若 $\alpha = 0.05$,$\beta = 0.1$,需要多少名研究对象?

计算:此例中,$P_1 = 0.90$,$P_2 = 0.70$,双侧 $\alpha = 0.05$,所以 $Z_{0.05/2} = 1.96$,$\beta = 0.1$,所以 $Z_{0.1} = 1.282$,$P = (P_1+P_2)/2 = (0.9+0.7)/2 = 0.8$

$$n_1 = n_2 = \frac{(1.96+1.282)^2 \times 2\times 0.8(1-0.8)}{(0.9-0.7)^2} = 84$$

所以每组应抽取84名研究对象。

六、样本含量估计的注意事项

1. **选择恰当的估算样本的方法** 因为研究目的、研究设计、研究资料、抽样方法等不同,估算样本的方法、公式也不同,因此,应按照相关适用标准,选用正确的估算样本含量的方法。

2. **通过完善科研设计来提高试验效果** 方法有:①尽量选择总体单一,减少研究单位的个体变异,如比较吸烟与不吸烟的肺功能时,采取同年龄、同性别比较等;②尽量选择客观指标,如数值变量、计量指标等;③选择较优的实验设计方案,严格控制试验条件,如配对设计、交

叉设计、随机区组设计等;④多组设计时,各组间的样本含量最好相等。

3. 多种样本含量估计方法相结合 如确定临床参考值时,要求样本应大于100;若采用计算方法进行估计时,可多作几种估算方案,以便选择。

4. 必须考虑样本的丢失情况 由于估算的样本含量是最少需要量,在抽样过程中,可能遇到受试者中有不合作者、中途失访、意外死亡等,都会减少样本数量,所以计算样本时需增加10%~15%的样本量。研究者应根据实践经验以及借鉴他人的研究经验预先对失访量进行估计。

(杨 丽)

学习小结

严密的设计是取得有价值结果的先决条件和重要保证,是科研的灵魂。本章首先强调科研设计的重要性,然后介绍实验性研究、类实验性研究和调查研究设计类型及特点,最后介绍抽样方法及样本含量估计。学生通过本章的学习能了解不同研究类型科研设计的内容和优点及局限性;能比较实验性研究、类实验性研究和非实验性研究的特点;列举出常用的科研设计类型;能举例说明各种抽样方法;了解样本含量估计方法及注意事项。

复习参考题

1. 简述科研设计的内容。

2. 简述实验性研究的三个要素、设计类型和优点及局限性。

3. 简述类实验性研究的主要设计类型。

4. 简述实验性研究与类实验性研究的设计区别。

5. 简述常用的非实验性研究的设计类型。

6. 简述常用的抽样方法。

护理研究的质量控制

5

学习目标	
掌握	偏倚产生的原因、类型及控制方法；依从性的衡量与改善方法。
熟悉	误差、偏倚、依从性的概念；不依从的产生原因及表现。
了解	误差的分类、来源；不依从性的表现。

　　　　　　　德国 Robert-Koch 研究所开展了一项青少年健康状况的调查,共发出家庭问卷 26 784 份,初步得到反馈问卷 17 142 份。分析应答人群特征:非德国籍家庭应答率为 45%,德国籍家庭应答率为 65%;农村家庭应答率为 67%,城市家庭应答率为 55%;德国西部家庭应答率为 61%,德国东部家庭应答率为 68%,首都柏林家庭应答率为 54%。

　　思考:根据应答情况,家庭的资料能否反映真实情况,如何控制与处理无应答偏倚?

第一节　护理研究质量控制概述

一、护理研究质量控制的意义

　　质量就是生命,科研质量的控制直接影响科学研究的成败。在开展科学研究的过程中,研究条件、研究对象的差异性、研究者的主观性等均可能影响科研的质量。在科研选题、设计、收集资料、整理资料及分析资料的整个科研过程中均涉及大量的影响科研质量的因素。如何认识、分析影响科研质量的因素,避免或排除它们对研究工作的干扰,确保研究结果的真实与可靠是十分重要的。护理研究的研究对象以人为主,许多研究条件很难控制,从而导致研究所得的结果与实际情况存在差异,甚至完全相悖的情况。因此,必须注重护理研究的质量控制。本章以量性研究为例进行说明,质性研究质量控制的特殊性见本书第八章。

二、护理研究质量控制的影响因素及环节

　　1. 主要影响因素　在护理研究的各个阶段,由于存在各种干扰因素,使护理研究的质量受到影响。误差是指对事物某一特征的度量值偏离真实值的部分,即测定值与真实值之差,在各类医学研究中,由于研究对象个体差异、内外因素的影响、样本的有限性,同时也受研究者的认识能力和测量技术所限,会产生研究者对同一研究对象的各种观测数据和结果不可能都一致的现象。如果研究者没有意识到这种误差的存在而不予考虑或控制,那么,即使后期对这些资料进行了统计处理,即使出现了明显的效果,也是不科学的,因为它的重复性极差,更可能会导致相反的结论。

　　目前在我国各类型的临床护理科研工作中,有不少研究结果的可重复性较低,实用性差,其原因之一就是因为这些研究工作中存在大量偏倚。偏倚可发生在研究的各个阶段,包括研究设计、实施、资料分析等方面,是影响研究质量的主要因素之一。

　　研究结果的真实性和可靠性还受到研究对象、课题实施及参与人员等其他因素的干扰。患者或研究对象的依从性是常见的重要影响因素之一。

　　2. 护理研究质量控制的环节　在护理研究的各个阶段,包括研究设计、实施、资料分析等方面,均存在影响研究质量的因素。在设计阶段,如果对暴露因素未进行准确定义,对研究对象的入组标准、配对原则、抽样方法等控制不好时,可发生信息偏倚或混杂偏倚。研究的初始

阶段,在研究对象的选取过程中,由于研究对象的确定、诊断标准、选取方法等不正确,易造成入选的研究对象与目标人群存在系统差异,或实验组与对照组研究对象不均衡而产生选择偏倚。在资料收集过程中,研究对象的失访或无应答也可造成研究偏倚。信息偏倚主要来自资料收集过程中的不正确信息,控制信息偏倚就是要在研究的不同阶段控制和消除影响信息准确性的各种因素。研究者熟悉临床研究的每个阶段质量控制的影响因素并尽可能地加以控制,对于保证研究结果的真实性和可靠性十分重要。因此,本章主要介绍误差、偏倚、依从性的相关知识,并结合临床研究的具体实施环节,详述每个环节的质量控制。

第二节　误差的控制

测量是人类认识事物本质不可缺少的手段,通过测量能使人们对事物获得定量的概念和发现事物的规律性。由于实验方法和实验设备的不完善,周围环境的影响,以及人的观察力、测量程序等限制,实验观测值和真值之间,总是存在一定的差异,即误差。误差在医学研究中有的表现明显,有的表现隐蔽,因此,需要研究者熟悉误差的种类及控制的方法,并在研究设计、研究的实施过程及数据结果分析等各个阶段中充分重视,并加以控制,从而保证研究结论的正确及可靠。

一、误差的概念

误差(error)是指事物某一特征的度量值偏离真实值的部分,即测定值与真实值之差,样本统计量与总体参数之差。

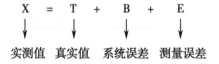

二、误差的分类与控制

根据误差的性质和产生的原因,一般分为系统误差、随机误差和过失误差。

1. **系统误差(systematic error)**　是指在测量和实验中由未发觉或未确认的因素所引起的误差,而这些因素影响结果永远朝一个方向偏移,其大小及符号在同一组实验测定中完全相同(使测量结果系统地偏离真值)。实验条件一经确定,系统误差就获得一个客观上的恒定值。当改变实验条件时,就能发现系统误差的变化规律。系统误差产生原因往往是可知的或是可掌握的,例如,测量仪器不良,如刻度不准、仪表零点未校正或标准表本身存在偏差等;周围环境的改变,如温度、压力、湿度等偏离校准值;实验人员的习惯和偏向,如读数偏高或偏低等引起的误差。即系统误差产生的原因往往可知,有固定的大小和方向,可通过采取一定的方法消除。

控制方法：针对仪器的缺点、外界条件变化影响的大小、个人的偏向，分别加以校正后，系统误差是可以清除的。具体的控制方法将在本章第二节进行详细陈述。

2. 随机测量误差（random measurement error）　在已消除系统误差的一切量值的观测中，所测数据仍在末一位或末两位数字上有差别，而且它们的绝对值和符号的变化，时而大时而小，时正时负，没有确定的规律，这类误差亦称偶然误差。

控制方法：由于随机测量误差产生的原因不明，因而无法控制和补偿。但是，倘若对某一量值作足够多次的等精度测量后，就会发现随机测量误差完全服从统计规律，误差的大小或正负的出现完全由概率决定。因此，随着测量次数的增加，随机误差的算术平均值趋近于零，所以多次测量结果的算数平均值将更接近于真值，即当测定次数足够多时，这种误差可以相互抵消或减少。

3. 抽样误差（sample error）　属于随机误差，是指由于抽样造成的样本指标与总体指标之间及各样本指标之间的差异。抽样误差与测量的优劣没有必然的联系，进行信度和效度分析时，可以忽略抽样误差。

控制方法：抽样误差是不可避免的，但是有办法可以减少。例如，针对调查对象的性质、特点及所具备的具体条件，采用合适的抽样方式，抽取必要数目的样本单位，就可以把抽误差控制在最小范围内，使调查结果的准确程度与精确程度符合要求。

4. 过失误差（gross error）　在研究过程中，由于研究人员偶然失误造成的误差。例如，研究人员粗心大意、过度疲劳等因素致抄错数字、点错小数点、写错单位、操作不正确等。

控制方法：此类误差无规则可寻，只要研究人员加强责任感、多方警惕、细心操作，研究过程中加强质量控制，关键数据和操作双人核对，过失误差是可以避免的。

第三节　偏倚的控制

在护理研究的各个阶段，由于存在各种干扰因素，容易影响研究的质量。目前在我国各类型的临床护理科研工作中，有不少研究的结果的可重复性较低，实用性差，其原因之一就是因为这些研究工作中存在大量偏倚。偏倚可发生在研究的各个阶段，包括研究设计、实施、资料分析等方面，是影响研究质量的主要因素之一。偏倚的存在将危害研究结果的真实性和可靠性，如果在临床科研工作中不采取必要措施来控制偏倚，将会得到错误的结论，导致研究工作的失败。

一、偏倚产生的原因

在护理研究的各个环节中可以出现由各种原因引起的偏倚，可以由观察者或研究对象的主观原因造成，也可因为对某些因素不了解而无意地造成，主要原因如下：

1. 当一个研究者对某种研究寄予很大的成功希望时，会有意无意地选择理想的患者进入实验组，而可能选用与实验组对象病情不太一致的病例作为对照组。

2. 可能会更加精心地护理和照顾实验组，也可得到来自患者更好的合作和反应。

3. 在衡量研究效果时,对实验组的任何微小变化均不愿轻易放过而加以记录,但对对照组的这类微小变化则可能视而不见。

4. 在结果资料的分析处理时,也可能人为地特别关注实验组的微小变化,甚至夸大。

这些来自研究者主观愿望和患者对新疗法的期望,都会过高的评价新疗法的效果。

二、偏倚的类型及控制

某一研究(观察)结果与它的真值之间出现了某种差值,这种差异的现象或结果,称为偏倚(bias)。偏倚使研究或推论过程中的结果系统地偏离其真实值,属于系统误差,这种差异具有方向性,它可以发生在高于真值的方向,也可以发生在低于真值的方向。包括选择偏倚、信息偏倚和混杂偏倚三类。

(一)选择偏倚

1. **概念** 由于研究一般不可能包括所有的患病或暴露个体,所以必须选取样本来进行研究。选择偏倚(selection bias)是在研究对象的选取过程中,由于选取方式不当,导致入选对象与未入选对象之间存在系统差异,由此造成的偏倚称为选择偏倚。如:研究对象采用志愿者、方便抽取样本,或者研究对象无应答或失访等。

2. **种类** 选择偏倚主要产生于研究的设计阶段,也可产生于资料收集过程中的失访或无应答。研究设计上的缺陷是选择偏倚的主要来源,在确定研究对象时表现得最为突出。常见的情况是在研究开始时实验组和对照组就存在着除诊疗措施以外的差异,而缺乏可比性。选择偏倚产生的原因主要有下面常见的几种。

(1)入院率偏倚(admission rate bias):又称伯克森偏倚(Berkson bias),指由于各种疾病的患者因疾病的严重程度、就医条件、对疾病的认识水平等因素差异而出现不同就医水平的现象,使得以医院患者为对象进行研究时产生的偏倚。如研究某病 A 与因素 X 的关系时,以 B 病患者为对照,由于 A 病、B 病暴露于因素 X 者的入院率的不同,导致从医院所得的样本不能反映人群中病例和对照人群的实际暴露情况,而错误的估计暴露与疾病间的联系。

(2)检出征候偏倚(detection signal bias):是指选择病例时,部分病例因为某种与所研究疾病无关的症状或体征而就医,从而提高了所研究疾病的发现机会而产生的偏倚。如研究雌激素与子宫内膜癌的关系中,因为服用雌激素会致绝经期妇女子宫出血而增加子宫内膜癌的发现机会,而错误的推断服用雌激素与子宫内膜癌发生有关。

(3)现患-新发病例偏倚(prevalence-incidence bias):又称奈曼偏倚(Neyman's bias),指因现患病例与新病例的构成不同、只研究典型病例而排除轻症或非典型病例以及现患病例暴露状态发生改变而导致的偏倚。这种偏倚在临床研究中最为常见。如以医院为基础研究冠心病心肌梗死发生的预后情况时,由于急性心肌梗死发作后,部分病例在送医院前死亡,常未被计算在该病的总发患者数内;而部分轻症病例,发作后经一般医疗机构治疗得救,或有些病例是无痛发作,经检查才发现,这类病例都可能会被排除在研究之外,而影响对心肌梗死预后研究的判定,产生偏倚。

(4)无应答偏倚(non-respondent bias):是指研究对象因各种原因对研究的内容不予回答而产生的偏倚。无应答的原因是多种多样的,如:研究对象不了解研究目的;调查内容过于繁琐或涉及隐私;研究对象的文化程度低,不能正确了解研究内容;研究对象病重或外出等。由于无应答研究对象的存在,使得从应答者中研究出的结论并不能反映研究因素与疾病的真实联系;除非可以了解到无应答者在某些重要的特征或暴露上与应答者没有差异。此外,失访也可以认为是一种特殊的无应答,因研究对象未能按计划被随访,造成研究样本的选择偏倚。一般而言,在一项研究中应答率最低要在80%以上,否则会产生严重的偏倚。

(5)易感性偏倚(susceptibility bias):研究对象是否发生疾病不仅与暴露有关,还与其自身对暴露的易感性有关。由于各比较组研究对象的易感性不同而产生的偏倚称之为易感性偏倚,这类偏倚在传染病研究或职业毒物危害研究中最为常见。近年来的分子生物学研究也表明,个体之间对疾病的易感性存在着较大差异,因此在研究中应当注意这种差异的影响,在确定研究对象时避免这种偏倚。

(6)时间效应偏倚(time effect bias):对于肿瘤、冠心病等慢性病,从开始暴露于内外危险因素到发病有一个漫长的发病过程,因此,在研究中如果把暴露后即将发病的人、已发生早期病变而未能检出的人作为非病例,就会产生这种偏倚。

(7)志愿者偏倚(volunteer bias):一般来说,志愿参加研究者与非志愿者在关心健康、注意饮食卫生及营养食疗、禁烟禁酒、坚持锻炼等方面有系统差异,因志愿者常被入选为观察对象,而非志愿者常落选,故这样的观察或研究结果肯定存在选择偏倚。

3. 选择偏倚的控制

(1)研究设计阶段

1)抽样方法:制定科学可行的随机抽样方案,避免随意抽样、偶然抽样、主观故意选择所致的偏倚。

2)限制:制定合适、清楚的研究对象纳入和排除标准,可以限制选择条件,有利于准确确定研究对象。如某研究者在对某种改良的糖尿病患者健康教育措施进行评价时,采用新发首诊患者为病例组、而对照组则未界定患者入组标准,则有糖尿病史患者的以往糖尿病知识和技能无疑会影响该新型教育方式效果的评价,从而有可能对该教育措施的效果做出错误的评价。

3)对照:采用多种对照,提高对照人群的代表性,这样可以通过比较不同对照组的结果以判断是否存在选择偏倚。由于不同对照组发生相同程度选择偏倚的可能性较小,因此当不同对照组所获结果无明显差异时,可以说可能不存在选择偏倚。

4)对不同研究设计类型可能出现的偏倚应有充分的了解:①病例对照研究:病例和对照应来自同一总体人群;忌根据暴露状态来选择病例和对照;尽量采用社区病例和社区对照;在病例对照研究中选择新发病例。如研究疾病的危险因素时注意病例的暴露状态是否发生改变;②回顾性队列研究:忌根据结局来选择暴露人群和非暴露人群;③实验研究:通过随机分组和盲法来避免研究对象和研究者的主观选择。

(2)资料收集阶段:在资料收集过程中,研究对象的失访或无应答也可造成研究偏倚的产生,可通过以下措施提高资料收集阶段的应答率,减少失访和无应答。

1)开展研究前制订详细的资料收集方案及具体的调查用语,对调查员进行科学、规范的培训,从而保证调查员实地调查时的同质性。

2)通过预调查提高问卷的可操作性。

3)研究者要定期质控,万一发生无应答,就要分析无应答的原因并采取补救措施,同时评估这种无应答对研究结果的影响,以对研究结果做出正确的估计。

（3）资料整理分析阶段：当研究无应答率过高时，一般当无应答率超过 10% 时，需比较参与者与无应答者的人口学特征、社会经济特征等。

（二）信息偏倚

1. 概念　信息偏倚（information bias）又称测量偏倚（measurement bias）或观察偏倚（observation bias）。研究对象选取后，就要进行信息采集（测量观察），信息偏倚是指由于测量或资料收集方法的问题，使得获取的资料存在系统误差。如调查研究中使用的量表效度较差。

2. 种类　测量方法的缺陷，如诊断标准不明确或资料的缺失遗漏等是信息偏倚的主要来源。常见的信息偏倚有以下几类。

（1）诊断怀疑偏倚（diagnostic suspicion bias）：研究者事先已经知道了研究对象的某些情况，如服用某种药物或具有某种已知的暴露因素，因而在研究过程中会更加仔细的寻找某种结果，但对于不具有这些情况的研究对象则不会这样，从而产生偏倚。诊断亚临床病例或鉴别是否为药物副作用时常发生诊断怀疑偏倚。临床上有关特殊检查的检查者，如放射科医生、病理科医生对结果的解释，在很大程度上受他们已知的临床情况的影响。对某种不太肯定的现象，做出符合临床诊断的解释，称为期望偏倚。

（2）暴露怀疑偏倚（exposure suspicion bias）：暴露怀疑偏倚发生于研究者事先知道研究对象患有某种疾病，在资料收集过程中会对患病者比对未患病者更仔细收集暴露因素，而产生偏倚。当研究者对可疑的致病因素与某病的关联有主观的见解时，最容易产生这类偏倚。如对于制鞋工人的血液病，研究者多倾向于是职业危害致病。

（3）回忆偏倚（recall bias）：指各比较组回忆以前发生的事或经历时，在准确性和完整性上存在着系统差异而导致的偏倚。如在病例对照研究中，若选用的对照来自于社区的一般人群，由于与来自医院的病例组相比，该人群对于过去暴露的经历更易遗忘或不予重视，而发生回忆偏倚。在询问类风湿关节炎患者的疾病家族史时，患者会有较高的阳性家族史，但把患者亲属中无类风湿关节炎者与对照组进行比较时，这种差异就不存在。如在一次有关乳腺癌和围生期特征关系的病例对照研究中，以患有和未患有乳腺癌的护士为研究对象，询问其母亲当年的妊娠分娩史，结果发现有关该次妊娠期间的服药史与当年记录的符合率低于 40%，而新生儿体重和新生儿评分的符合率较高，接近 80%。而且这些护士的母亲的应答准确性还受该次的孕产次、年龄、文化程度等多种因素的影响。可见，在病因与危险因素的病例对照研究中，询问的发病因素与结果，与研究时的间隔时间长短有关，间隔时间越长，越易产生回忆偏倚。

（4）报告偏倚（reporting bias）：源自研究对象对某些信息的故意夸大或缩小。如病例对照研究中病例组往往将自己的疾病归咎于某些特定因素如职业暴露等，而对照组并不会特意强调这些因素。又如：当暴露因素涉及生活方式或隐私，如饮酒、收入水平、婚姻生育史和性行为时，被研究对象会因种种原因而隐瞒或编造有关信息，有时代理者也会为了患者或死者的声誉而故意隐瞒某些不良暴露史，从而影响了所提供信息的准确性，导致报告偏倚（说谎偏倚）发生。

（5）测量偏倚（measurement bias）：由于研究中所使用的仪器、设备、试剂、方法和条件不精良、不标准、不统一，或研究指标设定不合理、数据记录不完整等，造成研究结果系统地偏离其真值的现象称为测量偏倚。

3. 信息偏倚的控制

（1）研究设计阶段：

1）制订明确的研究方案：应对各种暴露因素做出严格、客观、可操作的定义；设计统一的调查表，调查内容或指标力求量化和标准化；对于疾病要有统一明确的诊断标准。如在观察疾病的结局时，由于疾病结局的多样性导致结局指标不清晰，就会使研究者在观察疾病结局时容易因评价标准不统一而影响评价效果。

2）确定严格的资料收集方法：研究者要向研究对象清楚地解释研究的目的、意义和要求，以获取其支持和配合，从而如实、客观地提供拟获取的信息；对收集资料的人员要进行统一培训和考核，使其了解研究内容的含义，统一收集资料的方法和技巧；研究者要设立资料质量控制程序，还要定期检查资料的质量。

（2）资料收集阶段：信息偏倚主要来自资料收集过程中的不正确信息，控制信息偏倚就是要在研究的不同阶段控制和消除影响信息准确性的各种因素。

1）尽可能避免回忆偏倚：为避免在资料收集阶段产生回忆偏倚，可通过一定的调查技巧加以避免。可考虑对同一内容以不同的方式重复询问，以帮助其回忆并检验其应答的可靠性，如向研究对象提供有关因素的形象照片帮其回忆是一种可取的方法。

2）研究中尽可能采用"盲法"：盲法原则是消除测量偏倚的有效方法，因此，收集资料时应尽可能使用"盲法"来消除主观因素对研究结果的影响。根据条件许可，可分别采用"单盲""双盲""三盲"的实验方法，但要注意其伦理学可行性。如研究者对某项干预方法有好感，则可能会使观察结果倾向性偏向好的一方，而存在报告偏倚。某研究者想研究初乳对早产儿肺部发育的影响，对实验组患儿给予母乳喂养，而对照组患儿则仅给予奶粉，有违伦理学要求，后重新调整样本的入组标准及分组方式才使得研究得以进行。

3）保持资料收集情境的相对稳定：有些资料需多次收集，应尽量保持研究的外部环境、所使用的各种仪器、试剂、检测或调查方法的标准化及相对稳定。特别是研究一些容易受到外部环境、测量时间等因素影响的变量，如不同班次护士的疲劳、睡眠情况，不同时点的血压值、血糖值等。

4）注意指标选择的科学性：在不能使用"盲法"收集信息的研究中，应尽可能采用客观指标收集信息；尽量采用金标准进行分类判断。

5）注意调查技巧的合理使用：研究人员要保持科学、客观、中立的态度进行资料的收集，避免诱导式提问，以免研究对象受影响而做出不真实的回答；如必须通过询问方式收集资料，则尽可能采用封闭式问题提问；同时对于敏感性问题的提问要注意提问的技巧及方法。

（三）混杂偏倚

1. 概念 混杂偏倚（confounding bias）是指在估计暴露因素与疾病发生的关联程度时受到其他因素影响，从而歪曲了所研究因素与疾病的真实联系。导致混杂产生的因素称为混杂因素，它是疾病的危险或保护因素，并且与研究的暴露因素存在相关。混杂的本来含义是"混合掺杂"（mixing together），这里是指暴露因素对疾病的独立效应与混杂因素的效应混在一起，造成对暴露因素效应的估计偏倚。在研究中，由于一个或多个外来因素的存在，掩盖或夸大了研究因素与疾病的联系，从而部分或全部地歪曲了两者间的真实联系，称之为混杂偏倚（confounding bias）或混杂（confounding）。引起混杂的因素称为混杂因子（confounder）。

2. 混杂因子的特点 它必须与所研究的疾病的发生有关,是该疾病的危险因素之一;必须与所研究的因素有关;必须不是研究因素与疾病病因链上的中间环节或中间步骤。

混杂因子如果在所比较的各组分布不均,就可导致混杂偏倚的发生。如在研究体育锻炼与心肌梗死的关系时,年龄可能影响两者之间的真实联系。锻炼组中年轻者所占比例较高,而非锻炼组中年长者所占比例较高,同时年轻者的心肌梗死危险性低于年长者。如果体育锻炼对心肌梗死具有保护作用,则由于不同比较组的年龄分布不同,最终可能会高估体育锻炼对心肌梗死保护作用,此时年龄因素产生混杂作用,夸大了锻炼与心肌梗死间的真实联系。

在体育锻炼与心肌梗死关系的研究中,同样可发现正常或较低的体质指数对心肌梗死具有保护作用。由于正常或较低的体质指数可能是体育锻炼的结果之一,是体育锻炼降低心肌梗死发生危险性过程中的一个中间环节,而并非是一个独立的保护因子,因此不能认为体质指数是该项研究的混杂因子。

例 5-1:一项研究长期服用维生素 E 能否减少心肌梗死危险的队列研究,结果如表 5-1 所示。

表 5-1 长期服用维生素 E 与心肌梗死队列研究

	心肌梗死	
	+	−
长期服用维生素 E	400	600
不服用维生素 E	600	400
	$RR = 0.67$	

结果显示长期服用维生素 E 者心肌梗死的危险度较小,但对吸烟的情况进行调查后发现(表 5-2)。

表 5-2 长期服用维生素 E 人群中吸烟情况

	吸烟	不吸烟
长期服用维生素 E	270	730
不服用维生素 E	880	120

即长期服用维生素 E 与不长期服用维生素 E 的人群相比,吸烟率差别十分明显。由于吸烟同时是心肌梗死的危险因素,按是否吸烟对服用维生素 E 与心肌梗死的关系进行分层分析(表 5-3),结果发现长期服用维生素 E 并无减少心肌梗死危险的作用,提示吸烟是一个混杂因素。

表 5-3 长期服用维生素 E 与心肌梗死按是否吸烟的分层分析

	吸烟组心肌梗死		不吸烟组心肌梗死	
	+	−	+	−
长期服用维生素 E	240	30	160	570
不服用维生素 E	580	300	20	100
	$RR = 1.35$		$RR = 1.32$	

3. 混杂偏倚的识别 对混杂偏倚的识别可以根据混杂偏倚产生的机制,结合专业知识,并运用定量分析的方法进行判断。一般来说识别混杂偏倚的方法有下面几种:

(1)根据专业知识提出研究中可能存在的混杂因子:常见的混杂因子分为两类,一类是人口统计学指标,如年龄、性别、种族、职业、经济收入、文化程度等;另一类是除研究因素以外的危险因素,如研究氡气与肺癌关系时,吸烟就是一个可能的混杂因素。

(2)利用分层分析进行判断:整理如表5-4的资料,在未分层的资料中用 cRR 来描述 E 与 D 的联系强度,此时的 cRR 未考虑混杂因子的作用。假定在此研究中,存在一个可疑混杂因子 F,则 cRR 含有被混杂因子 F 的效应在内。为了去除因子 F 的作用,对是否有 F 因子进行分层,然后对各层的 E 与 D 的联系进行考察,按一般的逻辑,如果可疑混杂因素 F 不起作用,那么分层前后的效应值应是一致的。因此,可以通过对分层前后的 RR 值的比较来判断是否存在混杂。

表5-4 混杂因子的分层分析(示意)

	分层前			分层1		分层2	
	D(+)	D(−)		D(+)	D(−)	D(+)	D(−)
E(+)	a	b	E(+)	a_1	b_1	a_2	b_2
E(−)	c	d	E(−)	c_1	d_1	c_2	d_2
	cRR(有F)			aRR_1(无F)		aRR_2(无F)	

例5-2:以例5-1来说,分层前的 $cRR = 0.67$,按吸烟与否分层后的 $aRR_1 = 1.35$、$aRR_2 = 1.32$;分层前后的 RR 值不等,且分层后各层的 RR 值相近,可以认为混杂偏倚的存在,吸烟在该研究中是一个混杂因子。

总的来说,当外来因素符合混杂因素的基本特点,且在各比较组中分布不均衡时,高度怀疑其为混杂因子,当 $cRR(cOR) \neq$ 分层后的 $aRR_i(aOR_i)$,各分层 $RR_i(OR_i)$ 相等或相近,则混杂偏倚存在。

但外来因素的作用并非仅为混杂,$cRR(cOR) \neq$ 分层后的 $aRR_i(aOR_i)$,也可以是由于因素间的交互作用所致。在 $cRR(cOR) \neq$ 分层后的 $aRR_i(aOR_i)$ 的情况下,理论上,当样本足够大时,如各分层的 $RR_i(OR_i)$ 相等,则主要是混杂所致;如果分层的 $RR_i(OR_i)$ 不等,则以因素间的交互作用为主。

(3)多元分析模型:当分层分析由于分层较细,或样本量较小无法进行分层分析时,可以考虑采用多元分析模型进行分析。与分层分析方法相比,运用 logistic 回归模型可以充分利用资料中的信息,特别是混杂因素较多,需要分层数目较大,而总样本量不是很大时,尤其是现在复杂的多元分析方法都可以在计算机中方便地实现。因此在研究分析阶段控制混杂的影响应该更多地考虑采用多元分析方法。

4. 混杂偏倚的控制

(1)研究设计阶段

1)对研究对象进行限制:指对研究对象的选择条件加以限制。如已知吸烟是冠心病的危险因素,在研究饮酒与冠心病关系时,排除吸烟者。研究服用避孕药与心肌梗死关系时,考虑到年龄是混杂因素,而只选取 35~44 岁年龄段的妇女进入研究。在病例来源广泛时,采用限制的方法最为方便,但这种方法只能针对最重要的混杂因子,并且不能研究混杂因素与暴露因素间的交互作用。

2)配比:配比是较常用的控制混杂因素的方法。就是采用个体配比或频数配比的方法使可能的混杂因素在各比较组中分布均衡,从而达到控制混杂的目的。配比的因素过多可能会导致配比过头的情况,并且会增加工作的难度。近年来有学者认为配比会造成无法分析混杂因素与暴露因素的交互作用,而不主张在研究中实用配比。

3)随机化分组:随机分组的优点是使得研究结果有良好的可比性,有利于保持组间重要特征研究基线的一致性,从而保证研究结果的可比性。

(2)资料收集阶段

1)分层抽样:在进行人群调查时,先按可能的混杂因素进行分层,然后在各层内进行随机抽样,这样可以较好的控制混杂。如某研究者调查某地区的护士职业压力情况,假设该地区有10万名护士,该研究者需要2000名护士参加该研究。该研究者最初采用的是方便抽样,选取的医院均是平时有工作联系的兄弟医院。后来发现,这些医院均处于该地区经济发达区域的三甲医院,样本的代表性差。后该研究者改用多阶段抽样方式,利用现有行政区划、组织系统,层层抽选,即市内抽区,区内再抽医院,最后由中选的医院再抽取具体的样本。

2)随机抽样或分配:①在实验性研究中,将研究对象随机分配到各组中去,可以提高各组的均衡性,使混杂因素在各组间分布均匀;②对于大样本的研究,采用随机抽样可以使样本对总体的代表性增加,从而增加各组间的均衡性。

(3)资料整理分析阶段

1)分层分析:分层分析是按混杂因素分层后,分别就暴露与疾病的联系做分析,经常采用的方法是采用 Mantal-Hazenszel 分层分析方法。分层分析的缺点就在于当因素分得较细或样本量较小时,分层分析就会十分困难,这时人们不得不进行层合并,或者直接采用多因素分析方法。

2)标准化法:当不同暴露强度组间混杂因素分布不均匀时,可以采用标准化的方法来调整原来分布的不均衡性,再计算相应的效应值 RR 或 OR。

3)多因素分析方法:可以采用 logistic 回归,Cox 模型、对数线性模型等方法进行分析。具体做法可以参考相关书籍。

第四节 研究对象的依从性

研究所获得结果的真实性和可靠性除了受偏倚因素影响外,还受到来自研究对象、医生、护士等其他因素的干扰,这些干扰对研究的质量可产生很大的影响,关系到研究措施的真实效应以及研究结果的正确评价。患者或研究对象的依从性也是常见的重要影响因素之一,为此了解患者或研究对象对医嘱或科研试验措施的执行情况,分析未执行的原则,研究如何提高依从性,对解除患者疾苦,提高疾病的治愈率及提高科研的质量均具有重要意义。

一、依从性的概念

依从性(compliance)是指患者或研究对象对规定执行的医疗护理或科研的试验措施,其接受和服从的客观行为和程度。在医疗护理过程中能忠实服从医嘱及护理的患者,其行为称为依从性好,若拒绝接受正确的治疗和护理或不认真执行相应的护理研究措施的患者的行为称不依从或依从性差。

二、依从的重要性

在科学研究特别是临床医学的科研中,依从性的好坏是影响科研质量的重要因素之一,因为研究对象是否按照要求完全接受合理的试验性治疗和护理措施,可以在很大程度上对研究的质量产生较大的影响,这关系着试验性治疗和护理措施的真实效应和对研究结论的正确评价,甚至可能导致对研究结论的歪曲,从而失去研究的意义。另外,在评价某药物疗效的随机对照研究中,如果实验组患者的依从性低,而研究人员又未能及时发现,就可能低估该药的治疗效果,甚至错误地判断该药实际有效的治疗效果为无效。反之,若对照组的患者因对常规疗法失去信心而未能坚持服药,同时实验组对象却有较高的依从性,就可使一项疗效并不突出甚至无效的疗法获得显著的效应。因此,在实践和科研工作中,每一位研究人员应明确维持研究对象良好的依从性对研究质量的重要意义,及时了解研究对象的依从情况,建立依从性监测,并采取必要的措施以提高研究对象的依从性是非常必要的。

三、不依从的主要表现

在护理研究中,研究者要求受试对象百分之百的依从是难以办到的,这是由于存在许多主观因素,影响受试者执行护理措施的行为。作为研究者可以根据这些行为表现来判断受试者对实验研究的依从性程度。在研究中不依从的表现形式多样,有时不易觉察,主要有以下几种:

1. **受试者拒绝接受护理实验措施**   作为身患疾病特别是患慢性病的受试者,由于自身对医学知识的了解不足,认识不到所患疾病对自身生活、工作的有害影响,而不愿意接受较长期的、必要的治疗和护理措施。

2. **选择性的接受治疗**   在疾病导致患者不能健康生活、工作时,患者要求积极治疗,但待症状稍好转,便不能继续坚持而中途停止接受治疗,待症状再度出现时又开始治疗,使治疗断断续续地进行。据国外研究报道,在需要坚持治疗达一年疗程的慢性病患者中,有大约50%的患者因不能坚持而退出实验。如高血压患者不能遵医嘱规律服药。

3. **中途退出**   在护理研究过程中,可能由于医疗或经济、社会等方面的原因,使患者不能坚持完成研究,而中途退出。

4. **自行换组**   在研究实验中受试者不愿接受正在执行的实验组措施,而自行换到另一实验组或对照组进行其他实验措施。

5. **自行调整治疗护理措施**   在研究实验中受试者自行提高或降低实验措施的强度,或增加其他措施。如糖尿病患者为担心血糖控制不佳,而自行减少主食的摄入。

四、不依从的原因

在临床医疗护理或试验中,不依从可有各种表现,引起不依从的原因较多,归纳起来大致有以下三个方面:

（一）患者本身的原因

1. 由于患者所患疾病的症状不明显或病情较轻，未影响患者的生活和工作，使其没有求医的需要，或者患者由于病情恶化需采取进一步的治疗措施，如改用其他药物或作手术治疗等改变原定治疗方案。

2. 由于患者缺乏医学知识，对所患疾病的危害及其预后不了解，不知道治疗的益处与不治疗的害处，而不愿积极地求医。

3. 由于患者久病厌世或身患绝症，或患者经短期治疗后症状无明显改善，对疾病的医疗护理缺乏充分的信心，因而拒绝治疗。

4. 由于患者求治心切或对规则治疗方案缺乏信心，除接受现行的治疗外，自行接受其他方面的治疗。

5. 认为自己在被人作试验，不愿作为受试者，认为多次检查血液或服多种药物对本人健康没有好处，故不再按医嘱进行。

6. 认为护理和治疗期间出现的一些不适是所接受的治疗和护理引起的不良反应，而停止治疗。如患者服药后，发现有腹泻、心悸、头昏等药物不良反应因而停药。

7. 其他原因所造成的患者死亡，或者患者因迁居，不能继续按研究者的治疗或研究方案进行。

（二）经济的原因

由于医疗费用的原因使一些患者不能坚持就医；另外，当患者参加一项科研项目作为受试者，如果没有足够的经济补偿，要求其进行过多、过于昂贵的检查项目，是难以依从的；或患者在就诊后，虽得到医生的处方，但因经济原因未能取药。

（三）医疗护理原因

1. 防治或试验措施过多或过于复杂，使患者或受试者不能坚持配合。

2. 疾病的治疗或试验研究的观察时间太长，如住院时间超过半年、复诊次数频繁，候诊时间过长等，耗费了患者过多的时间，影响其工作或生活，增加了患者的负担，使患者难以坚持。

3. 药物的毒副作用，使受试者出现不适，难以忍受而致受试者自动停药而中途退出。

4. 医护人员由于医疗护理水平低、服务态度差，与患者缺乏正常的沟通，造成与患者之间关系不密切，而使试验研究措施不能正确地进行。

5. 伦理问题未妥善处理，如未尊重患者的权利，未能保证患者的隐私权和保密原则等。

五、依从性的衡量方法

衡量依从性的监测可根据试验研究内容选择相应的方法，目前对临床依从性监测可以用以下方法。

（一）直接法

直接法是检测依从性最基本的方法，准确性高。可测定研究对象血或尿中所服药物及代谢产物来判断其是否按规定用药。对不能直接测定原药物或代谢产物者，可在原药中加入某种便于检测的指示剂（如维生素 B_2 和荧光素）供检测依从性用。

药物水平检测包括:①药物水平的检测;②药物代谢产物的检测;③标记物的检测。前两者常常用生化方法来测定患者的血药浓度或者尿药(代谢产物)浓度以确定患者依从性。

目前直接法在临床上应用尚不普遍,这主要与检测方法不简便或所需费用较贵等有关。

(二)间接法

通过面询患者、药片计数、防治效果三方面进行监测。

1. 直接询问患者 这是目前比较常用的依从性评价方法。直接询问患者可了解研究对象的依从情况,发现问题及时改进。当试验对象复诊时,采取问卷的方式,测定患者的依从性,通常是可行的。约95%患者都能说真话,反映他们服药的真实情况。为防止患者不愿意承认他是低依从者,在询问时必须注意方式、方法和技巧,以获得真实情况。

询问依从性的问题要求简明、准确。如您服何种药物? 剩了多少量? 未服用的原因? 在服药过程中是否有遗漏或停服,要求如实回答不能回避。但是该方法也存在一定的缺点:①可能误报,有些患者(儿童或老人)很难准确地回忆近期的服药情况;②可能谎报,有些患者未按规定服药,因担心批评而虚报用药。这些问题很难靠询问解决,因此必须辅以其他衡量方法。

2. 药片计数 在研究对象每次接受询问时,比较患者瓶中实际剩下的药片数和应该剩余的药片数(可以从处方和用药时程推算出),以衡量患者服用的依从性。

$$依从性 = \frac{患者已经服用的处方药物量}{处方的药物总量} \times 100\%$$

例5-3:某病患者服药依从性询问结果记录见表5-5。

表5-5 依从性记录表

药物	处方量(片)	剩余量(片)	副作用	忘记	痊愈	其他
			\multicolumn{4}{c}{未服的原因}			
A	210	40	√	—	—	—
B	—	—	—	—	—	—
C	—	—	—	—	—	—

按表5-6资料可计算服用A药物的依从性,结果如下:

$$A\ 依从性 = \frac{处方量-剩余量}{处方的药物总量} \times 100\% = \frac{210-40}{210} \times 100\% = 81\%$$

就某个具体患者来讲,服用了处方剂量的百分之多少才算依从性好呢? 有研究显示,当服药量为处方量的80%时,大部分患者血压已降至正常即达到治疗的目的。因此,可定服用处方量的80%,为依从性高低的判断标准,服药量≥80%处方药量者为高依从性,否则为依从性低。

药片计数法判断依从性高低,要求医师或药片计数者熟知每位患者的处方药量、服用方法及每次给药的日期。

药片计数法在临床实践、科研中是一种较常用的、可行的方法,它比直接询问法简单易行,所得结果也比直接询问法可靠,能较准确地了解患者的依从性。但在下列情况下,药片计数可能过高估计患者依从性:①患者服用的药物可以与他人共享;②一次吞服不成功而消耗部分药物,此种情况多见于儿童服药;③将药物遗忘在他处,或对于不忠实的患者甚至可能将药物藏于某处或随意扔掉。

3. 防治效果 研究对象的不依从可以导致防治措施无效,但光用防治效果来衡量依从性也是不够全面,因为疾病的防治效果还受到其他因素的影响。

例 5-4:Lowenthal 等(1976)观察 207 例高血压患者接受噻嗪类利尿降压药治疗效果,观察血压控制和尿中噻嗪检测结果作为依从性的判断标准,观察结果见表 5-6。

表 5-6 高血压患者的疗效与依从性(Lowenthal, 1976)

	尿噻嗪试验阳性		尿噻嗪试验阴性	
	病例数	%	病例数	%
血压得到控制	59	44	12	16
血压未得到控制	75	56	61	84
合计	134	100	73	100

从表 5-6 可见,以尿噻嗪试验阳性作为依从性的判断标准,则依从组和不依从组中分别有 44% 和 16% 患者的高血压得到控制;但如以血压控制与否作为依从性判断标准,如与尿噻嗪试验相比,敏感度仅 44%,而特异性为 84%。因此,血压控制作为治疗效果以及作为依从性的衡量指标是不够敏感的。

六、提高依从性的方法

在临床医疗护理和科研中,患者的依从性对保证科研工作的质量十分重要,因此,在医疗和科研过程中应努力改善患者的依从性。为了提高患者的依从性,首先要做到:对患者疾病的诊断必须正确;所给予的防治措施应该是有效的,并且没有严重的不良反应;患者接受防治措施一定要坚持自愿而不能强迫。同时要采取相应的措施提高患者的依从性,具体措施可从以下几个方面进行:

1. **使患者充分认识治疗的目的和意义,积极主动接受有效的治疗** 加强卫生和医学教育,使患者正确认识自己所患疾病的医疗防治方法、治疗的目的与意义,积极主动地与医务人员配合,接受有效的防治措施,并理解依从的意义。

2. **改善医疗的各个环节** 试验检查项目力求简化、方便、有效;医师应向患者交代用药量、方法和次数、复诊时间以及可能的不良反应;应教给患者防止漏服药物的方法,尽量降低服药遗忘率。如把药物与生活中已养成的习惯行为结合起来,将药物放在洗漱旁,一旦晨起洗漱时,看见药物即提醒自己服药,长此以往,形成规律,就可以保证坚持服药,依从性也有了保证。

3. **改善医疗服务质量,保持医师与患者间的良好关系** 在有条件的情况下,可以送医送药上门,坚持定期随访、复诊,提倡优良的服务态度、优质的服务水平,关心患者的病情,建立良好的医护与患者之间的关系,进一步使患者的依从性获得改善。

4. **社会和家庭的督促和支持** 社会与家庭的有力支持对改善依从性是十分重要的,生老病死是人生自然规律,患病之际得到的社会、家庭的帮助和有效的医疗措施,是患者获得战胜疾病信心和力量的巨大动力。

(徐朝艳)

进行科学研究，必须要严格控制质量，以确保研究结果的真实与可靠。在科研选题、设计、收集资料、整理资料及分析资料的整个科研过程中均涉及大量的影响科研质量的因素。本章以量性研究为例主要介绍了误差、偏倚、依从性的相关知识，并结合护理研究的不同阶段，阐述了误差、偏倚及依从性的质量控制方法。在研究设计阶段，主要以选择合适的研究设计方案，制定合适、清楚的研究对象纳入和排除标准，制定科学可行的随机抽样方案，尽量做到随机、对照等以减少选择偏倚和混杂；在资料收集阶段，要注意提高应答率，改善依从性，尽量使用盲法收集资料等方法减少信息偏倚；在资料分析阶段，可采用分层分析、标准化、多因素分析法等方法来控制混杂因素，从而保证研究结果的真实可靠。

1. 简述偏倚的概念、分类、产生的原因，及其对研究结果的影响。

2. 试述误差的分类及控制方法。

3. 试述研究对象不依从的原因及提高研究对象的依从性的方法。

4. 结合护理研究的不同阶段，试述偏倚的质量控制方法。

第六章　资料的收集与整理

6

病区护士长为了解护理人员在临床实践工作中的洗手情况,以加强医院感染的控制,她采用结构式观察法对 86 名护士的洗手行为进行现场观察,然后请这些观察对象填写对洗手的认识及其实际遵守洗手规定等的自我评价。结果表明观察法获得护士实际洗手率与自我评价洗手率差异有统计学意义。

思考:1. 请问为何出现上述研究结果?

2. 观察法与问卷法资料收集分别有哪些优缺点?

研究者感兴趣的研究问题,只有转化为可被观察或记录的变量,并选择合适的方法进行资料收集,才能进一步开展科学研究。资料收集是研究步骤中最具挑战性的环节之一。若资料收集方法选择不当,收集的资料可能不完整、不详细或不深入,其研究结论则难以令人信服。护理研究资料收集的常用方法有问卷法、访谈法、观察法及生物测量法等。

第一节　概述

一、资料的来源

根据来源不同资料可分为一手资料和二手资料。一手资料是指研究者根据研究目的与研究计划,选择合适的方法,如调查、观察、访谈等形式,收集到的新资料。二手资料是指现有的资料,包括期刊论文、病历、档案、会议资料、各种疾病信息登记库等。与一手资料相比,二手资料具有省时、省力、经济的特点,但二手资料存在可能信息不足或者不够准确的风险。

二、常用资料收集方法

资料收集是一个系统的、有计划的收集研究问题相关信息和测量研究变量的过程。护理研究中常用的资料收集方法有问卷法、访谈法、观察法和生物测量法等。其中,访谈法和观察法可分为结构式、半结构式或非结构式。结构式资料收集是按事先设计的结构,如具有良好信度与效度的量表,进行资料收集;非结构式资料收集是提出开放性的内容广泛的问题,让研究对象自由阐述;半结构式资料收集界于结构式与非结构式方法之间,是研究对象按事先设计的提纲围绕一个或几个主题展开阐述。结构式资料的收集通常用于量性研究;非结构式或半结构式资料的收集通常用于质性研究。

三、设计资料收集方案应考虑的问题

(一)研究目的

研究目的决定了所要收集的资料的性质。例如某研究探讨人生回顾干预对晚期癌症患者生存质量的影响,采用问卷调查法收集干预前后患者的生存质量资料。若研究目的是探索一个新的主题或新领域的内容,则需要深入的、详细的质性资料。例如某研究探索晚期癌症患者对疾病的感受,可采用个体深入访谈法收集资料。

(二)研究设计

制订详细的研究设计方案,细化研究步骤,是制定收集资料方案的重要环节。研究者进一步分析研究的程序,如"研究对象是什么人群""研究的场所在哪里""在什么时候向研究对象收集资料""研究对象参与多少次""研究对象每次参与多少时间""收集的资料将如何储存与保管"等,可帮助研究者估计资料收集过程可能遇到的困难和制订应对的策略。

(三)研究资源

研究可利用的资源包括人力、物力与财力。人力方面包括研究组成员是否具备资料收集所需的知识与技巧、相关培训资源。物力方面应考虑研究场所是否能提供充足的病例或动物来源、研究所需的设备仪器、材料。财力上是否有足够的资金支付研究所产生的人工费、材料损耗费、专家咨询费、文献检索费、资料费、学术交流费、交通费等。

(四)霍桑效应

霍桑效应(Hawthorne effect)是指研究对象若意识到他们正参与研究,则或多或少地改变自己的行为和反应状态。这种效应会影响资料的真实性和有效性,尤其是评价项目实施效果的评价性研究。但若不让研究对象意识到参与研究,则又产生伦理问题。当这一矛盾不可避免时,研究人员的培训特别是研究人员中性的不加评判的态度、资料收集的方法与技巧的训练是关键的。

相关链接　　　　　　　　　央视调查《你幸福吗》的"霍桑效应"

2012年中秋、国庆假日期间,中央电视台《走基层·百姓心声》栏目特别策划的假日调查《你幸福吗》节目,引起了广泛的关注。节目播出后,负面声音此起彼伏。观众发现在节目中回答不幸福的人很少,因此不少人对节目中受访者的回答产生了质疑。一位哈尔滨的女观众就说道:"现在社会上这么多孩奴车奴房奴,觉得大家有点说假话,真的有很多人这么幸福吗?但是采访到我的时候我也会说,其实我还是挺幸福的。"为何采访对象在面对采访时未表达真实的想法?其重要的因素之一就在于"霍桑效应"。霍桑效应起源于1924年至1933年间的一系列实验研究。该研究选定了6名女工作为研究对象,并试图通过改善工作环境和条件等外在因素来找到提高劳动生产率的方法。但是令研究人员奇怪的是,无论怎么样改变外在因素,6名女工的生产效率一直保持上升趋势,后来意识到,实验中的6名女工被单独抽出作为研究对象,她们自身意识到自己是被关注的群体,这种外加的关注导致了自我关注并最终改变了她们的生产行为,这就是"霍桑效应"。在央视《你幸福吗》调查中,当受访者面对国家级媒体时,会表现得更为谨慎,认为自己既然被选为受访者就应该树立正面形象,从而压抑了内心真实的想法而产生霍桑效应。

"霍桑效应"不但存在于社会领域,也是科学研究中常见的一种现象。霍桑效应的存在往往会影响研究结果的真实性和准确性。因此,在资料收集过程中必须要重视"霍桑效应"。

第二节　问卷法

问卷法(questionaire)是研究者通过使用问卷或量表向研究对象获取研究所需的资料,例如知识水平、观点、态度、信仰、感觉以及知觉等。问卷法所使用研究工具可以是成熟的量表,也可以是自行设计的问卷。与量表相比,问卷在结构、条目、答案格式、信效度方面则需要更大样本和更多调查的验证。

一、问卷的编制

问卷是指为研究而设计的、用于收集资料的一种测量工具,它是由一组问题和相应答案所构成的表格,也称调查表。在选择研究工具时,首选测量所要研究概念的具有良好信度与效度的问卷。若没有该类问卷,则查询不同文化人群中研究相同概念的研究工具,进行翻译及文化调适以适用于本研究人群。若两者均无,则要根据问卷的编制原则,通过文献检索、专家咨询、研究对象深入访谈等方式编制问卷。

(一)问卷编制的原则

1. **目的性**　问卷编制要紧紧围绕所研究的问题和所要测量的变量来进行,尽可能做到所收集的正是所需要的资料,既不漏掉一些必要的资料,也不包含一些无关的资料。

2. **反向性**　问卷的编制与研究步骤相反,问卷中的问题是在考虑了最终想要得到结果的基础上反推出来的。这种反向原则保证问卷中的每一个问题都不偏离研究目的。在问题提出时,应充分考虑问题的统计分析方法,避免出现无法分析、处理或使处理过程复杂化的问题和答案。

3. **实用性**　问卷的编制应考虑研究对象的特征,如职业、文化程度、性别、年龄、诊断等会影响样本人群的阅读能力、理解力、记忆力和计算力等的因素,从而影响问卷的回收率和整个调查的质量。

(二)问卷编制的步骤

1. **明确问卷编制的框架**　根据研究目的与主要研究概念,明确所需要设计的问卷主题。

2. **运用其他问卷的条目**　在征得原作者的同意下,从现有的问卷中筛选符合研究目的的条目,借用或修改这些条目以适用于本研究的测量人群或测量目的。现成条目的一个优点是问卷已经过反复应用和检验,其条目具有较好的信度和效度。

3. **编制新条目**　根据研究目的与理论依据,推论出能测评研究概念的条目。通过查阅文献、参考专家意见、访谈相关对象、回顾以往经验等完成新条目的编写。要将尽可能多的条目纳入问题库,以备甄选。

4. **条目排序**　一般遵循下列原则:①把简单易答的问题放在前面,把复杂难答的问题放在后面;②把能引起调查对象兴趣的问题放在前面,把容易引起他们紧张或产生顾虑的问题放在后面;③把研究对象熟悉的问题放在前面,把他们感到生疏的问题放在后面;④行为方面的问题放在前面,态度、意见、看法等方面的问题放在后面;⑤个人背景资料等特征性问题也属敏感性内容,一般放在结尾。但当调查的内容不涉及比较敏感的问题,封面信中已做出较好的说明和解释,这一部分问题也可放在量表开头;⑥若有开放式问题,则应放在量表的最后。

5. **问卷长度** 一般用于成人的问卷,完成时间以不超 30 分钟为宜;针对儿童的问卷,完成时间以不超过 15 分钟为宜。问卷太长,容易引起回答者生理上的疲劳和心理上的厌倦情绪,影响填答的质量和回收率。

6. **文字润饰** 问卷总体上要求文字简洁、通俗易懂,尽量避免使用术语。

7. **专家效度验证** 邀请该领域专家对问卷初稿进行内容效度评价,找出与研究概念不相关或有点相关的条目,研究者根据专家的意见进行修订。

8. **问卷性能测试** 完成问卷的编制后,应通过大样本的测试,并进行项目分析、信度、结构效度的测量,一般每个条目需要 5~10 个样本进行测试。

(三)问卷的结构和编制方法

尽管实际研究中所应用的问卷各不相同,但是基本都包含封面信、指导语、问题、答案、编码及其他资料。

1. **封面信** 封面信是一封致研究对象的短信,通常放在问卷的首页。主要内容包括向研究对象介绍调查的目的、调查单位、调查者的身份、调查的大概内容和过程、调查对象的选取方法、匿名和对结果保密的措施等。目的在于消除研究对象的紧张和顾虑,希望调查对象给予真诚合作。从伦理原则上讲,封面信也是调查对象知情同意权的体现。封面信的语言要简明、中肯,一般 200~300 字。

例 6-1:糖尿病患者生存质量的调查表封面信

我叫×××,是一名内分泌病房的护士,正在开展"糖尿病患者生存质量的调查研究",研究结果对进一步提高糖尿病患者的护理质量具有重要意义。我们按照随机抽样方法选取了一部分糖尿病患者作为研究对象,您是其中的一位。本调查以无记名方式进行,严格进行保密。您只需花费 30 分钟时间填写一份自然状况调查表和一份糖尿病患者生存质量调查表,整个过程不会对您及您的家人造成任何伤害。您可以自主决定是否参加研究,也可以在任何时候退出研究,这对您的服务不会造成任何影响。

如果您对研究有任何问题,可与×××女士联系,电话是××××××××。衷心感谢您的参与和合作!

×× 医院

×年×月×日

2. **指导语** 指导语即用来指导研究对象填写问卷的解释和说明,对问卷中的一些概念和名词给予通俗易懂的解释,对条目的评分标准加以介绍,有时可以举例说明回答方法。

例 6-2:父母教养方式评价量表指导语

在回答之前,请您认真阅读下面的指导语:父母的教养方式对子女的发展和成长是至关重要的。让您确切回忆小时候父母对您说教的每一细节是很困难的,但我们每个人都对我们成长过程中父母对待我们的方式有深刻印象。回答这一评价量表就是请您努力回想小时候留下的这些印象。

量表中有很多题目组,每个题目答案均有1、2、3、4四个等级。请您在最适合您父亲或您母亲的等级数字上面划○。每题只准选一个答案。您父亲和母亲对您的教养方式可能是相同的,也可能是不同的。请您实事求是地分别回答。

如果您幼小时候父母不全,可以只回答父亲或母亲一栏。如果是独生子女,没有兄弟姐妹,相关的题目可以不回答。问卷不记名,请您如实回答。

3. **问题及答案** 问题和答案是问卷的主体。前面的封面信、指导语等,都是为问题及答案服务的。

(1)问题的设计

1)问题形式:问卷的问题可分为开放式问题和封闭式问题。开放式问题不预先给出固定答案,让调查对象自由地说出自己的情况和想法。其优点是所得信息较丰富和深入,缺点是资料难于编码和统计分析,且对调查对象的知识水平和文字表达能力有一定要求,填写所花费的时间和精力较多。封闭式问题是针对某一项目提供可能的答案,供调查对象选答的问题。其优点是答案标准化、易回答、省时间、拒答率低、管理和分析方便,尤其当回答者不能用语言表达观点,或问题涉及研究对象较隐私问题时,封闭式问题更有优势。缺点是组建问题及答案有难度,不易发现调查对象回答中的一些偏差。

2)问题类型:根据问题测量的内容,问题分为特征问题、行为问题和态度问题三类。特征问题指用以测量研究对象的基本情况的问题,如年龄、性别、职业、文化程度、婚姻状况等,是量表中必不可少的一部分。行为问题测量的是调查对象的行为事件,如吸烟、饮酒、患病、就医等。行为问题是了解各种社会现象、社会事件、社会过程的重要工具。通过这类问题,可以掌握某些事物或人群某类行为的历史、现状、程度、范围和特点等多方面情况。特征问题与行为问题统称为事实问题,是有关研究对象的客观事实。态度问题用以测量研究对象对某一事物的看法、认识、意愿等主观因素,揭示某研究现象产生的原因。由于态度问题往往涉及个人内心深处的东西,所以在调查中了解态度问题比了解事实问题获得的信息困难得多。

3)问题的数量:一份问卷问题的总条目数是由调查的内容,样本的性质,分析的方法,拥有的人力、财力、时间等各种因素来决定。在经费和人员充足,能够采取结构式访问的形式,量表质量又较高,调查内容为回答者熟悉、关心、感兴趣的事物时,量表可以长些。反之,当调查的内容是回答者不熟悉、不关心、没有兴趣的事物,采用的又是自填式问卷的方式,经费相当有限,此时的问卷要尽可能简短。

4)问题的顺序:问卷中问题的前后顺序及相互关系既会影响研究对象的回答结果,又会影响调查的顺利进行。问题的顺序安排原则,详见上述问卷的条目编制。

(2)答案的设计

1)答案的类型:答案包括无序定性回答、有序定性回答、有序定量回答。

a. 无序定性回答:列出所有可能的答案,供调查对象选择其一划上符号。

性别:男□   女□

婚姻状况:未婚□ 同居□ 已婚□ 分居□ 离婚□ 丧偶□

b. 有序定性回答:列出不同程度的答案,供调查对象选择其一划上符号。问题:"您的睡眠好吗?"

答案:很好□ 好□   一般□ 不好□   很不好□

c. 有序定量回答:采用模拟线性评分方法,让调查对象在他们认为适当的线性尺度位置上做出标记。

问题:"您的睡眠好吗?"

答案:很不好　　　　　　　　　　　　　　　　很好

0　1　2　3　4　5　6　7　8　9　10

2)答案的分级:有些问卷问题采用二分法分级("是""否"回答),而大多数问卷为多级评分。如果分级太少,量表的敏感性便降低;分级太多,则分级标准不易掌握,影响评定者间的一致性。研究表明,只有受过严格训练的人才能区别 11 个等级,大多数人对 7 级以上就不能作有效的区分。答案通常设计 3~7 级,以 5 级最多见。答案进行分级时应注意以下两点:①穷尽性:即覆盖全面,指的是答案包括了所有可能的情况。如文化程度应包括小学及以下、初中、高中或中专、大专及以上,为避免遗漏,常用"其他,请指明";②互斥性:即互不相容,指的是答案相互之间不能交叉重叠或相互包含,对于每个调查对象来说,最多只能有一个答案适合其情况。如文化程度调查,分为小学及以下、中学、高中或中专、大专及以上,就存在交叉重叠问题,影响对结果的分析和判定。

3)答案设计的方式

a. 填空式:即在问题后划一短横线,让调查对象直接在空白处填写。填空式一般只用于那些对回答者来说既容易回答,又容易填写的问题,通常只需填写数字。

请问您家有几口人? _____口

您的年龄多大? _____周岁

b. 是否式:问题的答案只有是和否两种,回答者根据自己的情况选择其一。

"您是中华护理学会的会员吗?" 是□　　否□

c. 多项选择式:给出的答案至少在两个以上,回答者根据自己的情况选择其一。

"参加这个继续教育项目对您来说有多重要?"

相当重要　　□

很重要　　　□

有些重要　　□

无所谓　　　□

"人们对妇女绝经后应用雌激素替代疗法有不同的见解,以下哪项更能代表您的观点?"

激素替代疗法太危险,应该被全面禁止。　　　　　□

激素替代疗法也许有一些副作用,故应谨慎应用。□

这个问题我还不确定。　　　　　　　　　　　　　□

激素替代疗法效果很好,值得应用。　　　　　　　□

d. 排序式:有些提问是为了了解回答者对某些事情重要性的看法,答案列出要考虑的有关事情,让回答者排序。

如:"现实生活中人们价值观不同,以下为一些人们通常认为有价值的事情,请按照您所认为的重要程度从 1(最重要)排到 6(最不重要)。"

□事业和成功

□家庭关系

□友谊和社会交往

□健康

□休闲和轻松

□金钱

e. 表格式:即将同一类型的若干问题集中在一起,构成一个问题的表达方式。

如:"以下列出了护理人员的一些专业素质,不同人观点不同,您认为各种素质对您的重要性如何？请在每一行适当的格中打√"。

专业素养	非常重要	重要	一般	不重要	非常不重要
服务态度					
专业技能					
管理能力					
沟通交流能力					
健康教育能力					
科研能力					
……					

f. 语义差别式:即用形容词的两个极端分别代表回答者对某事物的看法。

如:"您对护理人员的角色是如何看的？请在您认为合适的位置上划√"。

胜任的　　　0　1　2　3　4　5　6　7　不胜任的

无价值的　　0　1　2　3　4　5　6　7　有价值的

重要的　　　0　1　2　3　4　5　6　7　不重要的

令人愉快的　0　1　2　3　4　5　6　7　令人不愉快的

坏的　　　　0　1　2　3　4　5　6　7　好的

冷酷的　　　0　1　2　3　4　5　6　7　温暖的

g. Likert 形式:Likert 量表为最常用的态度测量方法,以社会心理学家 Renis Likert 命名,其答案是对某个观点的陈述,回答者要表明其对该观点的同意程度,见表6-1。

表6-1　对精神病人态度测量的 Likert 量表

评分方向	项目	非常同意	同意	中立	不同意	非常不同意
+	1. 曾经被诊断为有精神病的患者即使治疗后也不能成为一名正常的有社会创造力的居民					
−	2. 曾经是精神病院患者的人不允许生育					
−	3. 对待精神病患者最好的方法是尽量限制他们的行动					
…	……					

注:"+"表示正向评分,"−"表示负向评分

相关链接　　　　　　　安德森的设计 Likert 量表八步骤

学者安德森(Anderson)认为,要制定出令人满意的 Likert 量表,需

遵循以下八个步骤:

（1）把态度作为对象时，所写出来的陈述要么是积极的，要么就是消极的。

（2）请评判员检查已写好的陈述。评判员应从设计该量表的人员中选择。他们应检查每个陈述，并将其分为积极的，消极的，或二者都不是的陈述。

（3）去掉绝大多数评判员认为既非积极的亦非消极的陈述。

（4）把留下来的陈述记在一张纸上，不必考虑顺序，加上合适的使用说明和答案选择。使用说明指出被试人如何表明他们对每个陈述的看法，如完全同意，就以 SA 作标记；同意，就以 A 作标记；看法不一致就以 NS 作标记；不同意以 D 作标记；完全不同意以 SD 作标记。使用说明也可以指出该量表的目的，并提醒人们：回答没有正确与错误之分。到此，李克特量表的初稿就制定好了。

（5）在打算使用李克特量表的总体中抽样，把这个初稿在被试样本中试用。为了逐个地或成批地采集有关这些陈述的有意义和可靠的数据，应采用比陈述的数据大几倍的样本含量。

（6）计算对每个陈述者所做的回答与量表总分之间的相关值。

（7）删去在统计上与量表总分相关性不显著的陈述，在量表最终定稿中的每个陈述都必须与量表总分相关。

（8）定出该量表的最后审定稿。

4. 编码及其他资料　编码是赋予每一个问题及其答案一个数字作为它的代码。在较大规模的统计调查中，为了将研究对象的封闭式回答转换为数字，方便输入统计软件进行处理与分析，往往需要对答案进行编码。编码既可以在问卷设计的同时完成，也可以等调查完成后再进行。前者称为预编码，后者称为后编码。在实际调查中，研究者大多采用预编码，一般放在量表每一页的最右边，有时可用一条竖线将编码与问题及答案隔开。

（四）问卷编制中语言表达及提问方式的原则

语言是问卷编制的基本材料，在量表编制中，对问题的语言表达和提问方式要遵循下列原则：

1. 尽可能使用简单、通俗易懂的语言，避免复杂、抽象的概念以及专业术语。

2. 问题尽可能简短。问题的陈述越长，就越容易导致含糊不清，影响回答者的理解。

3. 避免一个问题带有双重或多重含义。双重或多重含义是指在一个问题中，同时询问了两件或多件事情，或者说，在一句话中同时询问了两个或多个问题。

4. 避免问题的含义不清楚、不明确，或者问题有歧义。

5. 问题的提法应使用中性的语言，保持中立的提问方式，避免对回答者产生诱导。

6. 不要采用否定形式提问。在日常生活中，除了某些特殊情况外，人们往往习惯于肯定形式的提问，不习惯于否定形式的提问。

7. 问题的设计应考虑回答者给予信息的能力，不要提回答者不知道的问题。

8. 不要直接询问敏感性或有关个人隐私问题。

9. 对于过滤式问题和相倚问题，应清晰指明问题在前后两个或多个相连的问题中，研究对象是否应当回答后一个或后几个问题,需由其对前一个问题的回答结果来决定。

二、问卷的发放形式

问卷法是一种标准化的、书面的、定量的调查。根据问卷的发放形式,可将问卷法分为五类:个别问卷法、邮寄问卷法、小组问卷法、电话访谈法、网络调查法。

(一)个别问卷法

1. **方法**　个别问卷法是问卷法中最常用的一种。研究者将编制好的问卷逐个发送到研究对象手中,向其介绍调查的目的、意义和问卷填写的要求,保证匿名调查和调查资料的保密,请他们合作填答,并约定收取的时间、地点和方式。

2. **优点及局限性**　可以保证比较高的回收率;调查具有一定的匿名性;可以减少调查员所带来的某些偏差;研究对象有比较充分的时间对问卷进行阅读和思考,还可以在方便的时候进行填答。但个别问卷法需花费较多时间、经费和人力。

(二)邮寄问卷法

1. **方法**　邮寄问卷法即通过邮局发放问卷进行调查的方法。研究者把印制好的问卷邮寄给研究对象,待研究对象填答后再将问卷寄回调查机构或调查者。标准的邮寄问卷应包括首页、问卷正文、写明回寄地址并贴足邮票的信封三部分组成。首页部分应对研究的目的与意义、研究对象参与的方式、如何尊重研究对象的隐私等问题进行说明。若在2~3周左右尚未收到填写的问卷,研究者可通过电话或再次寄信提醒研究对象,在信中应再寄一份问卷,以防研究对象遗失前一次的问卷。

2. **优点及局限性**　邮寄问卷法优点:①省时、省力、省钱;②发放的范围较广,不受地域的限制;③研究对象可以自由安排时间,从容不迫地填答问卷等。该法的最大局限性就是回收率低,常需重复邮寄。一般回收率在60%以上是比较满意的结果。

3. **注意事项**　为了提高邮寄问卷调查的回收率和资料的质量,研究者应该注意以下几个方面:①有关调查主办者身份的说明要慎重,尽可能采用比较正式的、非盈利性的、给人以信任感和责任感的身份。通过这种身份的影响,使研究对象确信调查的合法性和价值,从而使研究对象愿意填答并寄回问卷;②封面信不要用命令式的语气,而且信的内容应该简明、短小;③不要在节假日或比较特殊的活动和事件之前给研究对象寄问卷,防止对完成、寄回问卷造成影响。

(三)小组问卷法

1. **方法**　小组问卷法是把部分研究对象组织起来填写问卷的方法。研究者可事先向研究对象说明该研究的目的和填写问卷的要求,研究对象当场填答问卷后收回。收回问卷的方式可以采用投入问卷回收箱的办法,以消除集中填答所带来的某些心理顾虑。

2. **优点及局限性**　小组问卷法比个人问卷法更节省时间、人力,效率较高,比邮寄问卷法更能保证问卷填答的质量和回收率,因为有调查员在场进行解释和说明,解答研究对象的疑问,研究对象错答和误答率下降,回收率也高。有许多社会调查的调查样本不能集中填答,也就不能使用此种问卷法。另外将众多的研究对象集中起来,有时会形成一种不利于个人表达特定看法的"团体压力"或"相互作用",使得研究结果发生偏倚。

（四）电话问卷法

1. **方法**　电话问卷法是通过电话的方式一对一收集资料。研究者在电话中向研究对象介绍研究的目的和填写问卷的要求后，根据问卷内容询问研究对象，并将研究对象的答案如实填写在问卷上。

2. **优点及局限性**　电话问卷法有一定的互动，可以增加问卷的应答率和准确率；不受研究对象所在的空间位置的限制。其局限性：对调查者的语言能力、沟通技巧要求高；由于是一对一电话访谈，研究对象可能对敏感的问题不作直接回答；花费比较大。

（五）网络调查法

1. **方法**　网络调查泛指在网络上发布调研信息，并在互联网上收集、记录、整理、分析和公布网民反馈信息的调查方法。

2. **优点及局限性**　网络调查组织简单、费用低廉、客观性好、不受时空与地域限制、效率高。其局限性：样本缺乏代表性，回答率低、不宜用于开放性问题的调查，网上调查的准确性与网络安全性不容忽视。

三、问卷的填写方式

根据研究对象完成问卷的方式，问卷法分为自填式和他填式。前者由研究对象独立完成整份问卷。后者是由调查者或其他人填写问卷。在一些特殊情况下，如研究对象体力不支或阅读能力有限，不能独立完成问卷，则由调查者口述问题，让研究对象选择答案，再由调查者在问卷上如实记录答案。此外，当在某些研究对象无法亲自提供资料时，可由与研究对象认识的亲朋好友获得所需的资料，如要收集一个已过世者的资料，就得依赖死者的亲人来提供；若研究的对象是无意识或无法表达的个体，如年幼的儿童、昏迷者等，则主要照顾者是提供资料最佳人选。虽然他填式是自填式的一种替代方法，但若收集个体心理感受方面的资料，他填式不一定能够反映事物的真相。

第三节　访谈法

访谈法（interview）是指研究人员与研究对象面对面地进行有目的的访谈。访谈法一般可收集到较深入的有关被研究者的事实性、观念性的信息，如生活经历、个人观点、态度、价值观等。访谈法广泛用于质性研究，也可用以量性研究的某个阶段。

一、访谈法的分类

（一）根据访谈格式分类

根据是否有访谈格式，访谈法分为以下三种类型：

1. **结构式访谈（structured interview）**　是由研究人员根据事先设计的、有一定结构的表格或问卷对研究对象逐项进行询问来收集资料的过程。在结构式访谈中,研究人员起着主导的作用。结构式访谈对象选择的标准和方法、访谈中提出的问题、提问的方式和顺序以及对访谈对象回答的记录方式等都是统一设计的,甚至连访谈的时间、地点、周围环境等外部条件也力求保持基本一致。因此,结构式访谈的结果可进行量化分析,它常用于正式的、较大范围的社会调查。例如英国普洛登文员会用事先设计好的结构化问卷进行"全国学生家长态度及环境调查"。

(1)优点:结构式访谈法比较灵活,调查员可以进行必要的说明,解释问卷中容易引起误解或不理解的内容,并可在访谈中随时纠正和完善研究对象对问题的回答。访谈法对调查对象文化要求不高,文盲和不愿用文字回答问题者均可以用这种方法来收集资料。一般访谈法的问卷回收率较高,因为调查员可以督促研究对象的回答,并且不需要研究对象自己填写问卷,问卷填答之后可以立即收回,对于不合作者还可以进行说服。在访谈过程中,调查员可以根据研究对象的姿势、语气、表情、反应等非文字信息来判断其回答的真实性。比较容易控制访谈的环境,有效地防止第三方对访谈的影响。由于调查员能面对面的对调查问题进行必要的说明和解释,因此可在问卷中列入较为复杂的问题。

(2)局限性:如果访谈的样本量大,问卷中包括的问题较多时,访谈需消耗大量的时间和人力、物力。在访谈中,易受访谈者先入为主的影响,如果访谈者没有接受严格的培训,就可能出现访谈偏差。由于涉及交通,且需要相当的人力物力,因此在地理范围上也受到限制。

2. 非结构式访谈(unstructured interview) 以开放式问题的形式询问一个或几个范围较广的主题,通过自然交谈,取得研究对象的真实感受和体验,研究人员不将自己的任何观点施加于对方的收集资料的方法。在非结构式访谈中,研究人员只是起辅助作用。在这种访谈中,事先没有统一问卷和固定的访谈问题,具体问题可在访谈过程中边谈边形成边提出。对于提问的方式、提问的顺序、回答的记录及访谈时的外部环境等也没有统一要求。非结构式访谈的结果不宜用于定量分析。它常用于未曾研究的领域,或者研究者对该领域掌握信息不足的时候。

(1)步骤:非结构式访谈往往是在自然场景中进行,研究人员对访谈的具体内容不作事先限定,可从一个广泛的问题开始,如"请问您是如何看待您的疾病?",随后的问题则根据研究对象的回答逐步深入,缩小范围。在会谈中研究人员可记录谈话的纲要,但同时应录音,以便事后反复听取录音,记录会谈全过程。一般开始时研究对象会因录音而觉得不自然,但往往几分钟后就可以恢复自然表现。会谈结束前研究人员应对会谈要点作简短总结,让研究对象有机会补充、纠正、或澄清自己的观点。

(2)优点及局限性:非结构式访谈法形式灵活自由,对未知的新领域探索性研究尤为适合。但该方法耗时,同时研究人员应具备较强的会谈技巧和分析解释结果的能力。

3. 半结构式访谈(semi-structured interview) 是研究人员按一份事先准备的粗线条访谈提纲进行访谈的方法。在半结构式访谈中,研究人员对访谈具有一定的控制作用,但同时也允许研究对象积极参与。在访谈过程中,研究者可以根据访谈的具体情况对访谈的程序与内容进行灵活调整。半结构式访谈有助于研究者获得大量所需要的信息,适用于访谈技巧不太熟练的研究者。

(1)步骤:根据访问提纲,通过与研究对象的深入交谈了解其对某些问题的想法、感觉与行为。交谈的过程中,调查者不必依调查提纲的问题顺序按部就班的询问,而是根据研究对象的问答,随时提出新的问题逐步深入主题。

(2)优点及局限性:深入访谈具有较大的灵活性与开放性,访谈者掌握了一定的技巧,可以获得较为真实和深入的资料。但深入访谈获取的资料作统计分析处理困难,限制了其使用。

例6-3:某学者探究了晚期癌症患者参与人生回顾干预的体验,以面对面、半结构式深入访谈的形式访谈了26名参与过人生回顾的晚期癌症患者。访谈者先列出粗线条的访谈提纲作为访谈时的指引。访谈时,访谈者先问一个较为广泛的开放性问题:"您觉得人生回顾怎么样?",让研究对象自由陈述参加人生回顾的感受。随着访谈的进行,研究者逐步提出访谈提纲上的问题,如"您最喜欢人生回顾的哪一个部分呢?"在访谈中访谈者根据具体的情况调整提问方式和内容。

(二)根据访谈人数分类

根据访谈人数,将访谈法分为个人深入访谈与小组焦点访谈。

1. **个人深入访谈** 是一对一的访谈,适合于敏感性和深入性问题的探索。

2. **小组焦点访谈** 是一个访谈者对6~12位具有与研究主题相关经历的参与者就研究主题自由发表自己的看法,常用于探讨参与者对某经历、事物的态度、感觉和看法。影响小组焦点访谈的主要因素:

(1)小组的规模:焦点访谈是通过小组成员之间的互动产生信息和资料。若小组规模太小,不利于展开讨论,组员间也不能互相激发思维和表达观点;若小组规模太大,不利于访谈者控制局面,易产生无效信息,且部分参与者没机会参与讨论。

(2)访谈者:不同于半结构式访谈,小组焦点访谈中访谈者的主要身份不是提问者,而是一个中介、辅助者或协调人。小组焦点访谈要求访谈者接受严格的培训,能将谈话的主动权交给参与者,能够创造一个轻松的讨论环境,通过抛出问题引导小组讨论方向,鼓励小组成员围绕研究主题自由表达自己的观点。

二、访谈问题的设计

设计访谈问题的原则是,从广泛、普遍的问题开始,逐步过渡到具体、敏感的问题。广泛、普遍的问题易于研究者与研究对象在面对面的交谈中展开话题,相互熟悉,为进一步的深入访谈奠定基础。访谈问题一般根据内容进行分组,在排序上要注意合理性与逻辑性。访谈的问题要围绕研究目的,访谈主题要明确,且要让研究对象有一定的表达空间。设计访谈问题应采用通俗易懂的语言,要适合研究对象的年龄、文化程度和喜好,便于研究对象更好地理解访谈主题。

三、访谈者的培训

在正式访谈前,必须对访谈者进行培训,以保证收集资料的可靠性与有效性。可通过专题讲座、角色扮演、模拟访谈等方法,加强访谈者态度、知识与技能的培训,使访谈者熟悉调查内容所涉及的专业知识,明确访谈的目的、内容,对参与者提出的有关专业性的疑问能够及时给予合理的解释;具有较好的语言表达能力,善于将访谈目的、要求,向参与者叙述清楚,解释明白;善于在短时间内与参与者迅速建立起相互信任、理解的关系,取得对方的合作;恰当应用语言、语音、语调和身体语言,同时对敏感问题事先承诺保密。

四、访谈前的准备工作

1. **准备好问卷或访谈提纲**　使用结构型问卷调查应事前准备好问卷;使用非结构型问卷调查,事前应确定谈话的目的,设计出谈话的方式、顺序;使用无结构访谈时,访谈者应事前设计出访谈提纲,在访谈过程中围绕访谈提纲自由交谈。

2. **事先告知研究对象**　为了减轻研究对象的思想负担,应事先向研究对象解释,告诉他们本次访谈的目的、内容和意义,还要特别告知访谈资料无记名,并能对谈话内容保密等,以减少或解除研究对象的疑虑。

3. **了解研究对象的一般情况**　了解研究对象的一般情况,如年龄、性别、职业、经历等,有利于缩小与研究对象之间的距离以便于选择合适的访谈者及谈话方式。

4. **根据不同的访谈目的和内容选择访谈者**　如果访谈内容涉及家庭、性关系等内容,最好选择与研究对象同性别的访谈者,以便能更真实地获取访谈资料;对老年人访问,应尽量选择年龄相近者,以便于沟通。

5. **准备必要的访谈工具与物品**　访谈前一般应准备好下列物品:①访谈者本人的身份证,介绍信;②研究对象名单及简历;③笔、笔记本、访谈项目表、访谈提纲或问卷;④照相机、录音机或录音笔、摄像机等器材。

五、访谈技巧

在访谈过程中,访谈者自身素质及人际间的互动关系对访谈的进展起决定性作用。访谈者要在约定的时间与地点,衣着整洁得体出席,给访谈对象好的第一印象,以便建立信任关系。

1. **开场白**　访谈的开场白要简明扼要、意图明确、重点突出。告诉研究对象访谈的目的、访谈者的身份、访谈的时间及具体过程。注意选择好交谈的切入点,重点解除研究对象的戒心或疑虑,为进入主题创造良好的氛围。

2. **访谈过程**

(1)提问明确、具体:在访谈中提问题应简单明了、通俗易懂、循序渐进。一般先提容易回答、不需要思考的一些问题,再提出一些复杂的、敏感的或需要思考的问题。

(2)控制话题,掌握插话和提问时机:访谈时应紧扣主题,访谈者可以通过适时的插话和提问来巧妙地掌握和控制。对偏离主题的谈话要及时将其引导到主题上来。对语言简短的研究对象,要注意引导和耐心地询问。对问题不理解者,应通过重复或解释的方式帮助他们理解。对研究对象的回答有疑问时,应及时用复述或追问的方式来确认或澄清。在研究对象叙述的过程中,除非十分重要的细节,一般不要提问,插话也不要多,以免打断研究对象的思路。

(3)注重倾听技巧:访谈者应善于运用倾听技巧和交流技巧,鼓励研究对象者自由阐述。访谈的整体气氛应该是接纳性、包容性的,会谈人员不应表现出任何惊讶、失望、赞许等情感。一般采用一些中性的、鼓励性的开放式问题了解更多信息,例如:"还有呢?""还有其他原因吗?""你为什么有这种感受?""答案并没有对与错,我只是想了解你是如何想的?""你能举个例子说明吗?"等。

(4)注意给予及时的回应:在访谈过程中,访谈者不仅要主动提问题、认真地倾听,而且要适当地做出回应。可通过言语行为,如"嗯""对""是的",或非语言行为,如点头、微笑、鼓励的目光来表示访谈者对受访者的话已经听见了,鼓励对方继续说下去。在访谈过程中,为了理清受访者的思路并鼓励其继续,还要适当对受访者的回答进行重复、重组和总结。如一位乳腺癌女性谈到自己在生病前每天工作都十分辛苦,经常加班加点,若访谈者想重组这位患者的话,可以说:"您当时工作非常努力啊。"这时,对方多半会接着说:"是啊,我经常都是这样⋯⋯"接下来,她可能就会举出更多工作辛苦的例子。

3. **访谈结束** 临近访谈结束时,应检查访谈提纲中的问题是否都涉及,以防资料收集不完整。在访谈时间超出了一定的范围、受访者已经面露倦容、受访者突然有客来访等情况下应立即结束访谈。访谈应尽可能以一种轻松、自然的方式结束,可以说:"您还有什么想说的吗?""您今天还有什么活动安排?"。但切忌在受访者情绪尚未平复时结束访谈。访谈结束时,要肯定受访者对本次访谈的贡献,真诚感谢对方的配合与合作。必要时,可预约下一次访谈。

六、访谈法的优点与局限性

1. **访谈法的优点** ①应答率高,大多数人对该方法均能较好地配合;②适用范围广,特别适合于不会或不愿填写问卷的对象;③能及时解决资料收集中容易出现的模糊、混淆等现象;④资料较深入、完整;⑤访谈者可控制提问的顺序;⑥能观察到研究对象的非语言行为与言语行为。

2. **访谈法的缺点** ①费时、花费大;②可能存在霍桑效应:研究对象可能会因为参与研究而有意改变自己的行为,造成结果的偏差;③人际之间的互动关系会妨碍资料的质量;④需对访谈者进行训练;⑤访谈者有可能错误理解研究对象的非语言行为。

第四节 观察法

一、概述

观察法(observation)是指研究人员有目的性、计划性和系统性的,通过感观和辅助工具,在自然状态或人为控制状态下,对客观事物、研究人群活动及互动情况进行仔细观察、分析,以获取第一手资料的科研方法。

观察法可用于在未知的研究领域提出研究假设,也可用于补充其他研究方法所收集的资料。它较多用于质性研究中,也可用于量性研究补充收集的资料。观察的主题包括个人活动形态、生活习惯、语言性沟通行为、非语言性沟通行为、护理技术操作、日常活动、环境特征等。观察法收集的资料受观察员、观察方式、观察时间、地点等的影响,所以要预先决定观察的内容与时间段,并且对观察员进行统一的培训。

相关链接　　　　　　　　　福尔摩斯观察法

福尔摩斯对助手华生说"你是在看，而我是在观察，这有很明显的差别。"在《血字的研究》中，福尔摩斯远远地指着一个送信人道："他是个退伍的海军陆战队的军曹。"当华生证实后惊讶不已。福尔摩斯却淡淡地说："我隔着一条街就看见这个人手背上刺着一只蓝色大锚，这是海员的特征。况且他的举止又颇有军人气概，留着军人式的络腮胡子；因此，我们就可以说，他是个海军陆战队员。他的态度有些自高自大，而且带有一些发号施令的神气……根据这些情况，我就相信他当过军曹。"

福尔摩斯观察法在经济研究领域广泛使用。经济学家们通过观察来探究隐含的经济规律和经济走向。例如观察人的举止：他们发现路人行走速度和经济密切相关。市民的步行速度和道路是否平整有关，这体现了政府城市管理和经济水平；漫无目的行走的失业者和行色匆忙的商务人士的多寡对比，体现了城市的失业率水平。观察人的着装：美国人埃拉·考伯雷发现女性裙摆越长，股市就越低迷；相反，女性的裙子越短，则资本市场出现昂扬牛市的趋势越大。玛丽莲·梦露在地铁出风口以手掩短裙的照片就显示了1945年股市的繁荣。在1987年，本来当年的流行款式是超短裙，但是当10月来到的时候，短裙忽然不流行了，而当年秋天美国股市迎来了第二次巨幅下跌。观察人的外形特征：女性胸围的增长情况，反映了经济是否景气。

科学的观察，并不仅仅是"仔细察看"，而是在自然存在的条件下，对自然的、社会的现象和过程，通过人的感觉器官或借助科学仪器，有目的、有计划地进行的。这种科学的观察，正是科学研究中的观察法。

二、观察法的分类

按照观察的角度和方法不同，可将观察法分为不同的类型。

1. 按照研究者与研究对象的关系分类

（1）参与观察：是指研究者参与到研究对象的生活中，与研究对象一起生活和工作，在密切的相互接触和直接体验中倾听和观察研究对象的言行，也称实地观察。参与观察的特点在于研究者的主观倾向对研究影响较小，研究者常常是在"没有先入为主"的前提下进入研究现场来探讨研究问题的，因此，它可以获得真实的结果。

（2）非参与观察：是指研究者处于所观察的对象或现象之外，不进入研究对象日常生活的观察。非参与观察的特点就是研究者可以与研究对象保持一定距离，比较客观地观察研究对象的所作所为，操作起来也相对容易。

2. 按照观察方式的结构程度分类

（1）结构式观察：是按照一定的程序，对观察内容进行分类并加以标准化，采用正式的观察提纲或观察记录表格对所要研究的现象和特征进行观察。

在使用结构式观察法时,观察者事先确定观察样本和观察项目,并设计记录观察结果的表格(类似于结构式问卷),按照统一的要求对每个研究对象进行统一的分类、观察、记录、编码,其结果可以进行定量分析。结构式观察多采用非参与观察的方式进行。具体观察步骤如下。①首先要对所观察的行为和特征进行详细的操作性定义:例如在评估肺结核病人的信息支持中,首先应对病人所具备的相关医学知识的程度界定为"了解、理解、掌握"三个层次,然后对三个层次分别加以定义,如可对"掌握"这项定义为:"患者能将所学过的知识运用到具体的生活实践中";②设计所观察的行为或现象的分类系统:例如在研究老年病人失眠状况时,将失眠的程度分为"轻微、中等、较重、严重"4个层次;③选择收集和记录研究资料的工具:对某些健康状况和身体功能方面的资料,可使用一些辅助工具帮助获取资料,例如秒表、听诊器、心电图等;④确定观察样本:观察样本可按时间进行选样,例如每小时观察10名样本,时间段的选择可通过预试验确定;也可按事件进行选样,选择完整的行为,例如护士的交接班、急诊室中心肌梗死病人的抢救等;⑤按照事先确定的观察项目及要求对研究对象进行观察。

结构式观察的记录方法既可用观察记录表按照统一的要求对每个研究对象进行记录,也可用录像的方式记录观察信息。进行录像记录时应获得观察对象的事先同意。

(2)非结构式观察:是无正式的观察提纲和观察记录格式对研究对象进行的观察。它常用现场记录法或日志记录法记录观察结果,可加上观察者的解释、分析、综合。非结构式观察法没有任何统一的、固定不变的观察内容,也没有统一的观察记录表格,是完全依据现象的发生、发展和变化过程所进行的、不对研究情形施加任何干预的一种观察方法。能按照定性资料的处理与分析方式进行。非结构式观察法所收集的资料深入、系统、全面,方法灵活,适用于探索性研究。但该法主观性较强,研究人员本身的价值观和观察过程中情感的融入可能对资料的分析带来偏差。

非结构式观察的内容包括:①研究场景的物理环境;②研究对象的特征;③研究对象的活动和相互作用方式;④研究对象的活动过程(包括频度、持续时间);⑤其他因素,指隐藏在行为后面的信息,或非语言性沟通的方式等。

非结构式观察法记录的方式通常为现场笔记或日记,将情景过程记录下来,或通过事后回忆记录有关资料,同时进行相应的整理和分析。这种方式比流水账式的记录更深入、涉及面更广,更具有分析性和诠释性,不仅包括对信息的记录,而且包括对所记录资料的综合、理解,不仅包括所观察到的信息,还包括对其意义的分析,对如何观察到这些资料方法的描述,以及对其的注评。一般是边观察边记录,如果记录可能影响观察对象的行为和表现,可先记住所要记录的要点,事后找时间速记下来,最后进行整理。

3. 按照观察情形分类

(1)自然观察法(natural observation):是在自然状态下,即事件自然发生、对观察环境不加改变和控制时进行的观察的方法。自然观察法可观察到现实状况下的真实行为特征,但这种观察需要更多的时间与研究对象进行接触,观察者也必须具备深刻的洞察力。

(2)标准情境观察法(standard observation):是在人工控制环境中进行的系统观察,常用的是在特殊的实验环境下观察调查对象对特定刺激的反应。标准情形是预先精心设计的,按一定的程序进行,每一个观察对象都接受同样的刺激,故称为标准观察。观察到的结果具有较高的可比性,但可观察到的行为较自然观察法有限。

4. 按照观察的内容分类

(1)行为观察(behavior observation):是指根据事先设计好的行为分类标准,通过观察、记录来收集行为资料的方法。这种方法通常在乡村、社区和城市的邻里间以及医院和诊所中使用，行为观察能得到深入的信息和对行为有较深入的理解。

（2）绘制地图（mapping）：是将研究对象的空间分布绘制成地图，然后依次逐项进行观察的方法。这种方法在护理人类学研究和护理行为学研究中经常使用。研究地图能够清楚地显示研究观察活动的地点、方向、距离和过程。例如，在艾滋病感染者的行为研究中，地图可以清楚地显示目标人群聚集的地点：妓院、酒吧、按摩院、火车站、舞厅或其他交易场所；也可以显示医院、性病诊所、药店以及安全套销售点的地理位置等。地图为研究者提供了一种视觉工具，以便在实施观察前确定观察地点和对象。

三、观察前的准备工作

1. **确定观察问题**　在实施观察前，研究者首先应该确定观察问题。观察问题是研究者根据观察的需要而设计的、需要通过观察活动来回答的问题。观察问题是比较具体、可操作的问题。例如，某医院护理部欲采用观察法评价某科室入院护理的情况。在这个研究设计中，该护理部提出了很多观察问题，包括："当患者刚进入病区时护理人员做些什么？她们是如何接待患者的？护士入院宣教的能力如何？"等。

2. **制订观察计划**　观察问题确定后，研究人员就可以着手制订观察计划。通常情况下，观察计划包括以下几个方面：①观察的内容、对象、范围；②观察的地点；③观察的时刻、频率、持续时间；④观察的方式、手段；⑤观察的效度；⑥观察过程中的伦理道德问题。

3. **设计观察提纲**　计划拟定后即可开始编制具体的观察提纲。观察提纲应遵循可观察性原则和相关性原则。可以先确定自己希望观察的具体内容，然后将这些内容分类，分别列入观察提纲。值得注意的是，观察提纲只是一个大致的框架，研究者应该根据实地观察的具体情况对观察提纲进行修改和调整。

四、观察技巧

1. 在观察的初期，研究者宜以开放的心态对研究现场进行全方位、整体性的观察。研究者应尽量打开自己所有的感觉器官去体会现场所发生的一切。

2. 在观察过程中，研究者应尽量自然地融入观察对象的文化之中、与观察对象建立融洽与信任的关系，研究者可采取一些策略如回应式反应和适应性策略。回应式反应是指对观察对象发起的行为作出相应的反应，而不是自己采取主动的行动和干涉性策略。回应式行为有助于研究者自然地融入，避免观察对象对研究者的存在感到突兀。

3. 观察者应注意了解自己的观察风格，要有意识地培养自己不同角度、不同方式的观察。观察者思考应理性，要密切注意自己的情绪，尽可能减少观察者情绪对观察行为的影响。

五、观察法的优点与局限性

（一）优点
1. 能获得深入、真实的资料。

2. 适合于对任何个体行为、活动的研究,对不能直接访问或不便访谈的对象如婴儿、昏迷者、精神病患者等的行为和病情,观察法可以获得其行为资料。

(二)局限性

1. 观察法常常要花费几个月甚至更久,时间、精力和经济成本都较高。

2. 常涉及伦理问题,如何处理好观察内容和尊重被观察对象的隐私是个棘手的问题。

3. 对观察者的素质要求很高,需要经过严格的培训,掌握整个观察过程,若是两个及以上观察者,还要确保观察者间的信度。

4. 可能产生霍桑效应,由于被观察者可能意识到被观察,而有意改变自己的行为,导致结果偏差。

5. 结果受观察者的主观判断能力和分析能力的影响较大。因此,观察法具有相当的主观性,尤其是非结构式观察法。

第五节　生物测量法

测量是依据一定的规则和标准,按照研究对象的不同类别和程度,用数字反映研究事物数量特征的操作过程。生物测量法(biophysiological measures)是通过使用特别的仪器设备和技术,从研究对象中测量获取的生理、生化资料。

(一)分类

根据测量数据是否直接从机体获取,生物测量法可分为机体测量和实验室指标的测量。机体指标的测量是从机体直接测量的生理指标,如血压、体温、尿量等数据。实验室指标的测量是先抽取标本,再借助实验检查获得结果,如血气分析指标的测定、细菌菌落计数、白细胞计数等。

(二)应用

随着护理学科的进步和交叉学科的发展,生物测量法在护理研究中的运用越来越多,主要用于以下几方面:评估研究对象的生理功能,如调查慢性阻塞性肺气肿患者在疾病各个阶段的肺功能,可测量患者的肺活量等;评价护理干预的成效,如探讨过渡护理模式对慢性阻塞性肺气肿患者的干预成效,可在干预前后测量患者的肺功能指标并进行比较;改进标本采集方法,如比较在床旁测量的血气分析与标本收回实验测得的血气分析结果的差异,以改进标本采集的时间。

(三)优点与局限性

测量法所获得的结果客观、精确,可信度高,但易受仪器功能和精确度的影响。使用先进的、敏感的、准确的测量方法和技术,对获得真实可靠的资料至关重要。因此,在选择测量仪器协助获取资料时,应考虑研究者购买仪器的承受能力,并对操作人员进行培训,使之掌握仪器的性能及使用方法。

综上所述,常用的资料收集法有问卷法、访谈法、观察法和测量法,见表6-2。此外,护理研究中还经常采用档案记录收集法、Q 分类法、投射法及 Delphi 法等方法进行资料收集。

表6-2　收集资料的方法

方法	优点	缺点
问卷法		
个别问卷法	①保证比较高的回收率；②调查具有一定的匿名性；③可以减少调查员所带来的某些偏差；④研究对象可在方便时候填答	花费较多时间、经费和人力
邮寄问卷法	①省时、省力、省钱；②发放不受地域的限制；③研究对象可自由安排时间填答问卷	①回收率低；②常需重复邮寄
小组问卷法	①节省时间、人力；②回收率高	①需集中填答；②研究结果可能发生偏倚
电话问卷法	①增加问卷的应答率和准确率；②不受研究对象所在的空间位置的限制	①对调查者的语言能力、沟通技巧要求高；②研究对象可能对敏感的问题不作直接回答；③花费比较大
访谈法		
结构式访谈 非结构式访谈 半结构式访谈	①应答率高，大多数人对该方法均能较好地配合；②适用范围广，特别适合于不会或不愿填写问卷的对象；③能及时解决资料收集中容易出现的模糊、混淆等现象；④资料较深入、完整；⑤访谈者可控制提问的顺序；⑥能观察到研究对象的非语言行为与言语行为	①费时、花费大；②可能存在霍桑效应：研究对象可能会因为参与研究而有意改变自己的行为，造成结果的偏差；③人际之间的互动关系会妨碍资料的质量；④需对访谈者进行训练；⑤访谈者有可能错误理解研究对象的非语言行为
观察法		
结构式观察 非结构式观察	①能获得深入、真实的资料；②适合于对任何个体行为、活动的研究，对不能直接访问或不便访谈的对象的行为和病情	①花费时间、精力和经济成本都较高；②常涉及伦理问题；③对观察者的素质要求很高；④可能产生霍桑效应；⑤结果受观察者的主观判断能力和分析能力的影响较大
测量法		
机体测量 实验室测量	结果客观、精确、可信度高	①结果易受仪器功能和精确度的影响；②需对操作人员进行严格培训

第六节　研究工具性能的测定

收集资料时常常要使用到研究工具，比如前面提到的问卷、量表等。研究工具的质量好坏会直接影响所收集到资料的准确性和可靠性，从而影响研究结果的可信度。在护理研究中，信度和效度是用来反映研究工具质量高低的两个最常用的指标，高信度和高效度的研究工具是良好科研的必需条件。

一、信度

（一）信度的概念

信度（reliability）是指使用某研究工具所获得结果的一致程度或准确程度。当使用同一工具重复测量某一研究对象时所得结果的一致程度越高，则该工具的信度就越高。同时，越能准确反映研究对象真实情况的工具，其信度也就越高。护理研究中常用的量表、问卷等研究工具,研究者希望它们能准确反映研究对象的真实情况,如有关老年人对养老机构服务满意度的问卷是否能反映出老年人的真实感受和其对机构服务的评价。如果该问卷确实能准确地反映出则意味着该问卷的信度较高。

(二)信度的测定

稳定性、内在一致性和等同性是信度的三个主要特征。信度的不同特征对应着不同的计算方法。具体选择哪些方法来表示问卷的信度,则取决于问卷本身的特性和研究者所关注的信度特征。

1. 稳定性(stability)研究工具的稳定性的大小常用重测信度来表达。

(1)重测信度(test-retest reliability):是指用同一工具两次或多次测定同一研究对象,所得结果的一致程度。一致程度越高,则说明研究工具的稳定性越好,重测信度也就越高。

(2)计算方法:重测信度用重测相关系数来表示,范围是0~1,相关系数越趋近于1,则重测信度越高。具体做法是使用研究工具对研究对象进行第一次测试,隔一段时间以后使用同一研究工具再对同一研究对象进行测量,然后计算两次测量结果的相关系数,这个系数反映了研究工具重测信度的高低。

(3)注意事项:重测信度的优点是简单、直观,但结果也受重测时间、记忆力、重测环境的影响,因此使用时要注意:

1)两次测量的间隔时间:总的原则是时间间隔足够长,长到第一次的测量不会对第二次测量产生影响,但是也不能太长以至于客观情况发生了转变,要具体情况具体分析。

2)所测量的变量的性质:由于重测信度的计算需要间隔一段时间再进行测量,因此当研究工具用于评估性质相对稳定的问题,如个性、价值观、自尊、生活质量等变量时,可以用重测信度来表示研究工具的信度。而诸如测量态度、行为、情感、知识等性质不稳定变量的工具,则不宜使用重测信度来反映其稳定性的高低。

3)测量环境的一致性:在进行重复测量时,应尽可能保证两次测量的环境相同,从而减少外变量的干扰。如相同的测试人员、相同的测量时间以及相似的周围环境等。

2. 内在一致性

(1)内在一致性(internal consistency):是指研究工具的各项目之间的同质性或内在相关性。同质性越好或内在相关性越大,说明组成研究工具的各项目都在一致地反映同一个问题或指标,也说明工具的内在一致性越好,信度也就越高。折半信度、Cronbach'α系数与KR-20值三种方法均可以反映研究工具的内在一致性。

(2)计算方法:计算内在一致性常用的方法有Cronbach'α系数与KR-20值(Kuder-Richardson formula 20)。Cronbach'α系数与KR-20值所计算的是工具中所有项目间的平均相关程度。KR-20值是Cronbach'α的一种特殊形式,适用于二分制答案的研究工具。

3. 等同性 等同性(equivalence)是指不同观察者使用相同研究工具测量研究对象或者用两个相似的研究工具同时测量同一研究对象所得结果的一致程度。常用调查员间信度和复本信度表示研究工具的等同性。等同性的计算也是进行相关分析。

(1)评价者间信度(interrater reliability):即不同评价者间使用相同工具同时测量相同对象时结果的一致程度。一致程度越高,则该测量工具等同性越好,信度越高。当测量结果是计数资料时,用不同评价者间评定结果的一致程度来表示其信度,即测量结果中一致的项目数除以总项目数。如果测量结果是计量资料,则用测量结果之间的相关系数表示评价者间的信度。

（2）复本信度(alternate forms reliability)：又称等值性系数,指当两个大致相同的研究工具同时被使用时,测定研究结果的一致程度。复本信度是以两个等值但题目不同的测验(复本)来测量同一群体,然后求得被试者在两个测验上得分的相关系数。相关系数越趋近于1,则试卷的等同性就越好,复本信度就越高。复本信度要考虑两个复本实施的时间间隔。如果两个复本几乎是在同一时间被使用的,相关系数反映的才是不同复本的关系,而不掺有时间的影响。如果两个复本的使用相隔一段时间,则称为等值稳定系数。

目前尚未有一个适用于各种情况下的统一的信度标准。一般认为相关系数高于0.7时工具的信度才可以被接受。而对于一个已被广泛使用的研究工具而言,其信度值至少应达到0.8。当信度不够理想时,则需要对研究工具进行完善和修改。

二、效度

（一）效度的概念

效度(validity)是指某一研究工具能真正反映它所期望研究的概念的程度。如一个焦虑评定量表,若测验结果所表明的确实是受试者的焦虑,而且准确测量了焦虑的程度,那么这焦虑评定量表的效度好;反之则不好。

（二）效度的测定

效度有多种检查方法,可以用内容效度、效标关联效度和结构效度等指标来反映。

1. 内容效度　内容效度(content validity)是根据理论基础及实际经验来判断工具中的项目能反映所测量内容的程度。内容效度是建立在大量文献查询、工作经验以及综合分析、判断的基础上,由专家委员会评议的,专家的选择应与研究工具所涉及的领域相关,专家人数以3~10人较为合适,5人最合适。

内容效度指数(content validity index,CVI)是评估内容效度的基本方法。专家们应对研究工具中的各项条目是否与所要测量的概念有关进行评价并给出修改意见,可采用表格的形式请专家进行内容效度的评定(表6-3),然后根据专家的意见进行修改,修改后邀请这些专家再次评议。但注意两次评议时间最好间隔10~14天,避免时间距离过近,专家们对第一次的评议结果尚有印象,从而干扰二次评议结果。

表6-3　内容效度评定表

问卷条目	评价意见				修改意见
	非常相关 4	相关，但需 少量修改 3	必须修改，否 则不相关 2	一点都不 相关 1	
1. ×××××××					
2. ×××××××					
3. ×××××××					
4. ×××××××					

说明:您是否同意上述条目,请您在相应的空格内划"√",并填写具体的修改意见

如某研究工具是用来评定支气管哮喘患者自我护理行为的,则所请专家应对支气管哮喘患者的护理或 Orem 的自理理论较为熟悉。计算 CVI 时可以计算各个条目的 CVI,也可以计算总量表的 CVI。各个条目的 CVI 就是以各条目评分为 3 和 4 的专家数除以专家总数。总量表的 CVI 可以用所有各条目的 CVI 的平均值来表示。当各个条目的 CVI 达到 0.78 以上,总量表的 CVI 达到 0.9 以上时,可认为该研究工具具有比较好的内容效度。当 CVI 值较低时需依据专家意见认真修改各条目,之后再请专家进行新的测评。要注意由于 CVI 是建立在评定专家的主观判断的基础上的,因此它不能作为表达研究工具效度的最有力的证据。

2. 效标关联效度 效标关联效度(criterion-related validity)主要反映研究工具与其他测量标准之间的相关关系,相关系数越高,表示研究工具的效度越好,它未体现研究工具与其所测量概念的相符程度。因为效标效度需要有实际证据,所以又叫实证效度。效标关联效度可分为同时效度和预测效度两种,两者之间的区别主要是时间上的差异。

(1)同时效度(concurrent validity) 即研究工具与现有标准之间的关系。如要验证测量"腋温"是否是测量体温的有效方法,已知测口温是有效的测量体温的方法,以口温数值为参考标准,计算腋温与口温数值之间的相关系数 r,r 越接近于 1,则表明同时效度越高。显然,在这种情况下,被选作标准工具的性能影响着研究工具的效度。

(2)预测效度(predictive validity)是测量工具作为未来情况预测指标的有效程度。如研究者用人的应激控制能力来预测其未来的健康状况。研究者选择一群目前健康的人群填写应激控制量表,然后根据结果预测哪些人将来会得病,哪些人将来依旧健康。数年后研究者根据这些研究对象的实际健康状况与预测的结果进行比较,即可得出预测效度。有研究者应用卡特尔 16 种人格因素问卷对企业管理人员进行人格测评,发现该问卷对于企业管理人员工作绩效具有良好的预测效度,可用于企业管理人员工作绩效的预测。

3. 结构效度 结构效度(construct validity)是指测量工具与其所依据的理论框架或概念框架相结合的程度。概念越抽象就越难建立结构效度,同时也越不宜使用效标关联效度进行评价。结构效度重点是了解工具的内在属性,而不是关心使用工具后所测得的结果。它主要回答"该工具究竟在测量什么?""使用该工具能否测量出想研究的抽象概念?"之类问题。结构效度的建立最为复杂,目前有关结构效度的计算,应用最多的是因子分析(factor analysis)。因子分析可以确定研究工具内相关项目的集合。通过因子分析可以发现问卷或量表中的条目是否体现该研究工具所测量的概念。

例 6-4:为研究我国造口患者的适应水平,皋文君、袁长蓉等对英文版造口患者适应量表通过翻译、回译和文化调适后,发展为衡量我国造口患者适应水平的量表。其量表测量的主要概念即为造口患者适应水平,在此概念之下,又包括了"接受""持续担忧""社交""愤怒"四个次要概念,形成 4 个维度。4 个维度分别有不同的条目,即接受 9 个条目,持续担忧 5 个条目,社交 4 个条目和愤怒 2 个条目。量表最后由这 23 个问题条目组成。在该量表发展后,研究者欲检测该量表的结构效度,即是否测量的是我国造口患者适应水平主要概念和"接受""持续担忧""社交""愤怒"四个次要概念,研究者即采用因子分析的方法来进行验证。研究者将该量表发给 200 名造口患者填写,数据核对无误后输入统计分析软件,然后进行因子分析。经分析后共提取 3 个公因子,分别是持续担忧、接受和积极的生活态度,最终确定 20 个条目。与原量表的维度略有差异,考虑可能是不可避免的文化差异造成的。

前面介绍了研究工具的信度和效度,那么两者之间的关系如何呢?研究工具的信度和效度不是有或无的问题,而是程度上高与低的问题。信度针对的是随机的非系统误差,而效度针对的是系统误差,即工具本身的正确程度。信度高可以使我们得到一致的答案,而效度高可以使我们得到正确的答案。研究工具的信度和效度并不是截然孤立的,两者存在一定的关系。信度低的工具效度肯定不高,但信度高的工具也仅能说明有效度高的可能性。

三、国外量表的翻译和性能测定

随着中外护理交流合作的日益增加,越来越多的国外量表被引用。这些外文量表在使用时需要翻译,在翻译量表时要注意:翻译后的量表既要符合中国的文化背景,又不能偏离原意,同时还要尽量使翻译后的量表具有较好的信度和效度。国外量表的翻译一般按照以下步骤进行:

(一)翻译

首先需将国外量表翻译成中文。最好选择两个或多个有经验的翻译者,彼此独立地将外文量表翻译成中文。翻译者最好既能熟悉原量表语言及其文化背景,又有较好的汉语功底,灵活运用直译与意译相结合的办法,准确地将量表翻译过来,不产生歧义或走样,并使翻译后的量表更能适合中国的文化特点。全部译成中文后,组织翻译者对译出来的版本进行讨论,达成共识。

(二)回译

回译是请语言功底好、对原量表不知情的一位或多位翻译者将翻译成中文的量表再翻译回去。请双语专家对原量表与回译后的"原量表"进行细致的分析、比较,找出不同的部分,分析是否是由于文化不同而导致的差异,再对其中文版本中的相应内容进行修改。反复多次回译,直到两个量表在内容、语义、格式和应用上相一致,然后请有关专家对修改后的中文版量表的内容进行评判。

例6-5:郭金玉、李峥等在将英文版心力衰竭自我护理指数量表翻译为中文版本的过程中,将最终的回译量表合并后,提交给外籍护理专家,专家指出,量表中呼吸困难均回译为"dyspne-a",而原量表中为"trouble breathing",两个词汇中前者是专业术语,而后者是通俗表达。由于在汉语中患者可以理解"呼吸困难",因此在翻译量表中保留该词汇,但在与患者沟通过程中会以"气短"或"憋气"询问患者,基本实现了语义对等性。

(三)检测原量表与中文版量表之间的等同性

寻找一定数量的双语样本(既懂中文又懂原量表语言的研究对象)检验两量表之间的等同性。给研究对象两种语言版本的量表做答,然后比较原量表与中文版量表得分之间的相关性以及各项目得分的相关性。相关程度越高,表示两版本量表的等同性越好。但实际上获得双语研究对象的难度较大,因此也可选取一些只懂中文的研究对象进行预试验,检测量表的信效度。通过预试验,可了解中文版量表的文字是否通俗易懂,是否符合中国人的表达习惯等。

例6-6:下面仍以皋文君、袁长蓉等研制中文版造口患者适应量表为例来描述翻译、回译和检测过程。英文版造口患者适应量表是2009年Simmons由造口患者自我适应量表发展而来的。征得该量表原作者授权后,由研究者和两名英语专业的研究人员翻译成中文,由另外一名癌症护理和护理教育专业的双语专家进行分析、比较,确定翻译初稿,再由一名护理教育专家和两名外国语言学及应用语言学专家将中文问卷回译为英文,由一名护理教育专家对回译问卷进行综合,随后将原问卷、回译后的问卷与中文版问卷一同交由原作者 Simmons 审校,对翻译不确切的部分进行修改,保证翻译的准确度。再由两例结肠造口患者、一例尿路造口患者、两名具有国际认证的专业造口师、三名专业造口医生和五名护理专家组成专业团队,以召开专家、患者座谈会的方式,对回译问卷进行逐条修改,保证问卷条目通俗易懂。经过检测,中文版的造口患者适应量表具有较好的信、效度,适合中国文化背景的造口患者适应水平的测量。

国外量表的翻译和应用过程的性能测定是一个复杂的、费时费力的过程。为保证翻译后的国外量表的质量,研究者必须怀着审慎的态度,遵循研究工具翻译和性能验证的基本步骤,使翻译后的量表适合在中国人群中应用和推广。

第七节　资料整理

一、资料的分类

资料的整理与分析方法随着资料的类型而有所不同,甚至是针对特定数据类型而设计的。因此,正确区分资料的类型至关重要。护理研究和临床实践涉及的资料分为数值变量资料和分类变量资料。

(一)数值变量资料

数值变量资料也叫计量资料或定量资料,是定量测量的结果,与数字有关,数字本身的数值大小及数值间的相互差异也各有其意义。它可以是整数、小数,也可以是正数、负数,有明确的计量单位。数值变量资料又分为连续性资料和间断性资料。

1. **连续性资料**　只要理论上可以有小数点存在的数据,都可称为连续性资料,如血压、身高、体重等。

2. **间断性资料**　凡是只可能有整数,不可能有小数点的资料,则称为间断性资料,如脉搏、白细胞数等。

(二)分类变量资料

分类变量资料是将观察单位按性质或类别分组,然后分组汇总各组观察单位的频数而得到的资料。虽然在资料录入的过程中,研究者常会以数字输入(如 1 代表男性,2 代表女性),但这些数字本身并无任何意义,输入其他数字对研究结果常没影响(如 0 代表男性,1 代表女性)。分类变量资料又分为二分类变量资料、无序多分类变量资料与有序多分类变量资料。其中,前两者合称为计数资料;有序多分类变量资料也称等级资料。

1. **二分类变量资料**　二分类观察结果只有两种相互对立的属性,如"是"或"否""男性"或"女性""阳性"或"阴性"。

2. **无序多分类变量资料**　多分类观察结果有两种以上互不包含的属性,如新生儿出生缺陷类型、老年人服药依从性差的原因等。

3. 有序多分类变量资料 介于定量测量与定性观察之间的半定量观察结果,通常有两个以上的等级,如治愈、好转、有效、无效等。等级资料与计数资料的区别在于,等级资料虽然也是多分类资料,但各个类别间存在大小或程度上的差别。

二、资料整理的原则

资料整理旨在使原始资料围绕研究目的整理成能系统地说明问题的有序数据,以便采用恰当的统计方法进行分析。

1. 完整性原则 要检查调查资料是否按照提纲或表格的要求收集齐全或填写清楚,应该核实的问题和事项是否都已查询无漏,对调查中发现的线索、新问题是否都已进行了调查。

2. 标准性原则 要审查资料是否按规定进行收集,并判明它能否说明问题,对所研究的问题能否起到应有的作用。在较大规模的调查研究中,要注意调查对象的性质是否一致;所使用的计算方法、分组要求是否相同;是否按统一的规格和标准收集资料;对于需要相互比较的资料要审查其是否具有可比性等。

3. 真实性原则 要根据已有的经验和常识对收集的资料进行判断、辨别,一旦发现有疑问,就要再次根据事实进行核实,排除其中的虚假成分,保证资料的真实性。

4. 准确性原则 通过复核、计算机检查、逻辑检查等手段,对收集资料逐个逐项核实;对收集的统计图表进行重新计算、复核;对历史资料(如往年病历资料、各类常规报表等)要注意审查其可靠性。

5. 合理分类原则 根据研究目的与资料分析的要求,制定明确而详细的分类标准。不同类别间要互相排斥而不能重复或包含,类别间要有差别而同类资料应尽可能地保持同质性。

三、资料的审核

(一)资料审核

资料录入计算机前,要对数值及度量单位进行审核。资料审核的常用方法有以下几种。

1. 技术检查 检查资料收集方法、实验方法及操作规程等是否存在技术问题,以致影响资料的真实性与可靠性。

2. 对照核实 所有资料都要逐项检查,对关键性的、可疑的、填写不准确的资料,要再次对照客观事实进行调查、测量或检验,并予以纠正。

3. 缺漏检查 在资料收集过程中,应及时对逐项数据进行复核,检查资料是否齐全;在资料收集结束后,应再次认真检查是否存在缺项与漏项或某项目填写不完整。

4. 逻辑检查 对数据逐项进行复核,资料间相互矛盾的地方就可能存在错误。例如某研究对象性别为男性,而生育史中记载先兆流产 3 次,这显然存在逻辑错误。

(二)资料编码与输入

编码是将收集的计数或等级资料转换成适合计算机读取分析的数字符号的过程。例如,原始资料中"文化程度"是以圈选的"文盲""小学""中学"或"大学"来表达,不适用于计算机分析,可将其依次转换为"1""2""3""4"后再输入计算机,方便进一步分析,注意编码必须符合逻辑顺序。

1. 计量资料　可将相应的数据直接录入计算机。

2. 计数或等级资料　采用封闭式问题收集获得的资料应是录入计算机所需的数字码,如您的文化程度是:①文盲;②小学;③中学;④大学。对没有转换成相应编码的应转换成相应的编码后再录入。

3. 文字资料　采用开放性问卷或观察法收集资料,在收集时获得的是资料文字描述。若需要统计分析,则须在资料收集后,先对文字资料进行分类、编码、再录入。分类时应彻底无漏且独立互斥,即每一个回答都有且只有一个类别可归;分类后每一类别赋予一个编码。

(三)计算机检查

1. 资料录入时检查　可通过设置某些变量的类型(数字型、字符型或日期型)、取值范围、有效数字位数及逻辑检查等方式,也可以通过双输入(例如应用 Epidata 软件)部分或全部数据来检查数据的录入质量。

2. 资料录入后检查　一方面可通过抽查部分调查表来了解输入质量;另一方面可通过统计软件做简单的统计描述,如进行频数分布分析、绘制散点图等,检查所有数值是否在容许范围之内,就可以发现异常值与异常点。此外,计算机也可以通过检查相关项目的数值之间是否存在不合理或逻辑错误来发现差错或异常。例如,某研究对象在吸烟史上填写从未吸过烟,而戒烟史上却记载戒烟 2 次,显然存在逻辑错误。

四、资料的分组与汇总

(一)设计整理表

整理表是按调查指标或分析要求而设计的,用于原始资料整理归组,为分析资料提供的过渡性表格。它表达资料的分布情况和内部结构,初步显示各项目之间的关系。对计量资料的整理常用频数分布表;对计数资料的整理常用列联表。

(二)资料分组

资料经全面核查无误后,根据要研究的问题,按某些本质特征重新排列,将资料进行分组。

1. 质量分组法　指根据研究对象的某些特征进行分组,如按性别、文化程度、职业、疾病分类、病情轻重、护理级别等进行分组。

2. 数量分组法　指按变量的数值大小进行分组,如按年龄、身高、体重、血压、白细胞数量等进行分组。即将观察数据分为若干组段,每组段的最低值称为该组段的下限,最高值称为该组段的上限,每组段中只包含下限而不包含上限,如表 6-4 中"90~"和"100~",凡小于 100 而大于等于 90 者均应归入第一组,满 100 而小于 110 者则在第二组,……;组间距一般取全距(最大值与最小值之差)的十分之一的"整数"为宜,最小组段包含最小值,但不一定需从最小值开始,最大组段包含最大值(见表 6-4)。

表6-4　某医院500名病人收缩压（mmHg）的频数分布表

收缩压	组中值	频数	频率/%
90 ~	95	20	4.00
100 ~	105	30	6.00
110 ~	115	90	18.00
120 ~	125	100	20.00
130 ~	135	90	18.00
140 ~	145	80	16.00
150 ~	155	50	10.00
160 ~170	165	40	8.00

（1）分组的数目：组数的多少取决于研究目的和观察单位的数量，不宜过多或过少，组数过多、各组的观察单位数太少，不仅增加工作量还导致数据的规律性难以显示，甚至在统计分析时缺乏合适方法，组数过少，分得太粗，也难以揭示资料的分布特征，在不太了解研究对象的变化规律时，应先细一些，需要时可以做适当的合并，若开始分组就很粗，当发现分组需要更细一些，就只能从头开始。为了能够反映资料的分布特征，量分组一般要求分8~15组，多为等组距分组，但也不全然，应结合专业及习惯，以能够揭示资料的分布特征为宜，例如，在研究某病发生的年龄分布特征时，若按"0~、5~、10~、15~、……"分组，显然不妥，这样会掩盖婴幼儿和青少年死亡率的本质差别，可考虑"0~、1~、2~、5~、10~、20~、40~、50~、60~、……"的分组方法。

（2）分组的界限要清，既不能包容，也不能留有空隙：例如：①10岁以上、5岁以下；②0~5，5~10、……；这两种分组方法都是不正确的，第一种分组方法中间留有空隙，5~10岁者不知到何组；第二种分组方法是分组界限不清，因为5放在哪组都不明确，正确的方法是0~、5~、10~、……。

（三）资料汇总

通过审核的资料经合理分类后，可以采用手工和计算机两种方法汇总。资料汇总的组织方式最好是采用逐级集中汇总。

1. **手工方法**　手工方法包括划记法和分卡法。划记法是将调查表中的同类资料逐个记入整理表中，计数方法常先用"正"字划记，然后计数。此法简便易行，适用于少量资料，但容易出错，应小心谨慎，至少应划两遍，无误差方可。分卡法是将原始调查卡片按分组项目分别归组（同类的标识归在一起），核对后清点各组卡片张数，就是该组的观察单位数，此法易于核对和检查错误。

2. **计算机方法**　先将资料输入计算机，采用现有统计软件包或根据实际需要自行编写程序，对数据进行管理与汇总，不仅准确率高，而且为进一步数据分析奠定了良好的基础。目前一般多采用该方法整理与汇总。

（肖惠敏）

学习小结

科研资料收集方法种类多，且每一种方法都有优点与缺点，不能脱离具体的科研课题对资料收集方法进行评价，没有最好的收集方法，只有最合适的收集方法。在护理研究中，要根据科研课题的研究目的、研究对象及研究内容等，选择最合适的资料收集方法，可以采用一种或多种方法互补开展资料收集，以获得真实、可靠、全面的资料。

研究工具的好坏将直接影响到所收集资料的准确性和可靠性，对资料收集过程中用到的各种研究工具要进行信度和效度的检验，高信度和高效度的研究工具是良好科研的必备条件。对收集到的资料进行整理时，应按原始数据的性质或数量特征进行审核、补充、分类与汇总。

复习思考题

1. 何为霍桑效应？在资料收集过程中如何避免产生霍桑效应？

2. 试述录像、照相机等媒体在观察法资料收集中的应用。

3. 分析访谈法收集资料的困难及对策。

4. 试述在问卷编制过程中如何确保问卷具有良好的性能？

5. 研究工具的信度和效度之间的关系是什么？

6. 试述资料整理的原则。

第七章　护理科研中的常用统计分析方法

7

学习目标	
掌握	数据资料的类型；数据资料的描述、统计表与统计图的应用；护理研究中统计分析方法应用。
熟悉	护理研究资料统计分析方法应用的典型错误。
了解	变量类型。

为了观察鼻饲管留置与病人医院内下呼吸道感染的关系,某护士选择100名符合条件的病人随机分为实验组与对照组各50例,实验组每次进食前临时插鼻饲管,进食完毕拔除;对照组第一次插入后留置供每次进食使用。实验组与对照组发生医院内下呼吸道感染者分别为20例和24例。

思考: 能否据此资料说明留置鼻饲管与病人医院内下呼吸道感染有关? 为什么?

第一节　概述

任何一项研究都有特定的研究对象。根据研究目的确定的同质研究对象的全体,即为总体(population)。通常我们不能对总体的全部观察单位进行研究,需要按照随机化原则从总体中抽出一部分观察单位[称为样本(sample)]开展研究并获得样本信息。首先需要对样本特征进行描述和表达(统计描述)。由于样本存在抽样误差,必须使用合适的统计推断方法,根据样本特征推断总体特征(统计推断),以获得正确的结论。本章主要介绍护理研究中科研资料的统计描述和统计推断方法,并且通过实例分析,进一步阐明统计学方法在护理研究中的应用。

一、统计工作的基本步骤

统计工作包括统计设计,收集资料,整理资料和分析资料四个基本步骤。

(一)统计设计

设计是指制订周密的研究计划,从而实现研究目的,包括专业设计和统计设计两部分。统计设计是运用统计学原理和技术,对研究资料的收集、整理和分析进行科学的设计,以便用最少的人力、物力、时间而获得可靠的结论。选择恰当的研究方法,制订资料收集、整理、分析计划是统计设计的重要内容。在设计前研究者必须查阅大量文献,明确研究目的,确定研究总体、研究人群、样本含量,确定研究对象是否需要施加某种干预措施、如何实施,确定资料收集方法、内容、分析指标、应用的统计学分析方法、整个研究过程中误差和偏倚的控制等问题,并预测研究结果以及整个研究需要的人力、物力和时间,力求科学、可行。

(二)收集资料

收集资料是根据研究目的和设计的要求,及时收集完整、准确、可靠的原始资料。护理研究资料主要来自以下四个方面。①疾病信息系统资料和日常统计报表:如法定传染病疫情报告信息资料、慢性病信息报告资料、医院工作报表等,由各级医疗卫生机构定期逐级上报,并输入国家统一设计的信息系统。这些信息可提供居民健康状况、医疗卫生机构工作和医疗卫生事业发展状况的基本数据,作为制定卫生工作计划与对策的依据;②经常性工作记录,如健康检查记录、门诊登记记录、住院病历、卫生监测记录等;③统计年鉴和统计数据专辑,可在各种相关出版物中查阅;④专题调查或实验研究。在这些资料的收集过程中,要进行严格的质量控制,要求统一标准,准确、及时。

（三）整理资料

整理资料是根据研究目的,把收集到的原始数据进行科学加工,使其系统化和条理化,以便下一步计算和统计分析。资料整理首先是指对原始数据的清理、检查、核对和纠正错误等,其次将原始数据合理分组并归纳汇总等。有时为了进行统计分析需要对原始数据进行加工,编制频数表,不仅便于观察资料的分布情况,也有利于统计指标计算和统计推断。

（四）分析资料

分析资料又称统计分析,是对统计整理的数据进行深入加工的过程,目的是在表达数据特征的基础上,阐明事物的内在联系和规律性,包括统计描述和统计推断。统计描述(statistical description)是对已知样本(或总体)的分布情况或特征进行分析表述,常用的统计描述方法有统计图、统计表和有关统计指标、统计模型等,如定量资料采用均数、中位数、百分位数、极差、标准差和四分位间距等指标描述集中趋势和离散趋势;定性资料采用率、相对比和构成比等指标进行统计描述。统计推断(statistical inference)是根据研究目的、设计的类型、资料的类型、资料的分布、方差齐性与否、及组数的多少、样本的大小等选择合适的统计学方法,由样本特征去推断总体特征,包括参数估计和假设检验,例如用样本均数估计总体均数,样本均数差异比较的 t 检验或者方差分析,样本率差异比较的 χ^2 检验等,各种检验得到的 P 值是得出结论的主要依据。

二、变量类型

同一总体中的各个个体,它们通常具有一些共同的特征(即同质),同时也具有一定的差异(即变异)。统计学的任务就是在变异的背景上描述同一总体的同质性,揭示不同总体的异质性。总体中个体的特征总是通过一个或多个指标来表现,表达这种特征的指标称为变量,变量的取值称为变量值,统计学中的变量通常是指随机变量。变量可分为定量变量和定性变量两种。

（一）定量变量

定量变量(quantitative variable)是对每个观察对象的观察指标用定量方法测定其数值大小,一般有度量衡单位,由定量变量构成的资料即为计量资料或数值变量资料。定量变量可以分为两种类型:离散型变量和连续型变量。离散型变量只能取整数值,如每天的就诊人数、手术人数等。连续型变量可以取实数轴上任何数值,如血压、血糖、身高等。有些测量值,诸如红细胞计数,虽然以"个"为单位只能取整数值,但其数值很大,当以"千""万"为单位时,也可以取小数值,所以通常把这些变量视为连续型变量。

（二）定性变量

定性变量(qualitative variable)分为无序分类变量和有序分类变量(等级变量)。分类变量资料是将观察单位按性质或类别分组,然后分组汇总各组观察单位的频数而得到的资料,也称计数资料。二分类变量如性别(男/女)、疾病(有/无)、结局(存活/死亡、有效/无效、阳性/阴性)等,为了便于输入计算机进行统计分析,可采用代码 0、1 表示,二分类变量也可以称为 0-1

变量或哑变量;无序多分类变量如职业(工、农、商、学、兵……),采用代码1、2、3、4、5、……来表示各个类别时,不能进行计算,如需要进行计算,应设哑变量,如5个类别的职业变量可转化4个哑变量:$X_1=1$表示"工"、0表示"非工",$X_2=1$表示"农"、0表示"非农",$X_3=1$表示"商"、0表示"非商",$X_4=1$表示"学"、0表示"非学"。这样|1,0,0,0|就代表"工",|0,1,0,0|就代表"农",|0,0,1,0|就代表"商",|0,0,0,1|就代表"学",|0,0,0,0|就代表"兵";有序多分类变量资料(等级资料)是将观察单位按某种属性不同分成等级后,分类汇总各等级观察单位数后而获得的资料,如临床尿糖检查结果按照-、±、+、++、+++等级分组,然后计数各组的人数,又如观察某病的治疗效果时,结果分为治愈、有效、无效、恶化四个等级,分别计数各组的观察人数,变量可分别赋值为0、1、2、3、……。

有时为了数据分析方便,常将一种类型的变量转化为另一种类型的变量。但变量只能由高级向低级转化,即按照连续型→有序→分类→二分类,不能作相反方向的转化。离散型变量常常通过适当地变换或连续性校正后借用连续型变量或有序变量的方法来分析。

资料的类型与统计方法的选择有关。在多数情况下,不同的资料类型,选择的统计方法不一样。如定量资料可选用均数和标准差进行统计描述,可选用t检验、z检验和方差分析等统计推断;定性资料常选用率、构成比和相对比进行统计描述,多用χ^2检验进行统计推断。有些护理科研工作者,由于资料类型的误判而导致统计方法的选择失误,最常见的错误是将定量资料错判为定性资料。

第二节　常用统计分析方法的应用选择

科研中数据的处理和统计分析是研究得出结论的步骤之一,统计方法的正确应用是获得正确的科研结果的前提。

一般来讲,统计分析方法的选用要根据资料类型、资料的总体分布特征、方差齐性与否、样本量大小,实验设计类型、研究因素与水平数多少、单变量、双变量还是多变量及分析的目等综合考虑;同时,应当结合专业知识与资料的实际情况,灵活地应用恰当的统计分析方法。

一、科研数据考察

1. **资料类型的考察**　资料类型的判断应从观察单位入手,若每个观察单位都有一个数值,无论有无度量衡单位,均为定量资料;若每个观察单位只有属性或类别之分,而没有数值的资料则为定性资料。如白细胞分类计数的百分比,若是以白细胞为观察单位,则每个白细胞没有相应数值而只有不同的类别,此时应判为定性资料;若是以人为观察单位,则每个人有一个相应数值(白细胞总数或各类白细胞的百分比),此时应判为定量资料。值得注意的是,有些科研工作者,常常人为地将定量的结果转化为分类变量的指标,然后进行统计分析。如研究者常常将患者的血红蛋白含量用正常、轻度贫血、中度贫血和重度贫血来表示,虽然符合临床工作人员的习惯,却减少了资料所提供的信息量。在多数情况下,定量资料提供的信息量最为充分,可进行统计分析的手段也较为丰富、经典和可靠;与之相比,定性资料在这些方面都不如定量资料。因此,在研究工作中要尽可能选择量化的指标反映结果效应,只有确实无法定量时,才选用分类数据,通常不宜将定量数据转变成分类数据。

2. 离群数据的处理 严重偏离的个别数据与群体数据被称为离群数据或极端数据,离群数据可能是错误数据。对于离群数据,首先要看其是否在可能的范围内;其次要分析原因,是否由于错误而造成的误差,如抄错的数据或仪器失灵记录的数据。若该数据与其他数据不属于同一总体,称为局外值(outlier);若仍属同一总体,但与其他数据相差较远,可能是测定值随机波动的极度表现(即奇异数据),称为局内值(inlier);最后,要决定是否将其从分析中剔除。对错误数据,要坚决剔除;对奇异数据,要根据统计学方法决定是否保留。

3. 数据的分布和方差齐性的考察 由于许多分析方法对数据的分布及方差齐性有一定要求,如成组设计的两个小样本比较的 t 检验和单因素的方差分析,要求样本来自正态总体和总体方差相等。为此,要考察数据是否近似服从某种分布,如正态分布、二项分布或指数分布等。对两组或多组计量正态分布资料的差异性做分析时,要考察其总体方差是否相等。

资料的正态性检验可以用图示法(P-P 图、Q-Q 图)或检验法(矩形法、W 检验、D 检验、频数分布拟合优度检验、样本的 K-S 检验等);方差齐性检验中,两组方差齐性检验可用方差齐性 F 检验,多组方差齐性检验可以用 *Bettlett* 检验等。对于某些属于某种特殊分布或具有一定特征的数据,不呈正态或方差不齐,若经过一定数据转换后可使其变成正态或方差齐性,如非传染病患病率、白细胞百分数、淋巴细胞转换率、钡餐胃排空检查的残留率等符合二项分布,可通过平方根反正弦函数转换,抗体滴度资料等可通过对数转换,将非正态分布转换成正态分布。

4. 研究设计类型的考察 护理量性研究可分为调查研究和实验研究。调查研究最常见的是现况调查,主要为了探讨某特定总体的某种特征及其影响因素,主要采用的统计分析方法是相关与回归分析。如果再根据研究对象的某特征进行分组,比较不同特征组之间某某指标的差异,其统计分析的应用与实验设计资料分析相同。护理实验研究中采用较多的设计方法是完全随机设计、配对设计(主要是干预前后)及重复测量研究设计,很多情况是多种设计方法的结合。如单纯实验后对照设计,其组间比较按照完全随机的统计方法处理;实验前后对照设计,其组间比较单纯实验后对照设计,干预前后的比较需按照配对设计的统计方法;所罗门四组设计是实验前后对照设计和单纯实验后对照设计组合起来的一种研究方法,组间比较属于完全随机的多组设计,干预前后比较同实验前后对照设计;若上述设计方法在干预后不同时间进行了多次测量,则属于重复测量研究设计,需要按照重复测量数据的统计方法进行分析。

二、资料的统计描述

(一)计量资料的统计描述

描述定量资料基本特征的指标有两类:一是描述集中趋势的指标,用以反映一组数据的平均水平;二是描述离散程度的指标,用以反映一组数据的变异大小。两类指标的联合应用才能全面描述一组定量资料的基本特征,这是目前统计中应用最多、最重要和最广泛的指标体系。集中水平通常采用均数(mean)来描述,如一组病人的年龄、体重、血红蛋白、白蛋白、胆红素、肌酐和尿素氮等,要求资料服从正态分布或近似正态分布;如果数据经对数转换后呈正态分布,则可以用几何均数(geometric mean)表示其集中位置,如 HBsAg 滴度(1:8,1:16,1:32,1:64);对于偏态数据,通常用中位数(median)表示其集中位置,如研究急性肝炎时 ALT、AST 等范围从数十到上千变动较大,且每个病人的变化情况不一致。正态分布的数据离散程度可用标准差(standard deviation)来描述;对于偏态数据,可以用四分位数间距(quartile)描述离散程度。常用的计量指标及其适用条件见表 7-1。

表 7-1 计量资料统计描述常用指标及其应用

指标名称	作用	适用条件
集中趋势指标		
均数($\bar{x}$)	描述一组数据的平均水平或集中趋势,作为一组资料的代表值,以便组间的分析比较	对称分布,特别是正态分布或近似正态分布资料
几何均数(G)	与均数相同	对数正态分布、等比资料
中位数(M)	与均数相同	偏态分布、分布未知、一端或两端无界的资料
离散趋势指标		
标准差(s)	描述一组数据的变异程度,结合均数计算变异系数,结合均数描述正态分布资料的分布特征和估计医学参考值范围,结合样本含量计算标准误,估计总体参数的置信区间	对称分布,特别是正态分布或近似正态分布资料
四分位数间距($Q_U - Q_L$)	描述一组偏态数据的变异程度	偏态分布、一端或两端无界资料
极差(R)	描述一组数据的变异程度	观察例数相近的同类定量资料相比较
变异系数(CV)	几组数据变异大小的比较	比较均数相差悬殊或度量衡单位不同的两组或多组资料的变异程度,衡量计量资料的重复性

(二)计数资料的统计描述

计数资料在分类时可计算各类别在总数中的比重或百分比(构成比)。如 100 例病人中,有 60 例男性和 40 例女性,在描述性别特征时可表示为男性占 60%,女性占 40%;如果数据分为发生或不发生,如死亡、患病等,则可计算死亡率、发病率等指标,表示其发生的强度或频率,称为率(rate)。率是表示某种现象发生的实际数与该现象可能发生的总数之比。构成比一般不能说明事物发生的强度,所以不能将构成比混为发病率来说明发生的强度。当两个率进行比较时,如果某因素足以对率的大小有影响(如年龄对死亡率),而该因素的构成(如年龄构成)在两组内不同,则需要对该因素的构成进行标准化。有时,为了说明两个有关指标之比,用以描述两者的对比水平,即相对比(ratio)。

在病因学研究中,用相对危险度(relative risk,RR)与优势比(odds ratio,OR)说明暴露因素与疾病之间的联系强度。相对危险度是两种暴露条件下发病率之比。如研究 Hp 感染与胃癌的关系,采用前瞻性队列研究,按 Hp(+)与 Hp(-)分为两组,观察若干年后胃癌的发生率,计算两组的发病率之比即为相对危险度;优势比是在病例对照研究中表示暴露与疾病发生之间的相关程度,是 RR 的近似值。如上述研究中,若采用病例对照设计,按胃癌与非胃癌分为两组,调查两组病人发病前 Hp 感染情况,评价 Hp 感染与胃癌之间的关系需用优势比。

(三)等级资料的统计描述

等级数据可以用率或构成比来计算,如临床疗效可表示为治愈率、好转率等;腹痛程度分为无、轻、中、重,可计算各程度的构成比,即用各种程度病人数除以总病例数,各组份构成比之和应为 100%。

(四)统计图和统计表

统计表(statistical table)和统计图(statistical chart)是统计描述的重要工具,在收集、整理及分析资料时,尤其在科研论文中,表达统计结果及进行对比分析时,应用极为广泛。统计表和统计图可以对数据进行概括、对比或作直观的表达,避免冗长的文字叙述,从而起到一目了然、直观形象的作用。

1. **统计表** 将统计分析的事物及其指标用表格的形式列出,即为统计表。合理的统计表可将统计数据和分析结果简明、正确、直观地表达出来,既可避免冗长的文字叙述,又可使数据条理化、系统化,便于理解、分析和比较。

(1)统计表的结构:统计表由以下五个部分构成:标题、标目(包括横标目和纵标目)、线条、数字和备注,如表 7-2。

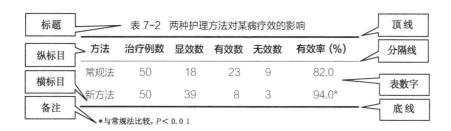

1)标题:标题文字应该简明扼要、清晰准确地反映出统计表的中心内容,必要时需注明时间和地点。标题应写在表上端中间位置,若一篇文章中引用有多张表格,标题前应加上表号,如"表 7-2",不要在标题的末尾加上"统计表"或"比较表"等无关紧要的字样。

2)标目:有横标目和纵标目。横标目反映主要研究的事物和现象,位于表的左侧,说明每行数字的含义;纵标目是用来说明主语的统计指标,位于表的上端,说明各列数字的含义。标目的文字应简明扼要,有单位的要用括号注明单位。

3)线条:统计表中最基本的线有三条,即顶线、底线和纵标目与表体之间的分隔线。如需合计,则各组数字与"合计"数字之间也可有分隔线。如果需要有总标目,则纵标目与总标目之间也要画线分开。表中不能有斜线和纵线。

4)数字:表中的数字一律使用阿拉伯数字。同类指标数据应取相同的小数位,位次对齐。当数据不详时可用"…"填充,无数据时用"-"表示,零值应用"0"表示。

5)备注:一律列在表的下方,可用" * ""#"等符号表示。

(2)统计表的种类:统计表可分为简单表和复合表两种。简单表只有一种主要标志,如表7-3。复合表是将两种或两种以上的标志结合起来分组,把其中主要的或分组较多的一个作为横标目,而其余的则排在纵标目与总标目上,如表 7-4。

表7-3 238 名初产妇产褥期的社会支持状况(评分,$\bar{x} \pm s$)

时间点	总得分	情感支持	物质支持	信息支持	评价支持
产后3天	49.35±7.76	13.34±1.97	12.75±2.41	11.16±3.44	12.10±2.27
产后6周	43.29±9.94	11.26±2.93	11.03±2.99	10.08±3.41	10.91±2.78
t	7.568	8.890	6.785	3.430	5.392
P	0.000	0.000	0.000	0.001	0.000

表7-4 某年某地男女学生视力减退情况

年级	男			女		
	调查人数	视力减退人数	减退率/%	调查人数	视力减退人数	减退率/%
小学生	100	12	12.0	100	8	8.0
中学生	200	60	30.0*	160	40	25.0*
合计	300	72	24.0	260	48	18.5

2. 统计图 是利用点的位置、线段的升降、直条的长短和面积的大小等几何图形来表达统计资料的形式,将研究对象的特征、内部构成、相互关系、对比情况、频数分布等情况形象、生动、直观地表达出来,易于读者比较和理解。在医学研究中,由于统计图往往无法精确地显示数字大小,因此通常与统计表一起使用。医学文献与报告中常用的统计图主要有直条图、百分条图、圆图、线图、半对数线图、直方图、散点图等。使用计算机与相应的软件(如 Excel、PASW Statistics 等)可以方便地绘制出各种统计图。

(1)统计图的结构:统计图通常由标题、图域、标目、尺度和图例等部分组成。

1)标题:每个图都应有标题。标题要简明确切,通常包括内容、时间和地点。其位置在图域之外,一般放在图域的下面,其左侧加图号。

2)图域(制图空间):图域的长宽之比一般以 7∶5 或 5∶7 为美观,但圆图除外。

3)标目:纵横两轴应有标目,即纵标目和横标目,分别表示纵轴和横轴数字刻度的含义,一般有度量衡单位。

4)尺度(刻度):纵横两轴都有尺度,横轴尺度自左向右,纵轴尺度自下而上,数值一律由小而大;尺度间隔要宽松;用算术尺度时,等长的距离应代表相等的数量;条图与直方图的纵轴必须从 0 开始起点。

5)图例:说明统计图中各种图形所代表的事物。当图中用不同线条或颜色来表示不同事物和对象时,需用图例加以说明。图例通常可放在图的右上角空隙处或右侧,或下方中间位置。

(2)常用统计图的类型和图形的选择:统计资料可分为质分组资料和数量分组资料。质分组如按单位名称、性别、病型等分组,为分类资料;数量分组如按年龄、时间、脉搏等分组,为数量资料。数量分组资料又可分为连续性资料和间断性资料;连续性资料是指任何两个小的数值之间可以有无限个数值存在,如时间可依次分为年、月、日、时、分、秒……等,所以时间是连续性资料;至于家庭人口数,在原始记录上不可能找到4.3 或 5.5 人的家庭,所以家庭人口数是为间断性资料。

(3)统计图的选用思路:首先,一定要根据资料的性质和分析的目的正确选用适当的图形。各类资料宜用何种图形,如图 7-1。其次,除圆图外,一般用直角坐标系的第一象限的位置表示图域,或者用长方形的框架表示。最后,绘制图形应注意准确、美观,给人以清晰的印象。各种统计图的绘制要点参见有关书籍。

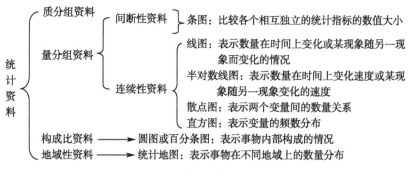

图 7-1　统计图的选用思路

三、统计学检验方法的选择

（一）单变量定量资料的统计学检验

1. 单样本与已知总体的比较　如果服从正态分布,选用样本均数与总体均数比较的 t 检验[比较均值(M)→单样本 T 检验(S)...];如果不服从正态分布,则用 Wilcoxon 符号秩和检验[非参数检验(N)→旧对话框(L)→2 个相关样本检验(L)...]。

2. 两个相关样本的比较　包括自身前后配对设计、异体配对设计的资料。护理科研中自身干预前后的比较:如应用健康教育前后糖尿病患者血糖水平的比较。如果干预前后差值服从正态分布,用配对 t 检验[比较均值(M)→配对样本 T 检验(P)...];如果差值不服从正态分布,选用 Wilcoxon 符号秩和检验[非参数检验(N)→旧对话框(L)→2 个相关样本检验(L)...]。

3. 两个独立样本的比较　包括完全随机设计的两组资料,如新护理方法与常规护理方法的比较。如果两样本的总体均服从正态分布,且资料的总体方差齐,选用完全随机设计的两样本 t 检验[比较均值(M)→独立样本 T 检验(T)...];如果两样本均服从正态分布但方差不齐,选用 t' 检验[比较均值(M)→独立样本 T 检验(T)...],或完全随机设计两组独立样本的 Wilcoxon 秩和检验[非参数检验(N)→旧对话框(L)→2 个独立样本检验(2)...];如果两样本不服从正态分布,选用完全随机设计两组独立样本的 Wilcoxon 秩和检验[非参数检验(N)→旧对话框(L)→2 个独立样本检验(2)...]。

4. 单变量多组资料的比较　取决于研究设计

(1)完全随机设计的资料:如所罗门四组设计,采用随机化方法将研究对象分为四组,四组之间的比较。若各组资料的总体均服从正态分布,且方差齐性,选单因素方差分析[比较均值(M)→单因素 ANOVA...];若方差不齐或样本的总体不服从正态分布,选用完全随机设计多组独立样本的秩和检验(Kruskal-Wallis H 检验)[非参数检验(N)→旧对话框(L)→K 个独立样本检验(K)...]。

(2)随机区组设计资料:涉及两个因素,即 1 个处理因素和 1 个区组因素(配伍因素),如研究血液放置时间对血糖测定值的影响,对 8 名健康人抽血后将每一个体的血液分为 4 份,分别放置 0、45、90、135min 后测定血糖浓度,这种设计每 4 份血糖测定值均来自同一个体,属于随机区组设计。如果资料满足正态分布和方差齐性两个条件,选用两因素方差分析[一般线性模型(G)→单变量(U)...],如果不满足上述两个条件,选用随机区组设计资料的

Friedman 秩和检验(Friedman *M* 检验)[非参数检验(*N*)→旧对话框(*L*)→*K* 个相关样本检验(*S*)...]。

若方差分析或多组比较的秩和检验结果为 $P<\alpha$,均需进一步做多重比较(两两比较),如对A、B、C 三种干预方法的效应进行比较时,无效假设为三种方法的效应相同,即 $H_0:A=B=C$,差异有统计学意义而推翻此无效假设时,其备择假设 H_1 为三种方法的效应不全相同,这时并不能区分每两种方法之间的效应是否不同。一种自然的想法是不做方差分析或多组比较秩和检验而直接做 3 次 *t* 检验或 3 次两组之比较的秩和检验,即检验 A≠B、A≠C、B≠C,由此直接得出结论。从统计学角度看,这是不正确的,因为它增加了第Ⅰ类错误,即假阳性错误的概率,这时统计上有意义的临界值概率 α,已远超过 0.05 的标准,因而是不可取的。比较合理的方法是在方差分析或多组比较的秩和检验后再作多重比较。

(二)单变量定性资料的统计学检验

1. 两个样本率的比较 当比较两组定性或计数资料且资料的属性只有两类构成时,通常采用四格表 χ^2 检验,根据设计的类型(配对、完全随机设计)的不同选择的方法也不同。配对设计资料的差别性检验选用配对四格表 χ^2 检验[描述统计→交叉表(*C*)... 统计量(*S*)... *McNemar*(*M*)],一致性检验(相关性检验)选用 *kappa* 检验[描述统计→交叉表(*C*)... 统计量(*S*)... *Kappa*(*K*)];完全随机设计选用一般四格表 χ^2 检验[描述统计→交叉表(*C*)... 统计量(*S*)... 卡方(*H*)]或两样本率比较的 *Z* 检验(要求 $n>50,nP\geq5$)。如研究 *Hp* 感染与胃癌关系时,胃癌病例组 100 例,*Hp* 感染 80 例,慢性胃炎对照组 100 例,*Hp* 感染 60 例,胃癌病例组 *Hp* 感染率是否高于慢性胃炎组,即 *Hp* 感染与胃癌有关是否真实存在而不是由于抽样误差引起,可采用一般四格表 χ^2 检验。四格表中如果数据较小,有理论频数 $1\leq T<5$,需要用校正四格表 χ^2 检验[描述统计→交叉表(*C*)... 统计量(*S*)... 卡方(*H*)],特别是当总观察例数 $n<40$ 时,或有理论频数 $T<1$ 时,不能用 χ^2 检验,需要用 *Fisher* 精确概率法[描述统计→交叉表(*C*)... 统计量(*S*)... 卡方(*H*)]。

2. 多个样本率或构成比的比较 当比较组超过两组或者资料的属性为多类构成时,列成的表格即为行列表。对于双向无序行列表资料,即行变量与列变量都是计数或定性资料,各组及各类别之间都没有等级关系,用行×列表资料的 χ^2 检验[描述统计→交叉表(*C*)... 统计量(*S*)... 卡方(*H*)]。对于单向有序行列表资料,若列变量(指标变量)为等级变量时,最好采用秩和检验;若行变量(分组变量)有序,则用 χ^2 检验。对于双向有序行列表资料,若行、列属性相同,用 *kappa* 检验;若行、列属性不同,则采用秩相关分析或线性趋势检验。

(三)单变量等级资料的统计学检验

等级资料分组比较多用非参数检验,两组独立样本等级资料的比较,选 Wilcoxon 两样本秩和检验[非参数检验(*N*)→旧对话框(*L*)→2 个独立样本检验(2)...];如比较两种胃动力药物治疗功能性消化不良的疗效,疗效评价按显效、有效、好转、无效分为 4 等级,两组比较可用 Wilcoxon 两样本秩和检验;多组独立样本等级资料的比较,选 Kruskal-Wallis *H* 检验[非参数检验(*N*)→旧对话框(*L*)→*K* 个独立样本检验(*K*)...];配伍设计的等级资料的比较,选随机区组设计的 Friedman*M* 检验[非参数检验(*N*)→旧对话框(*L*)→*K* 个相关样本检验(*S*)...](表 7-5)。

表 7-5　单变量资料统计推断的常用方法

类型	分析目的	假设检验方法	应用条件
计量资料	样本与总体的比较	单样本 t 检验	例数较小，资料呈正态分布
		符号秩和检验	资料不呈正态分布
	成组设计的两组比较（完全随机设计）	完全随机设计的 t 检验	资料呈正态分布且方差齐
		完全随机设计的 t' 检验	资料呈正态分布但方差不齐
		完全随机设计的秩和检验	资料呈非正态分布或方差不齐
	成组设计的多组比较	完全随机设计的方差分析	资料呈正态分布且方差齐
		完全随机设计的秩和检验	资料呈非正态分布或方差不齐
	配对资料的比较	配对设计的 t 检验	差值呈正态分布
		配对设计的秩和检验	差值呈非正态分布
	配伍设计资料的比较	配伍设计的方差分析	资料呈正态分布且方差齐性
		配伍设计的秩和检验	资料为非正态分布
计数资料	两个率或构成的比较（完全随机设计）	四格表 χ^2 检验	$n \geq 40$ 且 $T \geq 5$
		校正四格表 χ^2 检验	$n \geq 40$ 但有 $1 \leq T < 5$
		四格表精确概率法	$n < 40$ 或 $T < 1$
	多个率或构成的比较（完全随机设计）	行列表 χ^2 检验	全部格子 $T \geq 5$ 或少于 1/5 的格子 $1 \leq T < 5$
		行列表的确切概率法	有 $T < 1$ 的格子 或多于 1/5 的格子 $1 \leq T < 5$
	配对四格表资料比较（配对设计）	配对 χ^2 检验	$b+c \geq 40$
		校正配对 χ^2 检验	$b+c < 40$
等级资料	成组设计的两组比较	两组比较的秩和检验	
	成组设计的多组比较	多组比较的秩和检验	
	配对设计的资料比较	一般都为计量资料	
	配伍设计的资料比较	配伍设计的秩和检验	

（四）两个或多变量之间的关系

1. **相关分析**　分析两变量的相关关系时，若两变量满足双变量正态分布，可选 Pearson 积矩相关分析［相关（C）→双变量（B）... Pearson］；若两变量不满足双变量正态分布，或者两端无确定数值的资料，或等级资料，可选 Spearman 秩相关分析［相关（C）→双变量（B）... Spearman］。

2. **线性回归分析**　分析两变量的回归关系时，若两变量关系呈线性趋势，可选简单线性回归分析［回归（R）→线性（L）...］；各观察值间是独立的，所有自变量和因变量都是定量资料，因变量和自变量的关系是线性的，且因变量服从正态分布或近似正态分布，不同自变量对应的因变量方差相等，可用多元线性回归分析［回归（R）→线性（L）...］，但样本含量最好达到研究自变量个数（影响因素的数量）的 10~20 倍。

3. *Logistic* **回归分析**　各观察对象间是独立的，因变量为二分类变量或多分类变量，自变量可以是定量或定性资料，但分类变量和等级变量资料需量化处理转化成定量资料时，则选用

二分类或多分类的 *Logistic* 回归分析[回归(*R*)→二元 *Logistic*...]或[回归(*R*)→多项 *Logistic*...]。

4. 曲线回归分析 分析两变量的回归关系时,若两变量关系呈曲线趋势,可按曲线类型选指数曲线、多项式曲线、生长曲线、*Logistic* 曲线等,也可选用非线性回归分析方法。

第三节 护理科研中统计分析的典型错误辨析

一、统计描述典型错误辨析

(一)不考虑资料的分布状态滥用均数和标准差

对于正态分布的定量资料,描述集中趋势或平均水平的指标通常用均数表示,离散趋势的指标用标准差表示;而描述偏态分布的资料集中趋势或平均水平的指标通常用中位数表示,离散趋势的指标常用四分位数间距表示。但是由于统计学基本知识的缺乏,在进行数据分析时,很少或不考虑数据的分布状态,只要是有数值的资料就用均数和标准差表示,使得资料表达错误。

例 7-1:某地发生一起原因不明疾病,共有 80 人发病,从接触传染源到发病的时间(潜伏期)见表 7-6,求其平均潜伏期?

表 7-6 某地原因不明疾病的发病时间

潜伏期/天	发病人数
5 ~	2
6 ~	5
7 ~	5
8 ~	15
9 ~	40
10 ~	12
11 ~12	1
合计	80

其平均潜伏期 $\bar{x}=9.1$ 天。该结论是否对?

辨析:从表 7-6 可以看出,该资料为偏态分布资料,描述其平均潜伏期应该用中位数,而不能用均数表示,计算得出平均潜伏期 $M=8.3$ 天,而不能用 $\bar{x}$。

例 7-2:某护士研究某干预方法对糖尿病的血糖的影响,结果见表 7-7。

表 7-7 某药对糖尿病病人血糖的影响 ($\bar{x}\pm S_{\bar{x}}$)

组别	观察例数	血糖/mmol/L
对照组	30	18.3 ±10.9
干预组	30	6.8 ±4.6

辨析:从表7-7可以看出,研究者的目的是要分析干预组和对照组血糖的平均水平,分别用 $\bar{x}\pm S_{\bar{x}}$ 表示。从该结果数据得出对照组的标准差为59.70,干预组的标准差为25.20,干预组和对照组血糖的标准差都是均数的若干倍,基本可以认为此资料服从偏态分布。而用 $\bar{x}\pm S_{\bar{x}}$ 或 $\bar{x}\pm s$ 表达结果时,需要资料服从正态或近似正态分布。

注意:当资料服从正态分布时,用以上两种方法表达,其含义是不一致的。$\bar{x}\pm S_{\bar{x}}$ 反映的是在相同的实验条件下,样本均值与总体均值的接近程度,即68.27%的可能性包含总体均数,标准误的大小反映实验的准确度;$\bar{x}\pm s$ 反映在相同的实验条件下观测值在样本均数附近的波动大小,即约有68.27%的观测值在 $\bar{x}\pm s$ 范围之内,标准差的大小反映实验的精密度。如果无法判断资料的分布类型,先对资料进行正态性检验,若满足正态性,根据研究目的准确选择 $\bar{x}\pm S_{\bar{x}}$ 或 $\bar{x}\pm s$。若不满足正态性,可进行数据转换,转换后的数据服从正态分布,可用以上两种方法描述,若数据转换后仍不满足正态分布,用中位数描述血糖平均水平,四分位数间距描述血糖值的离散程度。

(二)相对数应用错误

1. 以"构成比"代"率"

例7-3:300例糖尿病患者中25岁以下者占25%,25~45岁者占35%,45岁及以上者占40%,随着年龄的增高,糖尿病发病率也增高。

辨析:构成比和率均为相对数,都可以用百分率表示,但是两者有本质的区别。构成比表示事物内部各个组成部分所占总体的比重;率是表示某种现象发生数与该现象可能发生的总数之比,即某种现象发生的频率或强度。例3中的三个相对数均是构成比,反映不同年龄组糖尿病的病例数占总病例数的比重,而不是发病率。因此,"随着年龄的增高,糖尿病发病率也增高"的结论是错误的。

2. 计算相对数时分母太小

例7-4:为比较三种封管液用于静脉留置针封管后静脉炎的发生率,将30例病人随机分为A、B、C 3组,A组用5ml肝素稀释液,B组用5ml生理盐水,C组直接使用输入的液体进行封管,观察静脉炎的发生率,结果见表7-8。

表7-8 三种封管液封管静脉留置针后静脉炎的发生率

组别	发生	未发生	合计	发生率/%
A	4	6	10	40.0
B	2	8	10	25.0
C	1	9	10	10.0

辨析:计算相对数时的分母不能太小。从表7-8中可以看出,计算静脉炎发生率时分母只有10人,显然分母太小,偶然性较大,不能反映真实情况。因此,在这种情况下用绝对数表示即可。

(三)统计表使用中存在的错误

统计表使用存在的问题主要是列表不规范,包括标题、标目、线条、数字、备注等都有不规范的地方。如标题太简单或不恰当,或在标题中加上"比较"或"比较分析"等无关的文字,线条太多(有纵线、斜线,该隐的线条全部未隐等),纵横标目位置错乱、分组层次不清,表中数字错误(位次未对齐、同一指标小数位数不一致、均数与标准差的小数位数不一致、未考虑有效数据、数据缺失或错误、计量数据单位缺失等),表达内容太复杂、中心内容不突出,备注标示错误、重复等(如实验组与对照组比较,将"*"等标示在对照组相关的指标上)。

例7-5:某作者研究手术室不同职称护士每日工作量,主管护师工作量变化无显著性;护师工作量减少,护士工作量增加($P<0.001$),差异有显著性意义(表7-9)。

表7-9 某医院手术室护士每日工作量

职称	MEAN		STD	
	2010 年	2013 年	2010 年	2013 年
主管护师	31.49	33.61	12.79	15.82
护师	89.52	61.90	19.64	19.26
护士	56.89	99.83	8.74	9.63

辨析:在医学科研文章中,应用统计表时,通常应该用简捷、正确的文字加以叙述。表7-9中存在以下严重错误:①标题表达不准确,表中显示护师的每日工作量高达89.52小时,这是绝对不可能的;②标目中英文和中文混杂,均数和标准差分开写;③缺少变量值的单位及观察样本的大小。改进的表见表7-10。

表7-10 某医院手术室护士两周的工作量

职称	2010 年		2013 年	
	调查例数	工作量($\bar{x}\pm s$, h)	调查例数	工作量($\bar{x}\pm s$, h)
主管护师	16	31.49±12.79	18	33.61±15.82
护师	34	89.52±19.64	39	61.90±19.26*
护士	75	56.89±8.74	97	99.83±9.63*

* 与2010年比较,$P<0.05$

(四)绘制统计图中存在的问题

统计图使用的主要问题有图类型选择错误和绘制图形不规范(无标目、标目无单位、纵横轴刻度标示错误,长宽比例失调等),其次是标准差信息、统计比较有差异的信息也未在图中显示出来,没有图例,标题位置不当(应在图的下方)甚至无标题。

例7-6:某作者对某地区婴儿终止母乳喂养的时间进行研究。随着月龄增加,终止纯母乳喂养的趋势见图7-2。

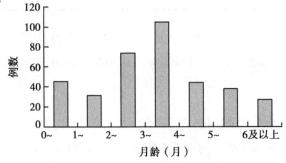

图7-2 某地区婴儿终止母乳喂养的时间分布

辨析:统计图的类型主要根据变量类型及分析目的来选用(见图7-1),本例中存在以下错误:一是图的类型选择错误,月份是连续型变量,欲表达随着婴儿月龄的增加终止纯母乳喂养的变化趋势,使用线图表达最恰当,如果表达不同月龄婴儿终止纯母乳喂养的频数分布情况,采用直方图(频数分布图)最恰当;二是统计图标题的位置错误,统计图的标题一般在图的下方,而图7-2标题在图的上方。三是纵轴是用例数来表示,也是不恰当。严格讲本例应该使用构成条图或圆图,从本题的资料无法表达终止纯母乳喂养的变化趋势。在绘制统计图时,通常将统计表列出后,再绘制统计图。

例7-7:某作者研究某医院1992、1995、1999和2004年三类疾病住院患者数量,结果见图7-3。

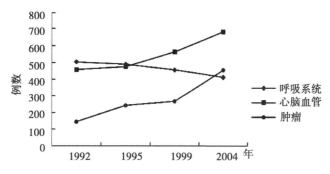

图7-3　1992-2004年某医院三类疾病住院病人比较

辨析:线图通常适合连续性定量资料,表达观察指标随时间变化的增减趋势。上述资料主要错误表现在两个方面:①该资料是非连续性的数值变量资料,使用线图表示不合适;②图7-3横轴用等长的间隔代表不等的时间段,其折线的倾斜度是一种假象,歪曲了事实。根据所给资料用复式条图比较适合。修改后的统计图见图7-4。

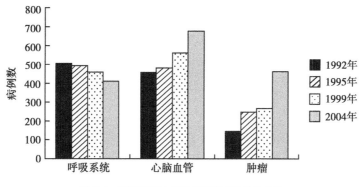

图7-4　某医院四个年份三类疾病住院病人数

例7-8:某年某地175例乙型脑炎患者的年龄分布资料如表7-11,根据该表资料绘制直方图如图7-5,该图是否正确?

表7-11　某年某地流行性乙型脑炎患者的年龄分布

年龄(岁)	0-	1-	2-	3-	4-	5-	6-	7-	8-	9-	10-	20-	30-	40-	50-
人数	3	3	9	11	23	22	11	14	8	6	36	13	11	4	1
每岁患者人数	3	3	9	11	23	22	11	14	8	6	3.6	1.3	1.1	0.4	0.1

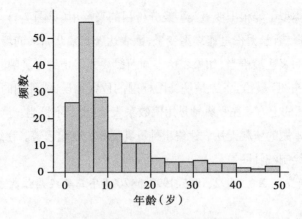

图 7-5　某地某年乙型脑炎患者的年龄分布

辨析：本资料各组的组距不等，应先将组距化为 1，得出每岁平均患者人数，以此为矩形的高作图，才能正确表达出资料的实际情况（图 7-6）。

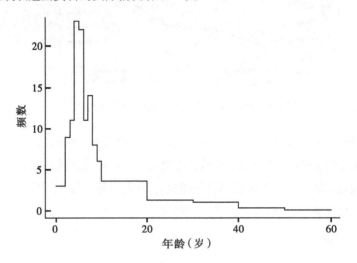

图 7-6　某地某年乙型脑炎患者的年龄分布

二、统计推断错误辨析

（一）定量资料统计推断的错误辨析

1. 忽视 t 检验和方差分析的前提条件

例 7-9：为了研究不同干预措施对脑卒中恢复期患者运动功能的影响，作者将研究对象随机分为三组，分别采用不同的干预方法，经 t 检验，干预前方法 II 组、方法 III 组与方法 I 组运动功能自评分差异无统计学意义；方法 II 组、方法 III 组干预前与干预后运动功能自评分数差异均有统计学意义，结果见表 7-12。

表 7-12　三种不同干预方法对脑卒中恢复期病人运动功能的影响（评分，$\bar{x} \pm s$）

干预方法	例数	干预前	干预后
方法 I 组	28	51.33±35.75	52.21±32.75
方法 II 组	26	52.21±33.35	63.46±18.44△*
方法 III 组	26	50.89±75.37	70.93±90.55△*

△表示方法 II 组、III 组与 I 组比较 $P<0.05$；* 表示同组干预前后比较 $P<0.05$

辨析:上例中,在资料设计类型、统计处理方法的选择等方面都存在错误:①从资料的设计类型上看,本研究是分析三种不同干预措施对运动功能自评量表得分的影响。如果仅简单比较干预前或干预后各组的差异,不能很好地看出各干预措施的效应。合适的方法是求出每组干预前后运动功能自评量表得分之差。三组前后差值的比较,此时为完全随机设计的资料,如果符合方差分析的条件,可采用单因素方差分析,多重比较可以通过方差分析的两两比较实现;如果不符合方差分析的条件,可采用完全随机设计多组独立样本的秩和检验,多重比较可以通过秩和检验的两两比较实现。作者用了 t 检验是错误的。因为 t 检验只适合分析单组、配对及完全随机设计的两组资料,并不适合分析完全随机设计的多组资料的比较;②从统计方法的选择上看,t 检验和方差分析应用的前提条件是经过正态性检验和方差齐性检验满足条件后,而该资料有 2 个格子的标准差超过均数,该资料可能呈偏态分布,不同组间标准差相差悬殊,基本上可以认为组间方差不齐,不符合 t 检验的条件。

2. 误用成组设计资料的 t 检验分析配对设计资料

在例 9 中,同组别干预前与干预后运动功能自评量表得分采用成组比较的 t 检验,Ⅱ组、Ⅲ组差异有统计学意义($P<0.05$)。

辨析:同一组干预前后运动功能自评量表得分比较是自身配对设计的资料,如果符合参数检验条件,应该用配对设计 t 检验进行分析,若不符合参数检验条件,则采用配对设计的秩和检验方法进行分析。

3. 误用配对设计资料的 t 检验处理具有一个重复测量的单因素设计资料

例 7-10:某作者对 28 例脑卒中恢复期病人采用药物干预和循证护理相结合的方法,观察运动功能自评量表得分情况,采用配对 t 检验,治疗后 1 个月、2 个月与治疗前差异有统计学意义($P<0.05$)(表 7-13)。

表 7-13　28 例脑卒中恢复期病人治疗前后运动功能自评量表得分

组别	差值($\bar{x}\pm s$)	t 值	P 值
治疗前与治疗后 1 个月	1.53±1.35	5.997	<0.05
治疗前与治疗后 2 个月	5.32±3.75	7.507	<0.05
治疗后 1 个月与治疗后 2 个月	3.55±2.67	7.036	<0.05

辨析:28 例脑卒中恢复期病人治疗前、治疗后 1 个月、2 个月运动功能自评量表得分,是在不同时间对同一个受试对象同一个因素观察到的 3 个数据,这种设计为重复测量研究的单因素设计。配对 t 检验只适合配对设计的资料。上例中的资料相当于配伍组设计的资料,若采用配对设计 t 检验分析此类资料,割裂了整体设计,结论的可靠性差。因此,具有重复测量的单因素设计资料可以采用配伍组设计资料的方差分析或重复测量资料的方差分析比较治疗前和治疗后不同时间运动功能自评量表得分差异是否有统计学意义,需要时可进一步采用 q 检验等方法作多重比较。

4. 误用 t 检验处理析因设计的定量资料

例 7-11:一项左旋肉碱对大鼠血糖和体重影响的研究,按照区组随机分组的方法将大鼠分成四组观察,采用 t 检验进行分析,结果见表 7-14。

表 7-14　左旋肉碱对大鼠血糖和体重的影响

组别	例数	体重/g		血糖/mmol/L	
		观察前	6 周后	观察前	6 周后
非糖尿病＋安慰剂	8	200.2±5.2	220.0±6.8	4.3±1.7	4.2±1.8
非糖尿病＋左旋肉碱	8	203.5±6.3	192.6±5.7	4.6±1.2	4.5±1.4
糖尿病＋安慰剂	12	204.5±5.1	183.6±6.3*	25.6±2.0*	20.3±2.3*
糖尿病＋左旋肉碱	12	201.0±3.8	153.7±7.3*	27.4±2.3*	23.3±1.7*

　*表示与非糖尿病相应组比较，$P<0.05$

　　辨析：以上实验研究有 4 个实验组，实际涉及 2 个实验因素，一个实验因素是"是否患糖尿病"，另一个实验因素是"是否使用左旋肉碱"；两个实验因素分别都有两个水平，即是、否，它们互相组合，得到 4 个实验组。而上例采用了成组设计的 t 检验进行统计分析，忽视了两个因素之间的交互作用，是错误的。其实这种资料属于析因设计的定量资料，应首先分别求出观察前和 6 周后体重和血糖的差值，然后采用析因设计的方差分析，才能有效分析各因素作用及其可能存在的交互作用。

　　5. 误用 X^2 检验分析定量资料

　　例 7-12：小鼠烧伤后 1~18 天烧伤区与周边区淋巴管数量比较，结果显示，烧伤区和周边区淋巴管数经 X^2 检验差异有统计学意义（$P < 0.05$）（表 7-15）。

表 7-15　修复期烧伤小鼠烧伤区与周边区淋巴管数量　　　　　　　　　　　　　　　　（单位：个）

观察区域	大鼠/只	1 天	3 天	5 天	7 天	12 天	18 天
烧伤区	12	1	1	3	6	6	5
周边区	12	5	6	5	6	6	5
合计	24	6	7	8	12	12	10

　　辨析：以上资料中，不同观察时期的淋巴管数量是定量资料，其度量衡单位是"个"。因此，采用 X^2 检验分析不同时期淋巴管数量的差异是错误的，可采用定量资料统计分析方法进行比较。若符合方差分析的条件，可采用完全随机设计的方差分析；反之，采用成组设计的多个样本的秩和检验。

　　（二）定性资料统计推断的错误辨析

　　1. 误用 t 检验分析定性资料

　　例 7-13：一项关于"固定胃管的医用胶布更换周期对皮肤的影响"的研究，实验组每天更换胶布，对照组 3 天更换胶布，经 t 检验，实验组效果明显好于对照组（$P<0.05$），结果见表 7-16。

表 7-16　实验组与对照组医用胶布对皮肤的影响

组别	例数	皮肤颜色变化		皮肤水疱		痒痛	
		例数	百分率/%	例数	百分率/%	例数	百分率/%
对照组	50	40	80.0	10	20.0	6	12.0
实验组	50	35	70.0	15	30.0	3	6.0

　　辨析：正确判断资料类型是合理选择统计分析方法的重要前提。本资料结果为疗效，皮肤颜色变化、皮肤水疱、痒痛均按照有、无分为两类，属于定性变量，采用定量资料的 t 检验是错误

的,应该采用两样本率比较的四格表χ^2检验。皮肤颜色变化、皮肤水疱发生情况均可采用四格表专用公式,而痒痛发生率比较应采用校正公式。

2. 误用χ^2检验取代确切概率法

例 7-14:2002~2003 年,某医院用甲、乙两种方法治疗类风湿患者,肾功能损害的发生率经χ^2检验,差异有统计学意义,结果见表 7-17。

表 7-17 甲乙两方法治疗类风湿肾功能损害发生情况

组别	发生肾功能损害例数	未发生肾功能损害例数	合计
甲方法	0	22	22
乙方法	3	13	16
合计	3	35	38

辨析:当满足 $n \geq 40$ 且每个格子的理论频数 $T \geq 5$ 时,使用四格表χ^2检验进行两个率的比较;或当 $n \geq 40$ 且 $1 \leq$ 每个格子的理论频数 $T < 5$ 时,使用四格表χ^2检验的校正公式进行两个率的比较。本资料的 $n < 40$,不符合χ^2检验的条件。因此,该资料应该选用确切概率法进行比较。

3. 误用χ^2检验分析单向有序列联表资料

例 7-15:选择 2005 年 6~12 月在某医院住院分娩的产妇 310 例,均为阴道分娩的足月妊娠单胎头位初产妇,不包括有严重合并症及并发症者,将研究对象随机分为观察组(160 例)和对照组(150 例)。两组孕产妇在年龄、身高、孕周、胎儿大小等条件上基本相同。观察组实施"一对一"全程音乐陪伴分娩模式,对照组则采用常规产时服务模式。采用 VRS-5 方法,描述疼痛量分 6 个等级:0 级为无疼痛;1 级为轻度疼痛,可忍受,能正常生活睡眠;2 级为中度疼痛,适当干扰睡眠,需用止痛药;3 级为重度疼痛,干扰睡眠,需用麻醉止痛剂;4 级为剧烈疼痛,干扰睡眠较重,伴有其他症状;5 级为无法忍受,严重干扰睡眠,伴有其他症状或被动体位。两组产妇疼痛程度比较采用χ^2检验,$P < 0.0001$,结果见表 7-18。

表 7-18 两组产妇疼痛程度

组别	n	0 ~1 级例数/%	2 级例数/%	3 级例数/%	4 ~5 级例数/%
对照组	150	11 (7.33)	69 (46.00)	66 (44.00)	4 (2.67)
观察组	160	23 (14.38)	105 (65.62)	31 (19.37)	1 (0.63)
χ^2			25.82		
P			<0.0001		

辨析:研究者将研究对象随机分为观察组和对照组,分组变量为无序分类;疼痛程度分为 6 级,为有序变量,属于单向有序列联表资料。用 $R \times C$ 表χ^2检验分析单向有序列联表资料不合适,得出的结论可能是错误的;而适合该资料的分析有秩和检验、Ridit 分析等方法。

4. 对 $R \times C$ 表资料直接分割进行两两比较

例 7-16:一项关于"腹腔注射链脲佐菌素、四氧嘧啶和胰岛素对大鼠发生糖尿病的影响"的研究,选择 4~6 个月 200g 左右大鼠 60 只,按照随机区组分组的方法,将大鼠分成三组,每组 20 只,Ⅰ组链脲佐菌素 65mg/kg 一次腹腔注射,Ⅱ组四氧嘧啶 125mg/kg 一次腹腔注射,Ⅲ组胰岛素 10U 一次腹腔注射,72 小时后测血糖,观察糖尿病发生情况。经χ^2检验,Ⅰ组与Ⅱ组比较、Ⅰ组与Ⅲ组比较,糖尿病发生率差异均有统计学意义,而Ⅱ组、Ⅲ组比较差异无统计学意义,结果见表 7-19。

表 7-19　大鼠腹腔注射三种药物后糖尿病发病情况

组别	发病	未发病	合计
Ⅰ组	16	4	20
Ⅱ组	7	13	20
Ⅲ组	6	14	20

辨析:本资料属于 3 行 2 列的 3×2 表资料,作者在未对整体进行分析的情况下,直接将表分割成三个四格表进行两两比较,增大了出现 Ⅰ 类错误的概率,容易得出假阳性的结论。正确的做法是先对整个 $R×C$ 表资料进行 χ^2 检验,得到一个 χ^2 值,根据 3×2 表的自由度,查 χ^2 界值表,若是拒绝无效假设,再将 3×2 表分割成 3 个四格表,分析每两组糖尿病发生率的差异。值得注意的是,分割后四格表的检验水准为 $\alpha' = \alpha / [k(k-1)]$($k$ 为总组数)。将四格表计算的 χ^2 值对应的概率 P 与 α' 比较,从而决定是否拒绝无效假设。

三、护理研究设计的典型错误辨析

(一)研究目的不明确、实验设计方案不完善

在护理科研工作中,首先应当有明确的科研假设,再从专业角度和统计学角度考虑,制定一个完整的科研设计,有的放矢地、循序渐进地开展科研活动。从已发表的科研文献可以发现,一些论文如同一簿流水账,比如关于病例特征叙述很多,并没有层次;不是专业设计叙述不清,就是缺乏统计设计或设计不完整,在文章的"方法"中既没有交代应用何种统计软件,也没有说明采用何种统计学处理方法,却在"结果"中出现了"××与××比较差异有显著性,P<0.05"的字样,容易令读者对文章的真实性产生怀疑;有的文献看似遵守了实验设计的基本原则,但设计不严谨或含糊其辞,大大降低了研究结果的可信性。又如欲研究某护理方法的效果,仅用该方法护理某某病多少例,观察有效率。这种设计缺乏对照,很难说明该方法的效果。因此,严谨的科研设计是至关重要的,专业设计和统计设计都是科研项目中必不可少的重要内容。

(二)实验设计没有遵守随机化的原则或者以随意代替随机

例 7-17:《手术室护士工作压力源及相关因素分析》一文中关于研究对象的选择是这样描述的:"本研究在 2005 年 6～8 月间,采用分层随机抽样的方法,以某市七所医院的 101 名手术室护士作为研究对象,均为女性。其中年龄 20～30 岁的 38 人,30～40 岁的 50 人,40 岁及以上的 13 人;工龄 1～2 年的 8 人,3～5 年的 18 人,5～10 年的 20 人,10 年以上的 55 人;产房工作年限 1～2 年的 18 人,3～5 年的 22 人,5～10 年的 21 人,10 年以上的 40 人;职称为护士的 30 人,护师 59 人,主管护师及以上的 12 人;个人月收入<2000 元的 6 人,2000～3000 元的 81 人,>3000 元的 14 人;学历为中专的 51 人,大专 46 人,本科及以上 4 人;所在医院等级为三级的 73 人,二级的 28 人"。在结果中分析了不同年龄、不同工龄、不同职称产房护士的工作压力源及相关因素。

辨析:随机抽样方法包括单纯随机抽样、系统抽样、分层抽样、整群抽样和多级抽样。其中分层抽样是指将研究对象按照某个特征分为若干层次,然后在每层中随机抽取若干样本的抽样方法。本资料中的分层随机抽样没有明确以哪种分类特征作为分层标志,更没有说明是如何随机抽样的。实际上,该项研究很可能是随意抽取的样本,然后按照不同特征进行描述。其

实,不同级别医院手术室护士的工作压力源可能不同,级别较低的医院的手术室护士可能技术方面的压力较小,因为该级别医院手术室只能承担一些较简单的手术,而高级别医院多承担较复杂的手术,工作压力较大。因此,笔者认为正确的做法可以采取多级抽样的方法,首先按照医院的级别分成三层:一级、二级和三级医院,每层抽取一所医院,然后在每所医院中按照手术室护士的职称分层,每层再抽取若干名护士组成样本进行分析。

例 7-18:《中西医结合治疗妊娠期再生障碍性贫血》一文。在 1988~1995 年期间,某医院对 15 例妊娠期并发再生障碍性贫血的孕妇采用中药二至汤加味结合西药治疗。治疗方法:对患者给予支持治疗及刺激骨髓造血功能的西药,同时合用中药二至汤加味,水煎 250ml,每日一剂。治疗后,痊愈 7 例,显效 4 例,有效 3 例,无效 1 例,总显效率 73.3%,总有效率 93.2%。

辨析:临床试验中,设置对照组的意义是排除非处理因素的影响,找出最佳试验条件。从以上资料可以看出,该项研究仅有一组研究对象,未设对照组,而且样本量较小,同时也未阐述疗程多长时间。因此,"中西医结合对妊娠期再生障碍性贫血治疗有效"的结论不科学。正确的做法是选择足够多的妊娠期再生障碍性贫血患者,随机分为四组,即:①中药二至汤加味组;②刺激骨髓造血功能的西药组;③中药二至汤加味结合刺激骨髓造血功能的西药组;④安慰剂对照组。①和④比较能够反映中药的疗效,②和④比较能够反映西药的疗效,①和③比较能够反映中西药结合是否比单纯西药治疗效果好,②和③比较能够反映中西药结合是否比单纯中药治疗的效果好。实际上,该项研究应该采用析因设计。

(三)样本含量太小

例 7-19:《术中使用保温毯对患者体温影响的研究》一文采用方便取样方法收集行腹腔、胸腔手术患者 20 例,其中腹腔手术患者 15 例,胸腔手术患者 5 例,男性患者 12 例,女性患者 8 例。年龄 40~74 岁,平均年龄 58.6±4.3 岁。术中麻醉方式:全身麻醉患者 13 例,联合麻醉患者 7 例。随机分为两组:对照组 10 例,即未使用保温毯组;实验组 10 例,将保温毯放于手术床上,手术患者躺在保温毯上,保温毯温度保持在 41℃。观察两组的体温情况。

辨析:从以上资料可见,实验组和对照组的研究对象均为 10 例,并且两组患者的可比性如何也未加以阐述,病种较少,样本例数少,偏倚较大,而且样本又是方便选取,因此,该设计不合理,样本代表性差。根据专业知识和统计学知识,至少应该选择一个较大样本进行观察,当两组影响体温的因素均衡时,才能进行比较。

(四)忽视非研究因素的作用,各组之间均衡性不好

例 7-20:某医院共治疗银屑病 128 例,男 60 例,女 68 例,年龄为 21~66 岁。除 3 例关节型、2 例红皮病型、1 例渗出型外,其余均为寻常型。进行期 88 例,静止期 40 例。病程从 7 个月至 40 多年。共分三组:第一组 40 例,用复方炔雌醚治疗,对象为已婚妇女,需要避孕,无急慢性肝肾疾病;第二组用长效避孕药三合一片治疗,共 32 例,女性 13 例,男性 19 例,未交代病人的条件;第三组用氯地孕酮治疗。根据治疗结果比较三种药物的疗效。

辨析:均衡性的原则,就是在实验中随机分组时,要确保各组之间除了要考察的处理因素外,其他一切可能的干扰和影响因素处于相同水平。本例中各组年龄、性别、病程、病理类型等对疗效可能产生影响的因素均不可比,严重违背了实验设计"均衡原则"。因此,应该采用随机分组方法进行分组,并比较各组的均衡性。

总之,医学科研设计中统计学设计、数据综合分析是一个非常复杂和重要的问题,直接关

系到研究结果的可靠性。因此,需要研究者在对统计学实验设计和各种统计分析方法掌握比较全面的基础上,灵活、全面地运用医学统计学、流行病学和专业知识对资料进行处理和分析。

(吴成秋　刘　颖)

学习小结

统计学是一门研究数据的收集、整理、分析、表达和解释的方法学,目的是指导人们对科学探索活动进行严密设计,获取可靠的证据,正确地归纳、分析与推理。医学统计学正是将统计学的理论和方法用于解决医学问题的一门学科,它是医学科学研究的重要工具。在护理研究领域中,通过正确的流行病学和医学统计学方法的使用,将实验和观察的数据进行整理、分析,不仅可以得到正确的结论,而且可以提高效率,而误用统计学方法则会导致错误的结论。本章简要介绍护理研究中统计分析方法的选择,并且通过一些实例分析,阐明统计学方法应用的典型错误。

1. 统计工作包括哪些基本内容?

2. 标准差和标准误有何区别与联系?

3. 怎样正确运用单侧检验和双侧检验?

4. 方差分析的应用条件是什么? 为什么当方差分析结果为拒绝 H_0,接受 H_1 之后,对多个样本均数的比较要用多重比较的方法,而不能用 t 检验? 随机区组设计的方差分析与完全随机方差分析在设计上有何不同?

5. 医学上常用的统计图有哪几种? 各自的适宜资料类型是什么?

6. 如何进行正态性检验及方差齐性检验?

7. 某护士为了研究一种新护理方法对某病的护理效果,随机选择符合条件的该种疾病患者 100 名,并随机分成实验组与对照组,每组各 50 名患者,实验组采用常规护理+新护理方法,对照组采用常规护理方法,患者的部分临床资料记录见下表(表 7-20):

表 7-20 两种护理干预方法对患者的效应

患者编号	年龄/岁	性别	职业	护理干预方法	干预前收缩压/mmHg	干预后收缩压/mmHg	干预后心电图	效果
1	36	男	工人	常规护理	126	122	正常	显效
2	50	女	农民	常规+新护理	148	134	正常	好转
3	63	男	公务员	常规护理	156	142	异常	无效
4	60	男	公务员	常规+新护理	152	146	异常	无效
5	50	女	农民	常规+新护理	138	140	正常	显效
…	…	…	…	…	…	…	…	…
100	51	女	工人	常规护理	128	124	正常	好转

根据以上资料,请思考下列问题:

(1)上表中的收缩压、心电图、疗效分别构成何种类型的资料?

(2)怎样对收缩压资料进行统计描述?

(3)欲说明男、女患者干预前的收缩压是否有差别,如何进行统计分析?

(4)欲说明不同职业人群干预前的收缩压是否有差别,如何进行统计分析?

(5)欲说明两种护理干预方法对收缩压影响的差异,如何进行统计分析?

(6)欲说明新护理干预方法是对收缩压的影响,可用什么假设检验方法?

(7)欲说明新护理干预方法对心电图的影响,可选择哪些假设检验方法?

(8)欲比较不同职业人群的心电图异常率是否有差别,可选择何种假设检验方法?

(9)欲比较两种护理干预方法的效果是否有差异,可用何种假设检验方法?

(10)欲说明干预前收缩压与年龄的关系可用什么方法?

(11)欲说明年龄、性别、职业、护理等因素对血压的影响,可用什么统计分析方法?

(12)欲说明年龄、性别、职业、护理等因素对心电图的影响,可用什么统计分析方法? 对效果的影响,又如何进行统计分析?

第八章 质性研究

8

学习目标	
掌握	质性研究的概念、特征、方法、基本步骤。
熟悉	质性研究的哲学基础；质性研究在护理研究中的应用；质性研究质量控制。
了解	质性研究的概括性。

　　　　吸烟有害健康已为科学研究所证明,由此可能引起心血管、呼吸系统、消化系统、脑血管等多种疾病。研究数据表明,全世界每年因吸烟死亡的人数就有 250 万人之多,吸烟已经成了人类疾病的"第一杀手"。虽然吸烟有害健康的道理人人都懂,但为什么还有不少人"乐此不倦"? 是什么原因使他们"铤而走险",在吸烟或戒烟过程中他们的感受是什么?

　　思考:对于这些不能用量性研究解答的问题。我们应该采用什么研究方法?

　　质性研究在社会科学和行为科学中已被普遍应用,用来理解人类社会独特的、变化的、整体的本质和特征。该方法在护理研究中的使用始于 20 世纪 70 年代末,它着重对事物或现象的整体和深入的理解,这与护理的整体观是一致的。质性研究在进一步理解人类的体验,如人类对疾病的体验过程、疼痛、关怀、无力感、舒适感以及疾病照护体验、不同健康人群的价值观及信念等研究中,已经体现出其不可替代的独特性。

第一节　概述

一、质性研究的概念

　　质性研究(qualitative research)又称质的研究、定性研究,是以研究者本人为研究工具,在自然情境下,采用多种资料收集方法对某一现象进行整体性探究,使用归纳法分析资料,通过与研究对象互动对其行为和意义建构获得解释性理解。质性研究是对某种现象和事物在特定情形下的特征、方式、含义进行观察、访谈、记录、分析、解释的过程,旨在揭示研究对象赋予的这些事物的内涵和本质。因此,被较多地用于社会学、人类学、管理学、心理学以及护理学等领域。

二、质性研究的哲学基础

　　质性研究是一个从实际观察的资料中发现共性问题的过程,属于探索性和叙述性的研究。质性研究与量性研究的本质区别在于不同的哲学观和专业范式。量性研究建立在实证主义专业范式基础上,遵循客观、有效、实用的原则;认为现实是唯一的;质性研究建立在建构主义专业范式、诠释主义专业范式的基础上,认为知识是由社会建构的,无论是研究者和被研究者都有他们的价值观和现实观,因此现实是多元的。

　　建构主义者认为,所谓"事实"是多元的,是社会的建构。建构过程必然受到主体的影响,隐含着个体的价值观念、文化观、社会意识形态和生产方式等,这些都会对建构过程产生影响。建构主义在本体论上持相对主义的态度;在认识论上,建构主义主张交往互动。

　　诠释主义哲学根基来源于唯心论。它主张人类对世界的体验并非是对外界物质世界的被动感知与接受,而是主动的认识与解释。诠释主义研究对象不是社会事实,而是社会行动。是指向他人的有意义的行动。它认为,社会是由人组成的,而人的一切行动都是在人的主观意志作用之下进行的,主体与客体并不是截然对立的,主体与客体随时处于互动之中,主体不断地对客体进行新的建构,即主体用自己的观念、态度等对客体进行分析、研究、甄别和筛选;用自己的观念体系,思维定式对客体进行诠释。因此,研究者就需要进行角色转换,设身处地地对研究对象进行"移情式"的理解。研究者应深入现实生活去搜集资料,并且通过科学化的手段分析资料、提出理论,用语言去解释并重建这些概念与含义。

综上所述,质性研究的方法论以整体观为指导,其基本思想是:一是任何现实都不是唯一的,每个人的现实观都是不同的,并随时间推移而有改变;二是对事物的认识只有在特定的情形中才有意义,因此质性研究的推理方法是将片段整合,以整体观分析事物;三是由于每个人对事物的感受和认识不同,因此同一事物可以存在不同的意义,例如,不同年龄、不同职业背景的吸烟男性对戒烟的看法、戒烟的经历均具有较大的差异。当然,我们在对某种现象进行研究时,也要具体问题具体分析,选择最适合的或者是综合运用多种研究方法,才能使我们的研究更为科学、更有价值。

三、质性研究的特征

质性研究的设计是发展的、变化的,没有严格限制的。它不像量性研究那样,有一整套标准的、规范化的研究程序,它的研究具有有弹性的、反思的、参与的、过程动态的等特点。质性研究有多种研究方式,如现象学研究、民族志、扎根理论研究、个案研究、历史研究等,虽然各种方法的哲学理念不尽相同,但是它们都具有以下基本特征。

1. **灵活性,强调自然情境** 质性研究的研究步骤和研究场所灵活,在自然情境中收集现场自然事件的资料,可随研究进展而改变研究场所;注重情境脉络,可从现场的关系结构中去发现事件发生的连续关系和意义,可根据分析的资料决定是否需要重新选择新的研究对象,再进行资料收集,然后分析。

2. **整体性** 质性研究是整体性的,它将现场里的人与事物作为一个整体来研究,去深入探索事物的内涵和实质,而不只截取某一个片段,它是对研究对象的整体认识。

3. **非干预性** 质性研究为非干预性研究,是从研究对象的角度来研究问题,关注特定的现象和社会情景,深入了解事物或现象的本质和真实状况;注重现场参与者的观点,从现场局内人的观点去了解他们如何看世界;在研究过程中,不对结论作任何预测和改变,不对研究对象施加任何干预,不作价值判断,研究者着重于了解研究对象的观点。

4. **研究对象可选性,研究工具特定性** 质性研究往往采用目的选样的方法选取研究对象,即根据研究人员对研究对象特征的判断有目的地选取研究对象。无特定的资料收集工具,研究者即是研究工具。

5. **资料收集方法多样性与分析同步性** 质性研究往往通过综合运用多种资料收集方法,如综合运用访谈、观察、实物收集等主要方法。而且质性研究的资料收集与资料分析往往同步进行,是一个连续的过程。

6. **质性研究具有归纳的取向** 其方法是归纳性的,运用了归纳分析的方法,即从资料搜索的过程中发展和归纳概念、理论或洞察力,而不是收集资料和证据来评估或验证在研究之前预想的模型、假设或理论。

7. 描述主观性 质性研究是描述性的,它所用的资料以描述性资料为主,研究人员往往以主观的态度描述研究过程、自己的角色以及可能产生的偏差。研究人员以现场的观察记录、关键人物的访谈实录、文件、图片、实物等为主要的资料来源。

四、质性研究与量性研究的比较

从上述质性研究的特征,我们可以看出,质性研究是通过研究者和被研究者之间的互动对现象进行深入、细致、长期的体验,然后对现象的"本质"得到一个比较全面的解释性理解。而量性研究依靠对事物可以量化的部分及其相关关系进行测量、计算和统计分析,以达到对事物"规律"的一定把握。具体来说,两者之间的主要区别可参见表 8-1:

表 8-1 质性研究与量性研究的比较

项目	质性研究	量性研究
哲学基础	诠释主义、建构主义	实证主义
研究目的及特性	增加对现象的理解、探索、描述、理解和解剖现象、发展理论;注重主观性体验	验证理论、检验变量之间的关系、可预测和控制研究现象;注重客观性体验
科学假设及关键概念	无假设;关键概念为行为、事件、语境、意义	有假设;关键概念为变量、值、统计学显著性
研究者角色及侧重点	研究者作为资料收集工具参与研究;侧重于研究过程	研究者不会参与在被研究的活动中;侧重于研究结果
研究情境及研究问题的产生	研究情境在自然状态下开展;研究问题在研究过程中产生	研究情境在自然状态下或标准实验条件下开展;研究问题事先确定
研究设计	非结构性的,根据收集的资料灵活调整设计方案,设计方案是灵活的、演变的、比较宽泛	结构性的,事先确定的,严格按研究设计实施,比较具体
研究手段	以语言、图像、文字为资料,进行描述、分析、归类、提炼	以数字为资料,进行计算、统计分析
研究工具	研究者本人、实地笔记、录音、录像	问卷、量表、测试工具、统计软件、计算机
抽样方法及样本	有意选取,目的性抽样,样本量较小,可根据信息收集情况进行样本和抽样方法的调整	强调随机抽样,样本量较大,需计算样本含量
收集资料的方法	结合互动,人文特点,采用多种资料收集方法,多以观察法、访谈法为主。	根据设计采用一种或多种资料收集方法,如结构性观察,统计表,多以问卷法、测量法为主
资料的特点	语言、图像、文字等描述性资料	量化的资料,可操作的变量,统计数据
分析方法	文本分析,归纳法,寻找概念和主题,可与资料收集同步进行,贯穿全过程	演绎法,统计分析,收集资料之后进行
与研究对象的关系	信任的,平等的,如朋友般密切的接触	短期的,有距离的,甚至是双盲的
结果报告	以丰富的文字陈述结果,论文以描述研究者的个人反思为主	用数据分析报告结果,论文为概括性、客观性、常用表格

第二节 质性研究的方法

一、质性研究的方法学分类

质性研究的方法有许多,Field 和 Morse 确认了八种方法:民族志学、扎根理论、民族学、行为学、民族科学、民族方法论、分析性社会学、现象学。Wilson 和 Hutchinson 列举了十种质性研究类型:扎根理论、民族志学、现象学、民族科学、诠释学、历史调查、道德调查、女性主义研究、重大社会理论、个案研究。Burns 和 Grove 提出六种质性研究方法:现象论、扎根理论、民族志历史、哲理研究、重大社会理论。Poilt 和 Hungler 列举了十种质性研究:民族志学、民族科学、现象学、诠释学、行为学、人文心理学、扎根理论、民族方法论、符号互动作用、谈话分析。本章主要介绍现象学研究、扎根理论研究、人种学研究(民族志研究)三种常用方法。

(一)现象学研究(Phenomenological research)

1. **概念** 现象学研究是一种观察特定的现象,分析该现象中的内在和外在成分,把其中的重点要素提炼出来,并探讨各要素之间及各要素与周围情境之间关系的一种质性研究方法。它以促进对人的理解为目标,说明行动的本质。多用于探讨人们对生活的体验。该方法最初是由哲学家 Husserl 和其弟子 Martin Heidegger 发展而来,是一种系统、严格地研究现象的方法,描述、回顾和深度分析个体真实的日常生活经历。研究的目的是描述人类生活经历的固有特性和本质。

现象学研究的主要焦点:一是观察某特定的现象;二是观察该现象中一般性的要素;三是捕捉所觉察要素之间的关系。研究者相信事实基于人们的生活经历,生活经历赋予了每个人对特定现象的感知。现象学研究者对生活经历的四个方面产生兴趣:生活的空间、生活的人、生活的时间、生活中人与人之间的关系。

2. **现象学研究在护理研究中的应用** 现象学研究是运用哲学现象学的观念和方法,研究护理工作中的现象或事物,通过描述和分析还原现象或事物的本性,用护理专业性语言揭示护理体验所显现出来的共同特性及其意义。如某研究者为了探索年轻护士对护理工作的体验,以了解其面临的压力、情感体验和行为规范,为护理管理者制定人性化管理措施提供依据,采用现象学研究方法对 18 名年轻护士进行个体访谈、录音。将录音转成文字资料,研究人员对资料采用反复阅读、分析、反思、分类和提炼主题的方法进行分析。提炼得出了 5 个主题:情绪不良、躯体不适、心理负荷过重、情感受挫、自我追求受限。研究发现为年轻护士的管理模式及培训提供了建议。

现象学研究收集资料采取的常用手段是深入访谈法,在深入访谈中,研究人员让研究对象描述某方面的生活经历,努力体察研究对象的世界,但不主导访谈的内容和方向。这种围绕研究主题展开的开放型或半开放型访谈,具有开放性、互动性和深入性的特点。从探讨"个人生活史"、到重构"故事细节"、再到反思"存在意义"的序列过程。除深入访谈法这一常用手段外,现象学研究还通过参与、观察、书面叙述、档案资料查询、反思等方法研究个案的经历。研究者在丰富、生动的报告中与读者分享他们的领悟。一篇描述研究者的现象学报告,可使读者从另一种不同的角度"看"事物,丰富他们对经历的理解。

相关链接　　　　　现象学研究方法论文摘要

　　目的:探讨社区老年慢性阻塞性肺疾病(COPD)患者社区康复过程中自我管理的知、信、行现况。方法:采用质性研究的现象学研究方法,对14例康复期的社区老年COPD患者进行深入访谈,并对访谈结果进行分析。结果:COPD患者康复自我管理的知识和技能、自我管理信念态度、自我管理行为3个主题及相应的副主题。结论:重视老年COPD患者,尤其是健康素养低下患者疾病专科相关健康信息的传播;在开展COPD自我管理项目的过程中,强调增强患者自我效能的同时要关注负性信念和消极态度对其自我管理行为选择的影响。

　　引自:康建会,罗艳华,岑慧红等,老年慢性阻塞性肺疾病患者康复期自我管理的现象学研究.中国实用护理杂志,2014,30(11):41-44.

(二)扎根理论研究(grounded theory research)

　　1. **概念**　扎根理论研究又称根基理论研究,是由芝加哥大学的 Bamey Glaser 和哥伦比亚大学的 Anselm Strauss 共同发展出来的一种质性研究方法,他们于1967年在专著《扎根理论之发现:质化研究的策略》中提出。所谓扎根是指研究得出的理论以资料为基础,从资料中提炼而来。研究者在研究开始之前一般没有理论假设,直接从实际观察入手,从原始资料中归纳出经验概括,然后上升到理论。研究者在资料收集和分析的过程中采用不断比较的方法,去发现不同的研究对象所提供的资料间的相同点和不同点,将片段资料组合成有功能的整体框架,进而形成理论。

　　扎根理论不是一种理论,而是一种社会学研究方法,是运用系统化的程序,针对某一现象来发展并归纳式地引导出扎根理论的一种定性研究方法。其研究的主要目的是发现或寻找现实中的某一现象的完整解释,并由此形成理论。该方法的目的是使质性研究方法超越描述性研究,进入解释性的理解性框架领域,由此对研究对象进行抽象性和概念性理解。

　　2. **扎根理论研究程序包括**　①开放性和选择性编码;②持续比较;③理论采样;④理论饱和;⑤理论性编码;⑥备忘录和手工整理备忘录。这是一种从下往上建立实质理论的方法。并一定要有经验证据的支持,它的主要特点不在其经验性,而在于它从经验事实中抽象出了新的概念和思想。在哲学思想上,扎根理论方法基于的是后实证主义的范式,强调对目前已经建构的理论进行论证。例如,林岑等探讨具有坚强特质的乳腺癌患者的抗癌体验,采用扎根理论研究法,用深度访谈法进行资料收集,经过编码的资料分析方法,形成关于中国乳腺癌患者坚强概念结构。

相关链接　　　　　扎根理论研究方法论文摘要

　　目的:探讨具有坚强特质的乳腺癌患者的抗癌体验,探索适合中国乳腺癌患者的坚强概念结构。方法:采用质性研究中的扎根理论研究方法,经过开放式登录、关联式登录、核心式登录3个步骤,采用不断比较的方法,形成关于中国乳腺癌患者坚强的概念结构。结果:本研究形成的坚强概念结构中,核心变量为自我调整,包括认知、信念、行为3个方面的调整。结论:根据此概念结构,护理人员可有效激发患者的坚强特质,深化整体护理内涵。

引自:林岑,胡雁,钱序,等. 乳腺癌患者坚强的概念结构及对护理的意义,中华护理杂志,2008,43(2):107-110.

扎根理论强调社会过程和结构,主要目的是形成植根于现实、资料收集、资料分析和抽样基础上的对现象的解释。资料可以来自深度访谈、观察和现存的记录文件,一般研究对象25~50人,扎根理论研究是一个循环的过程,一种自下而上建立理论的方法。

(三)人种学研究(ethnographic research)

1. 概念 又称民族志研究,是对人们在某种文化形态下行为的描述和解释。它是人类学的分支学科,主要对个体文化进行描述。人种学者进入具备文化特点的研究场地,周密地观察、记录、参与当地日常生活,并收集资料,进而进行理论构建和分析活动,以图探索一个文化下的"整体性"生活、态度和模式。

这里所说的"文化",就是指一组特定的社会人群中普遍接受的获得性的行为、价值观、信仰、知识、习俗的总称。人种学所研究的文化特征包括:文化行为、文化产品和工具、文化语言等。人种学研究通过实际参与人们自然情形下的生活、深入观察、深度访谈、档案或文史资料查寻,探讨一定时间内人们的生活方式或体验。其目的就是要将某种文化中隐藏的意义表现出来。认识一种文化包括了解人,理解他们的价值观念、行为特征、习俗等。

人种学研究在方法上采用的主要手段是参与式观察,非结构式访谈,对所得数据的解释也是非预设性的,即不以已有的理论来剪裁事实,而是力争从得到的材料中分析、概括出新理论,并对原有的理论进行补充和修正。它最适合于探讨不同文化环境中人们的健康信念、健康行为、照护方式等,用以研究文化对护理行为及其中的观点、信念、方法的影响,探索护理本身的文化特性、临床过程及护患关系。

相关链接　　　　人种学研究方法论文摘要

目的:描述乌拉圭入院护理人员与老年人之间的照护关系。方法:2011.1~2012.1采用人种学方法系统并有目的地在乌拉圭4部门的9个老人院中选择了23个入选者进行观察和访谈。结果:研究了照护者、管理人员和入院的老年人之间的关系,得到的议题是:虐待老人的经历和体验、面对死亡的痛苦和实实在在的疼痛。结论:在乌拉圭老人院中存在这样的文化环境:对老年人歧视和其他因素汇成对老年人的虐待并造成老年人的各类痛苦。老人院内缺乏足够的老人安全保障和护理质量管理,缺乏定期检查和监督的管理模式,缺乏对照护者最基本的专业训练,缺乏对老年人心理、精神和信仰上的支持。包括护理人员在内的各界应促进教育干预来改善虐待行为,需要科学的知识、技能和沟通策略来鉴定和管理老人院里发生的不恰当行为。研究结果提示需要立即重审老人院的管理条例来维护老年人的权益。

引自:Figueredo Borda N,Yarnoz AZ. Perceptions of abuse in nursing home care relationships in Uruguay. J Transcult Nurs,2014,26:164-170.

人种学研究可为小型的人种学研究和大型的人种学研究。小型的人种学研究如山区10位妇女产后的健康照顾行为;大型的人种学研究往往是整体性的,如研究某文化的一般性和特殊性现象、研究某种文化下患者的出院计划设计和执行过程以及相关的社会结构因素,如政治、经济、卫生政策、宗教、信仰、医院环境等。

2. 人种学研究适用范围 ①适于研究全然无知的现象;②适于研究整体的生活方式;③适于探讨蕴藏于周围情形中的含义,因为它不仅仅收集独立片段的资料,还收集整体性的资料;④适于护理现象及相关的人类文化;⑤可以收集到别的方法所无法得到的详细深入的文化相关情景资料。

现象学研究、扎根理论研究、人种学研究三种常用的质性研究方法彼此间有一定的区别,具体见表8-2。

表8-2 护理研究中常用的三种质性研究方法的比较

项目	现象学研究	扎根理论研究	人种学研究
目的	理解某一特殊生活经历的含义	产生某一有关社会结构和社会过程的理论	描述一种人类文化
理论基础	哲学	社会学	人种学
研究对象	有某一生活经历的人	与某一社会过程有关的所有的人	在某一文化下过去和现在的人
资料来源	访谈、日记及对艺术、音乐和文献的回顾	访谈、参与观察、档案资料回顾	访谈、参与观察、档案资料回顾
数据分析	对资料进行反思,分析主题、类型和经历	持续比较分析法	持续比较分析法
访谈和分析的焦点	一般的实践:典型、范式案例	分期:社会结构的领域及特点	领域:术语、内容、文化术语
研究结果	对人类生活经历的丰富、全面的描述	带有分析的整合、简洁的理论	对文化场景的深入描述

二、质性研究在护理研究领域中的应用

科学研究方法可分为量性研究和质性研究。20世纪80年代,美国护理专家就将质性研究引入了护理专业。我国从20世纪90年代也开始了质性研究的探索和实践。质性研究被广泛用于包括健康教育、心理护理、压力评估、社会工作、交流沟通、临床个案、卫生项目评价等各个领域。研究对象包括患者、护士、护理管理者、护生、患者家属以及社区工作者和老年人等,研究内容包括临床护理、护理管理、护理教育等各个方面,目前质性研究已经渗透到护理研究的各个领域。

在护理领域,许多护理现象可以用质性研究方法探讨,例如:①人们对应激状态和适应过程的体验,如化疗的癌症患者在住院期间的情感体验;②护理决策过程,如病人出院过程中护士的行为;③护士与患者之间的互动关系,如护士与患者之间沟通方式的研究;④影响护理实践的环境因素,如文化与护理照护等。

总之,质性研究可以了解研究对象的心理和行为,了解研究对象受到言语或非言语的刺激后产生的思想和反应,能够提供有价值的信息而被越来越多的健康相关领域的工作者接受,如解释那些影响健康和疾病的经济、政治、社会和文化的因素;理解团体和个人如何自我解读健

康和疾病;研究与任何公共卫生事件相关的不同参与者间的互动作用,可以获得量性研究无法获取的真实信息。

第三节 质性研究的基本步骤

质性研究的基本步骤包括:确定研究现象,聚焦研究问题,明确研究目的,做好研究设计;文献综述(详见本书第三章),反思自我经验;选择研究对象,探讨研究关系;选择研究方法(研究方法详见本章第二节);进入研究现场,收集研究资料;整理、分析研究资料,建构理论;质量控制;撰写研究报告及研究论文。

一、确定研究现象

质性研究第一步,就是确定研究现象,聚焦研究问题,明确研究目的,做好研究设计。质性研究设计主要包括:①研究的现象与问题;②研究的目的和意义;③研究的背景知识;④研究方法的选择和运用;⑤研究的评估和检测手段。

质性研究者在选择研究问题时,往往聚焦于一个相当具体的领域,在研究初期他们的研究问题可能比较宽泛。但是,质性研究的设计是发展的、变化的,没有严格的限定,这就需要研究者具有灵活性,他们不能精确地做好研究计划,因为他们需要在研究的过程中对研究对象和研究事件做出适当的反应。因此很难在研究初期就定出确切的研究问题,研究者通常以一个宽泛的问题开始,这个初始问题可能是一个理论性的问题,也可以是在很多地点或人群中研究,在文献查阅、资料收集和分析的过程中逐渐具体到某个特定地点或特定人群。

有时候,研究者可能收集了很多资料,但被他人所提供的精彩的故事所迷惑或陷入研究现场所发生的事情中,而看不清自己究竟要研究什么。有价值的质性研究问题应包含三重含义:一是研究者对该问题不了解,希望通过此项研究获得一个答案;二是研究本身对现实生活中存在的被研究者具有实际意义,是他们关心的问题;三是研究是可以实施的,可行性强。选题时建议:①选择迫切需要解决的(实践的或理论的)问题;②选择自己特别感兴趣的问题;③研究范围不宜过大,但有足够的探索空间;④实施条件许可,适合用质性研究方法。选题步骤参考本书第二章。

二、选择研究对象、探讨研究关系

质性研究的目的是探索意义和揭示多元现实,而非推广到目标人群,故质性研究者关注的不是样本量的多少,而是所选择的研究对象是否能提供丰富的信息,选择对象的主要标准是他是否经历过所研究的现象或处于所研究的文化中。当然,其他因素如费用、可行性、研究者和研究对象语言的相容性也可能影响研究对象的选择。

质性研究需要从选择的研究对象处获得丰富的资料信息,其研究对象不仅包括人,也包括被研究的时间、地点、事件等,因此不仅要注意研究对象的典型性,还要注意伦理审查。

（一）伦理审查

在质性研究前研究方案要经过伦理委员会对研究方案的设计与实施、研究对象的风险与受益、研究对象的招募、知情同意书告知的信息、知情同意的过程、研究对象的医疗和保护、隐私和保密、是否涉及弱势群体、是否对特殊患者人群或特定地区人群造成影响等进行审查，通过后方可实施研究。

（二）抽样方法

质性研究的样本选择基于研究对象是否富含研究现象的相关特征，并且善于也愿意表达自我感受和体验，也愿意协助研究者进行研究的人。因此，质性研究的抽样不要求随机化的概率抽样，一般采用非概率抽样法，样本量一般比较小且研究较深入。常用的有目的抽样、方便抽样、滚雪球抽样和理论抽样等（详见本书第四章中的非概率抽样）。

（三）样本量的确定

在质性研究中，资料的丰富程度比参与者的数量更重要，对于样本量没有固定的标准，样本量的多少取决于信息获得的多少，一般是抽取具有较高信息密度和强度的个案，同时要求样本所产生的研究结果将最大限度地覆盖研究现象中各种不同的情况。样本量确定的关键是获得了足够深入的资料用以说明研究现象。基本的原则是资料的饱和，即当没有新的信息获得、信息出现重复时可停止资料收集，其基本原则是资料的饱和。对于初学者，非常有必要测试资料是否饱和，即当资料重复出现后，再增加 1~2 个案例，以确保没有新的信息出现，则认为资料达到饱和状态。

当一项研究开始的时候，一般不会特别规定资料收集的多少。如扎根理论，资料收集会一直持续到资料饱和为止。这里的饱和原则，是指研究者在与追加补充的参与人员会谈时，听到的主题或特点出现重复。从参与人员身上没有取得新的资讯，资料开始变得多余。这种情况可能发生在和 5 个参与者进行的会谈之后，也可能和 100 名参与者会谈后也不会发生。研究者需要根据各自的研究时间、财力来权衡研究的深度和广度，并明确什么时候样本量饱和。大部分质性研究的样本量不超过 100 例。

样本量的大小受很多因素的影响。首先，受研究问题的范围影响，研究问题的范围越广，不仅需要访谈更多经历这个现象的人，还需要寻找其他的补充资料，因此在研究开始前，研究者需要考虑到研究问题的范围及潜在的所需要的资料。其次，受资料质量的影响，如果研究对象是一个出色的信息提供者，能够反思自己的经历、有效的交流，那相对很小的样本量就可以达到饱和。再次，受研究现象敏感性的影响，如果研究主题属于非常私人或尴尬的问题，研究对象可能较勉强地与研究者分享他们的想法，因此要深入理解一个敏感的或有争议的现象，需要更多的资料。此外，样本量还受到研究者的能力和经历、阴影资料的影响，后者是指研究对象不仅述说自己的经历，还提供了他人的经历。

三、进入研究现场，收集研究资料

质性研究资料收集的方法，并非在研究设计阶段就完全确定，而是根据研究的需要确定的。与量性研究不同的是，研究人员要不同程度地参与到所研究的活动中，沉浸在对资料的感知、互动、反思、理解和记录中。

（一）进入研究现场/田野工作

当准备进行资料收集或处于资料收集阶段时，研究者将进入研究场所或研究田野，与被研究者进行接触。然而大多数情况下，深入到现场并不是那么容易而自然，需要研究者有精心的组织计划，并身临其境。因此选择的研究场所应有利于研究并适合进行资料收集，充分考虑空间距离、研究经费及参与者与有关部门的配合等因素，并尽量不改变现象发生的自然环境。研究者是一个"参与/观察者"还是单纯的"观察者"，需要根据研究目的、研究方法等进行综合分析。

（二）资料收集的主要方法

资料收集过程根据研究者与研究对象的相互作用，可以被分为交互性方法和非交互性方法两种。访谈是典型的交互性资料收集方法；观察、查阅历史文献、记录当事人档案、录制口述文字资料等属于非交互性方法，这种方法收集到的资料相对客观，很少涉及研究者的主观参与。其他类型的资料收集包括：开放式问卷调查、生活史、日记、个人收藏的信件和照片、官方文件等。最常用的方法是访谈法、观察法、实物收集法。

1. **访谈法** 是研究者通过口头谈话的方式从被研究者那里收集第一手资料的一种研究方法，是最常用的收集资料的方法。根据访谈内容可分为结构式访谈、非结构式访谈、半结构式访谈。根据访谈形式可分为个人深度访谈和焦点团体访谈（小组焦点访谈）（详见本书第六章第三节访谈法）。

2. **观察法** 是观察者有计划地通过感官或科学仪器，客观、条理地观察处于自然状态下的社会现象的一种收集非语言行为资料的调查方法。适用于理解人们发生在自然环境中的行为和经历。根据研究者与研究对象的交互作用，涉及的研究工具、方式和手段而有所区别（详见本书第六章第四节观察法）。

3. **实物收集法** "实物"包括与研究问题有关的文字、图片、音响、物品等。可以是人工制作的东西，也可以是经过人加工过的自然物。既可以是历史文献，也可以是当时记录。实物分析方法有助于研究者拓宽视角和增加敏感度，及时和全面地捕捉到被研究对象有关信息，丰富研究内容，并达到互相证实和检验的目的。目前实物分析法多被作为访谈法、观察法等方法的辅助手段来使用，以达到扬长避短的效果。

（三）研究工具

量性研究的资料收集基本靠各种测量工具，如仪器、量表、问卷等，测量结果往往用客观的数据来表示，而质性研究在资料收集方法上有着很大的不同。在质性研究中，研究者是研究工具也是资料收集者。研究者本人作为研究工具，在获取资料时进行记录，记录的方式可多样，常用文字、录音、图像、视频等。各类问卷、量表、录音工具、录像工具、访谈大纲等均可作为质性研究的研究工具。

四、整理、分析研究资料，建构理论

质性研究资料的收集、整理和分析，是研究者对其所获得的庞杂的质性资料（如访谈资料、现场记录、视频、图片或者某些文件等）进行逐步提炼和浓缩，系统地寻找其中所包含意义的过程。质性研究资料的收集和分析往往是同时进行的，在资料收集的初期即开始寻找重要的主题和概念。研究者及时对资料进行整理和分析,不仅可以对已经收集到的资料获得一个比较系统的把握,而且可以为下一步的资料收集提供方向和聚焦的依据。质性研究资料的分析以语言文字而非数字为基础。研究人员对资料进行整理分析的过程是一个分类、推理、解释的过程,在这一过程中应充分意识到自我的存在。

(一)资料的整理

1. 资料转化为文本 将录音、录像等资料转化为书面文字资料是质性资料整理的第一步。在转化过程中,应该遵循以下原则。①及时转化原则:研究者应在访谈后第一时间将资料转化为文本,避免由于时间过长而对资料中的部分信息或者现场记录的内容难以回忆或记忆模糊。另外,及早进行录音等文本的转化,可以帮助研究者对已经收集的资料有一个比较系统的把握,并为下一步的资料收集提供方向和聚集的依据,从而使资料收集更具有方向性和目的性,提高整个研究的效率;②不遗漏原则:在资料转化成文本时,精确到每一个字,不能因为觉得某一片段不重要或者听不清楚而未将这些片段转化成文本。同时,在录音或录像中有情绪、表情的转变,也应进行资料转化,在文本资料中进行标注;③多备份原则:目前,绝大部分的文本转录是使用计算机完成的,为保证转录资料长期保存,研究者一定要将文本资料进行若干备份,防止因计算机故障等问题而遗失文件。

2. 深入资料 质性研究的分析过程需要研究者深入到资料的所有细节中,进行资料的提炼、归纳主题,分析和建立各主题间关系。①反复阅读转化而得的文本资料:重复阅读文本的目的是要研究者把握资料的全貌,并对资料的全部含义有一个整体的反思。同时,当研究者对文本资料有疑问或遗忘当时情景时,可以再反复听录音或观看录像,以帮助深入文本资料。在这个过程中,应尽量摒弃自己的价值判断,不能有前设,保持开放的心态和资料互动,在资料中发现意义;②撰写备忘录:备忘录是研究者在研究的整个过程中记录的自己的一些思考、感悟和灵感。它的内容可以提示研究者自己的发现、想法,所下的初步结论,甚至从资料中引发的需要在下一步的资料收集中进一步澄清的疑问,又可以帮助研究者从经验层次的资料走向概念层次的思考,进而帮助研究者发展关键性的类属,找到类属间的关系。一般来说,备忘录往往会成为研究报告的草稿来源,有经验的研究者常常在将备忘录修改后轻松地纳入到最后的研究报告中;③为收集到的资料建档:把收集到的资料归类整理,有利于研究工作的有序开展。应建立档案文件,其中包含资料的编号、研究对象的基本信息、收集资料的方法和地点,以及与研究课题有关的信息,经过初步的整理和编号后,将原始资料单独保存,如打印或写入光盘,确保原始资料的妥善保存,以备今后查找。

(二)资料的分析

1. 资料分析流程 质性研究资料的分析不同于量性研究资料的分析,当资料收集好以后,就需要对资料进行归档、分类、编码、归纳分析。首先,初步分析资料,阅读原始资料,寻找"本土概念",即那些能够表达研究者自己观点和情感感受的语言。"本土概念"应该是被研究者经常使用的,用来表达他们自己看世界的方式的概念。这些概念通常有自己的个性和特色,与学术界或一般人常用的概念不太一样。

其次,采用类属分析和情境分析对资料进行归类和深入分析。"类属"是按照资料所呈现的某个观点或主题分析,是一个比较大的意义单位。类属分析就是在资料中寻找反复出现的现象以及用来解释它们的概念、术语的过程,包括类属要素,要素之间的关系和结构等;情境分析就是将资料置身于研究现象所处的自然情境中,按照事件发生的时间顺序对有关事件和人物进行描述性分析。

然后,选用恰当的手段去分析资料,采用的分析手段主要有:①画图、列表;②写反思笔记:描述、分析、方法反思、理论建构、综合;③运用直觉和想象、比喻、类推等;④阐释循环:在部分与整体之间不断对比,建立联系。

2. 资料分析方法 质性研究的资料分析方法也是多样的,可以分为三类:一是研究笔记;二是分类技术,如编码和主题分析;三是联结技术,如叙述分析。不过,由于大多数文献中都主要讲述编码过程,让人觉得质性研究的方法就是编码。事实上,绝大多数研究者采用其他的一些分析方法,只是他们没有在分析中报告而已。所以,需要强调的是,阅读思考访谈笔记和观察笔记,写备忘录、对资料进行编码分类,分析叙述的结构和情境的关系,所有这些都是质性研究分析的方法。

(1)仔细阅读原始资料:拿到资料后,研究者需反复阅读资料、回忆观察情形,反复听取录音或观看录像,直到真正深入到资料中,获得对研究对象所述现象的一个整体理解。在阅读资料的过程中,研究者完成初步资料分析,即追踪资料,探索从资料中获得的信息,确定需要进一步追问的问题,以及哪些主要的信息具有引导作用。初步资料分析的目的在于深入的理解潜藏在资料中的价值和意义。

(2)设计分类纲要:主要是将原始文本资料进行简化,即将文本资料转化为更小段的、更容易管理和提取的形式,以便检索、回顾和理解。分类纲要形成后,研究者将根据分类纲要对文本资料进行编码,但是,这个纲要不是初步设计后就再也不会改变的,而是会根据后续资料的增加再进行修正。如果修正了分类纲要,就需要修改编码,所以可能要重复做以前资料的分析,因此,建议资料的分析两个人同时进行,将提出的分类纲要的设想进行比较并达成共识,而后再开始资料的归类和编码工作。

一般来说,分类纲要是对实际资料的详细阅读后形成的。分类纲要可以是具体层面(描述性分类纲要),也可以是在抽象层面(概念性分类纲要)。描述性分类纲要在描述某种现象的研究中经常运用,如现象学研究,其分类纲要可能主要是区分行为或事件的不同类型,或某慢性疾病经历的不同时期,如关于患者参与某康复项目的研究,可形成参与该项目的动力和阻力两个分类,其中动力和阻力两类中分别包括个人因素和外界因素。概念性分类纲要常见于研究目的是形成理论,如扎根理论研究,要求其分类纲要抽象化和概念化。

(3)编码:在分类纲要设计好后,可进行资料的编码。编码是指确定概念或主题并对其命名,通过初步编码获得资料分析中的最基础的意义单位。编码可以用词语、句子或者与之对应的编号、缩写。以扎根理论的编码过程为例,编码往往包括三个阶段,按顺序分别是开放编码、主轴编码和选择性编码。

1)开放式编码:在编码开始时,研究者都会有疑问,那就是"哪些资料是应该编码的?"一般资料中可进行编码的事物包括:①反复出现的事物;②现象或事物的形式;③现象或事物的变异性。由于最初的资料是很丰富的,脉络也不清晰,因此编码涉及面非常广。但是,开放性编码还是要做到越细致越好,直到资料饱和,防止有遗漏。

2)主轴编码:这个阶段是在开放式编码的基础上反复比较和综合归纳具有相关性、同质性和一致性的意义单元,试图在资料中构建出主要概念。通过这个过程,研究者可以更深层次地审视概念和概念之间的关系,找出概念和概念之间的异同。因此,要求研究者需要对前面开放式编码的结果进行反复比较。

3）选择性编码：这是编码的最后一步，也是脉络逐渐理清的过程，主要是对前两个步骤的结果进行进一步的比较和筛选，并以简洁及清楚的方式重新撰写这些概念，这些简单而明了并具有结构意义的单元就是"主题"。

（三）提炼主题，建构理论

主题就是将资料代码中所呈现的经验和表现抽象化的一个名词或概念，它可以将某一现象或事物与其他现象或事物区分开来，是一个更高层次的抽象思考和概念化的过程。确认主题的过程也是循环往复的，不是简洁的、线性的。研究者从资料中获得初步的主题，在返回到资料中去验证这个主题是否和文字资料相匹配。

建构理论是采用"自下而上"的形式"归纳"出理论的。首先对原始资料进行初步分析和综合，从中提炼出许多概念来，将其中的概念和命题与原始资料之间进行对照和比较，生成一个具有内在联系的理论体系。

质性研究的资料分析是一个非常复杂的过程。Creswell 在不同的质性研究方法共性的基础上，总结出一个质性研究的资料分析流程图（图8-1）。

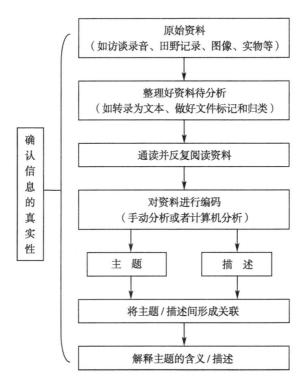

图 8-1　质性研究资料分析流程图

五、质量控制

质性研究者经常会面对一些问题和疑虑：研究者本身是资料收集者，同时又是资料的分析者，研究者是客观的吗？如何判断研究结果是正确的呢？这些研究可信吗？如何确保研究结果的信度和效度？质性研究质量是如何控制的？

（一）质性研究中的可信性

在量性研究中，信度和效度是用来判断研究质量的重要指标。质性研究中，更多的是主观的参与观察，加上时间、地点、人物、情境的变动或流失，很难对原先的研究对象，重复再研究或观察，所以容易造成"研究信度不高，也不宜测量"的印象。同时观察者主动参与到研究环境中，可能出现角色冲突或情感投入，而降低资料的"效度"。质性研究是否需要进行严格的信度和效度检验，一直以来学者们都有所争论，目前，质性研究学者发展了自己的一套评估概念及指标体系如"信任度""真实度""推广度""伦理问题"等。

量性研究和质性研究由于两者所持的哲学观和专业范式不同，对"严谨"内涵的理解是不同的，在传统的量性研究中，严谨的设计指标本的代表性、评价指标的可测性和客观性、结果的精确性、结果的可推广性，并严格按照科研设计方案收集和分析资料，用精确的统计结果表明其科学性。

在质性研究中，设计的严谨表现在对其哲学基础的深刻理解、深入的资料收集、对研究对象特征、内心世界和行为的深度理解，并详尽地分析和观察，进入研究现场的程度和持续时间，以及在资料分析过程中对资料整体考虑和推理过程的逻辑性。

质性研究在不断完善其研究过程，通过以下方法可提高研究的可信性：①检查研究对象的代表性，在选择研究对象过程中，以典型性、差异性或同质性等为目的，选取研究对象，提高资料的真实性。②减少霍桑效应，即研究人员的介入和参与对研究结果带来的影响。资料收集的时间长是质性研究的特点，一般通过深入研究现场、主动参与、延长反弹或持续观察等方法促进与研究对象建立信任的关系，有利于得到丰富、正确的资料；对有怀疑的资料，可对不同的研究对象进行反复观察，讲各种线索进行对照。③反思的策略，研究者必须意识到自己作为一个体，会将自己独特的背景、价值观、社会和职业身份带入研究，这将影响到整个研究的过程。最普遍使用的保持反思避免主观的方法是坚持写反思日记。在研究开始时以及不断的进展过程中，研究者可以通过反思笔记记录有关自己先前生活经历和先前对于研究现象阅读的一些想法。通过自我疑问和反思，研究者摆正自己的位置，从研究对象的视角深入探索和把握所研究的经历、过程或文化。④在研究过程中采用合众法，包括资料合众法（指在不同的时间点收集资料，不同的场所收集资料，针对不同特征的研究对象）、研究人员合众法（两名或多名研究人员分析同一份资料）、收集资料方法的合众法（多种资料收集法结合，如访谈、观察、资料回顾等）、分析资料的合众法（连续的、反复的资料分析，并将结果以原资料不断比较对照）等方式提供资料的效度和分析解释的合理性、逻辑性，从而提高资料的可信程度。⑤将整理后的资料返回研究对象，核对资料的真实性。⑥寻求证实的证据，包括从有关研究对象的其他研究或其他资料来源寻求证据，也可请同行或从其他场所、其他学科的人审视初步的结果。也可以寻找相反的证据，即反面案例分析，目的是不断地提炼假设或理论，直到它能解释所有案例。⑦清晰、明确地报告研究过程，质性研究的报告一般是叙述性的，并可通过相当的篇幅报告研究过程，在文中有必要说明提高本研究质量的具体方法。

与量性研究不同，质性研究的"效度"指的是一种"关系"，是研究结果和研究的其他部分（包括研究者、研究的问题、目的、对象、方法和情境）之间的一种"一致性"，质性研究感兴趣的是指研究对象所看到的"真实"，他们看事物的角度和方式以及研究关系对理解这一"真实"所发挥的作用。因此，质性研究中的"效度"更偏向于用来评价研究报告与实际研究的相符程度，包括：①描述型效度，即对外在可观察到的现象或事物进行描述的准确程度；②解释型效度，即研究者了解、理解和表达被研究者对事物所赋予的意义的"确切"程度;③理论效度,指研究所依据的理论以及从研究结果中建立起来的理论是否真实地反映了所研究的现象;④评价型效度,即研究者对研究结果所作的价值判断是否确切。

（二）质性研究的概括性

在量性研究中,用概率抽样的方法抽取一定的样本量进行调查以后,将所获得的研究结果推论到总体,我们称之为"推广"。而质性研究往往采用目的性抽样的方法,样本量一般比较小,其研究结果不可能由样本推论总体,因此质性研究不能按照量性研究的定义进行推广。在质性研究中常常把"推广性"称为"概括性"。因为质性研究一般是研究单一情境或少数个体,采用理论抽样或目的取样的方法,而非概率抽样,所以,质性研究很少对研究结论的外部推广性给出明确的观点,事实上也不可能有如同量性研究的外部推广性。

在质性研究者中"概括性"一词,即研究能够引起有类似经历和体验的人的共鸣,解决其他情境中相似问题,或惠及其他的调查者和研究对象,最终有助于护理理论的形成。质性研究的概括性可以通过建立有关的假说或理论来实现,但在研究初期,研究者必须明确自己的理论目标,这与采用的具体方法直接相关,如现象学研究用于概念的确定,而不是发展概念或理论;人种学研究和扎根理论研究的目的是发展概念和理论,前者更强调在某特定文化情境中的形成概念或理论。

质性研究的是为了揭示研究对象本身,通过对特定现象的深入研究而获得比较深刻的理解。研究者更注重从一个研究对象上获得的结果揭示了同类现象中一些共同的问题,读者在阅读研究报告时,在思想情感上能够产生共鸣。

六、撰写研究报告及研究论文

质性研究重在"描述"和"解释",最终研究成果也多以研究报告或研究论文的形式加以表达。不同于量性研究的是,质性研究样本量虽小,其中的信息量却大,要求深度描述,并做深度解释。因此研究报告或研究论文需要深入、细致地描述凝练出类别和主题。

（一）质性研究报告撰写

质性研究报告在写作时首先要考虑读者对象、叙述风格、叙述人称、书写角度、研究者的位置(与被研究者、研究问题的关系)等。其次要对研究过程作详细的叙述,并对关涉主题的各种现象作细致翔实的描述,还要详述研究者的研究方法和研究过程中对研究关系的反省历程,这些都有助于读者判别研究的真实性、可靠性。

1. 研究报告的组成 质性研究报告与量性研究报告非常类似,通常包括如下部分。①问题的提出,包括研究的现象和问题;②研究的目的和意义,包括个人目的和社会目的,理论意义和现实意义等;③背景知识:包括文献综述、研究者个人对研究问题的了解和看法,有关研究问题的社会文化背景等;④研究方法的选择和运用,包括抽样标准、进入现场、与被研究者建立和保持关系、收集资料和分析资料的方式、写作的方式等;⑤研究的结果,包括研究的最终结论、初步的理论假设等;⑥对研究结果的检验,讨论研究的效度、推广度和伦理道德问题。但是,质性研究报告形式比较灵活。

2. 研究报告写作的基本原则 ①强调对研究对象进行整体性的,情景地动态"深描",为每一个研究结论提供足够的支撑材料,力求在写作中"原汁原味"地呈现;②注意作者自己的态度和语言,报告中一般不提出十分明确的、肯定的政策性建议,如果一定需要的话,则采用比较弱化的方法。

3. 研究理论的归纳　研究理论主要是指在原始资料中提取的,适用于特定情境中解释特定社会现象和实际的语言表述。一般来说,"前人的理论""研究者自己的理论"和"资料中呈现出的理论"共同构成质性研究中的理论。

4. 研究结果的呈现　研究者在处理研究结果时,通常采用三种类型:①类属型,就是将研究结果按照一定的主体进行归类,然后分门别类加以报道;②情境型,就是注重研究过程的情景和过程,按照事情发生的时间序列或事件之间的逻辑关联对研究结果进行描述;③结合型,就是在实际写作时将上述两种方法结合起来使用。

(二)质性研究论文的撰写

质性研究的论文撰写格式和量性研究类似,基本包括了前言、研究对象与方法、结果和讨论。质性研究的论文与量性研究的论文相比,虽然有共同的特征,但也有着本质的区别。质性论文写作方式方法更具有灵活性。撰写质性研究论文的格式和内容简介如下:

1. 前言　前言部分旨在说明研究问题或主题,包括研究背景和目的。研究者需解释为什么对这个问题感兴趣,在目前的护理知识中存在哪些不足,可以通过本研究解决,即本研究对于临床护理的意义,如何能促进临床实践或政策制定等。

2. 文献回顾　质性研究中的文献回顾与量性研究中的文献回顾不完全相同,当然在相关领域已经开展的一些相关研究仍需在文献回顾中说明,研究者应总结这些研究的主要结论、某些问题或矛盾,并说明与本研究的关系。必须指出的是,质性研究是对特定情景的研究,并不以"推广"为目的。质性报告不需要将相关文献检索全部呈现,也不需要对所有的文献进行批判性评价,只要阐述最相关的研究,包括经典的和最新的,以及采用的方法学和程序,说明这些研究的不足,从而引出本研究的研究问题。此外,作者也需说明为什么采用质性研究是解决这个研究问题最适合的研究方法。

3. 研究方法　研究方法部分包括:研究设计、选择研究对象、访谈或观察的详细过程、资料的分析。质性研究中的方法学部分占据较大篇幅,是最重要的部分之一,因为研究者是主要的研究工具,必须详细说明研究的具体过程,使读者对设计、研究者与参与者的关系以及局限性有全面的了解,从而更能理解研究结果。研究设计主要说明本研究采用的具体方法,如现象学研究,研究者需简单的描述该方法学,并说明为什么本研究问题适合用这个方法学。

4. 研究对象和研究场所　研究对象需要详细的描述,正如前面所说,选择研究对象的方法并不是固定不变的,作者需要详细描述研究对象,例如是谁,有多少、为什么选择,如何获得这些对象等。如采用了理论选样,也必须做出相应的解释。报告需要对研究场所给予详细的交代,包括该场所的环境和人员,与本研究有关的资源等。

5. 资料收集方法　研究者需说明本研究采用的资料收集方法,如访谈法、观察法,具体的实施过程和遇到的问题。例如访谈的地址、平均时长、初始问题或访谈提纲。同时要说明资料记录的方法和内容。

6. 资料分析方法　资料分析部分包括资料整理的方法、如何进行编码和归类、如何进行理论的建构、是否使用计算机软件辅助分析等。

7. 人权的保护　作者必须在报告中说明本研究如何遵循伦理原则、如何保护研究对象的权利。如在报告中不能出现研究对象的姓名、图像等私人信息，这些信息一般用代码表示。

8. 研究结果　质性研究的研究结果一般以文字表示，有时用框架图表说明各主题或概念之间的关系，然后对各主题一一解释。作者经常会直接引用研究对象的原话或摘录，对结论进行补充说明。引文可以帮助读者直观地了解研究对象的经历，并能得知主题是如何得出的，判断主题与资料是否一致。注意引文的篇幅并避免重复。

质性报告吸引人之处在于作者在结果中呈现出可信且生动的故事。这就要求作者不断的修改草稿，直到形成清晰的故事线。故事的描述不应枯燥或机械化，必须反映研究者的参与，必须详细描述相关的事件、人、话语和行动，从而使读者有身临其境的感觉。

9. 讨论　质性研究的讨论可以与结果写在一起，也可分开。讨论除了作为研究结果的佐证外，还可以是对结果的解释，也可将研究结果与以往的研究进行分析和比较。

10. 对研究的反思　研究者还需对该研究进行反思，给出批判性的评价。指出本研究在哪些方面需要改善，哪里需要进一步的研究。研究者可指出本研究的不足或存在的偏倚，以及在研究中遇到的问题。

11. 结论或建议　结论是对研究结果的小结，应直接与结果相关，指出根据研究目的得出了什么概念、观点或命题。在护理研究中，还可说明研究结果对于实践的意义并提出建议。

12. 附录　研究对象的基本信息表可在研究结果后标注，或单独附录，信息表包括年龄、职业、经历都与研究问题相关的信息，但注意必须匿名。附录中，还可附上访谈提纲、访谈转录稿样稿、实地笔记样稿、伦理委员会批复等。

（官　计　陈代娣）

学习小结

质性研究是护理领域常用的研究方法之一，在研究人类健康与疾病的体验过程中，弥补了量性研究的不足，掌握质性研究方法，开展护理领域科学的实践和探索，有助于我们进一步建立护理理论，促进护理专业发展。本章阐述了质性研究的概念、特征、哲学基础；描述了质性研究的方法；基本步骤。分析了质性研究质量的控制。

复习思考题

1. 简述质性研究的概念及质性研究与量性研究的区别。

2. 质性研究与量性研究的哲学基础有何区别？

3. 质性研究的常用方法有哪些？

4. 质性研究的基本步骤有哪些？

第九章　循证护理

9

学习目标	
掌握	循证护理的基本概念与基本要素，循证护理实践的基本步骤与方法。
熟悉	系统评价与 Meta 分析的基本步骤及方法。
了解	循证护理的形成与发展。

　　　　　　　　多数创伤性骨折患者急诊入院时患肢肿胀明显,疼痛难忍。治疗上通常采用静脉滴注20%甘露醇或七叶皂苷钠,5~7天后待肿胀消退方可行手术治疗,这样不仅增加了患者的经济负担和护理人员的工作量,也影响到病房床位的周转。某医院循证护理小组查阅资料后发现,冷疗可以使局部创面迅速降温,并可抑制组胺等炎性递质的释放,降低微血管的通透性,减轻水肿,抑制高代谢,使局部温度降到皮肤疼痛阈值以下,从而可有效缓解肿胀与疼痛。循证护理小组对急性创伤(伤后24~48小时内),患者明显肿胀、疼痛但末梢循环良好者进行冷疗,同时将患肢抬高15°~20°,观察肿胀消退及末梢血运情况。结果患肢2天后消肿,疼痛明显减轻,第3天即可进行手术。

　　思考:请结合案例简述什么是循证护理。

第一节　循证护理概述

　　循证医学(evidence based medicine,EBM)是现代临床医疗决策的科学方法学,旨在针对患者具体的临床问题,依据最新、最佳的科学证据进行诊疗决策,为患者提供超越传统医学且与时俱进的一流技术服务。20世纪90年代以来,随着循证医学在医学护理学科的应用,兴起了以"最佳证据"为基础的现代护理实践模式。它使传统的护理理念、模式向依据科学研究证据为基础的新型护理理念、模式转变;架起了护理研究与护理实践沟通的桥梁,使研究成果得以科学应用,不断提高护理实践的科学性和有效性,同时又以护理实践中证据不足的问题,引导开展护理研究,产生新理论、新技术,从而有效地推动护理学科的建设与发展,不断提升护理人员的素质和临床护理质量。这就是本章阐述的内容,即循证护理(evidence based nursing,EBN)。

一、循证护理的形成与发展

　　循证护理是循证医学理论与方法在护理学科的具体应用,是循证医学学科分支之一。1991年加拿大学者Guyatt最先使用循证医学(evidence based medicine,EBM)这一术语,1992年加拿大David sackett等对循证医学的概念进行了整理和完善,其核心思想是审慎地、明确地、明智地应用当代最佳证据,对个体患者医疗作出决策。循证医学的产生既发扬了西方自然科学实验与理性的传统,又体现了现代医学对患者个人价值观和期望的重视。

　　20世纪90年代以来,受循证医学思想的影响和启发,世界各国尤其是在英国、加拿大、美国等国,遵循证据的观念被不少护士所接受,循证护理研究得以相继开展,循证护理实践在不断地被尝试,循证护理悄然兴起并得以迅速发展。如在加拿大渥太华的一项研究应用模式(OMRU),旨在针对压疮问题为临床护理决策提供实证;英国的McInnes等系统提出了治疗腿部压疮的RCN循环护理指南,美国的Rasmussen应用循证护理实践模式成功探索了胸痛的最佳管理方法。

为了推动循证医学在护理工作中的应用,英国 York 大学护理学院于 1996 年成立了全球第一个"循证护理中心",并正式提出循证护理实践(evidence based nursing practice,EBN)的概念。1998 年 York 大学与 McMaster 大学共同创办了 *Evidence Based Nursing* 期刊。1996 年总部设在澳大利亚阿德莱德大学的循证卫生保健中心(Joanna Briggs Institute,JBI)成立,目前在全球有 72 个分中心、覆盖 50 多个国家。2008 年起 JBI 与 Cochrane 协作网合作,负责 Cochrane 下的第 17 专业组-护理组(cochrane nursing care field,CNCF)的工作。1997 以年,JBI 循证护理全球协作网(JBC)在中国地区设立了 5 个分中心,分别是:香港 JBI 循证护理分中心(香港中文大学,1997 年),复旦大学 JBI 循证护理分中心(2004 年),台湾杨明大学 JBI 循证护理分中心(2005 年),北京大学 JBI 循证护理分中心(2012 年)和北京中医药大学 JBI 循证护理分中心(2015 年)。循证护理合作中心致力于推广循证护理实践,进行证据转化、证据传播、证据应用,翻译并传播"最佳护理实践临床指南",推动了我国循证护理的发展。

在我国,四川大学华西医院于 1999 年首先开始对护理人员进行循证实践的相关培训,并将循证护理的方法应用于临床实践。遵循证据的理念与方法逐渐被护理人员接受,并加以实施,如开展以患者为中心的整体护理、集束化护理,用批判性思维寻求最佳护理行为,实施全面护理质量改进程序,以最低的成本提供最优质的服务等。依传统经验和常规的护理模式逐步向依"最佳证据"为基础的循证护理模式转变。

客观地评价循证护理实践在我国尚处于初期发展阶段,存在的主要问题是证据资源有限,尤其本土化可靠的证据资源极少,国外高质量的证据资源存在语言障碍,数据信息获取渠道不通畅;其次是很多护理人员对证据的收集、评价、引入与应用不熟悉。循证护理实践需要通过政策的支持和深入细致的培训,在卫生管理部门、护理管理者、临床实践者、研究者、教育者的共同努力下,通过与国内、国外多学科循证实践机构的密切合作,才能使护理人员从观念上真正接受,从方法上掌握证据生成、证据合成的程序,掌握证据引入、证据应用、证据评价的方法,在实践环境上真正有条件应用循证护理,并通过循证护理实践,在患者受益和提高护理质量与效率的同时,不断提高护理人员专业素质和业务水平,推动护理学科不断发展。

二、循证护理的概念与基本要素

(一)循证护理概念

加拿大 Alba Dicenso 教授于 1991 年提出循证护理,将循证护理定义为慎重、准确和明智地应用当前所能获得的最好的研究证据,结合护理专业技能和多年临床经验,考虑患者的价值和愿望,将三者完美地结合,制定护理措施。即利用循证医学的原理和方法,利用当前最好的证据为患者提供护理保健,其核心是以最佳证据为基础开展护理工作。Multhal 等认为,循证护理是护理人员在计划其护理活动过程中将最佳证据与临床经验、患者需求相结合,作为临床护理依据的过程。

定义中慎重是指临床护理人员应当在正确、完整地了解与掌握患者病史和体征及相关临床资料的基础上,结合专业知识、患者意愿和临床经验提出循证护理问题;确切是指护理人员应当在确保查新、查全、严格评价证据的基础上,科学确定"最佳证据";明智是指临床护理人员在客观评价某种疾病各种证据的真实性、重要性和适用性的同时,与患者认真沟通,在尊重患者意愿的前提下,提出适合患者的"最佳"护理干预项目或措施。

（二）循证护理实践的基本要素

循证护理的概念强调把最佳研究证据、护理人员的专业素质与临床经验以及患者的需求三者有机地结合起来,作出临床护理决策。由此,EBN 包括三个基本要素。

1. **最佳的护理研究证据**　在循证护理中,证据是经过严格界定和筛选出来的,不是所有的研究结论都可以成为循证护理的证据。通过多种途径查询得到的护理研究结果,需依据有关质量评价的标准,去筛选最佳证据。评价的主要内容包括:研究的设计是否科学合理;研究结果是否具有真实性;干预方法是否对患者有益;是否对提高护理质量有利;并进行证据的汇总。只有通过严格评价而获得的研究证据,才是循证护理应采纳的证据。

2. **高素质的护理人员**　护理人员是实践循证护理的主体,护理人员是否能够敏锐地察觉临床问题,是否能将文献中的证据与临床具体的实际问题结合,而不是单纯的生搬硬套,很重要的前提是护理人员要有良好的专业知识、丰富的临床经验、敏锐的思维能力,以及熟练的实践技能。此外,护理人员还必须具备高尚的职业道德和对患者高度负责的精神。

3. **尊重对象的需求、意愿和实际情况**　需求是指患者在一定时期和一定价格条件下,愿意且有能力购买的卫生服务及其数量。需求的形成有两个必要条件:一是患者有购买卫生服务的愿望,二是患者有支付能力。如果有购买的愿望却无支付能力,或者有支付能力却无购买的愿望,都不能形成患者对卫生服务的需求。意愿通常指个人对事物所产生的看法或想法,希望解决什么健康问题和得到什么结局。

需求与社会经济、文化教育、卫生保健供给、经济收入、风俗习惯、个人经历及价值观等因素相关,循证护理实践需要考虑这些因素的影响,为患者提供个性化、人文化的护理,满足患者的意愿。同时,循证护理实践需要考虑证据应用的医疗环境:一方面是护理人员自身的知识与技能和医生的配合及领导的支持,另一方面是证据应用的必要设备与经费来源等客观条件。

这三个基本要素在进行 EBN 研究和实践过程中,要完美地结合,缺一不可。通过 EBN 研究和实践以后,研究者必须树立起以证据指导实践、以研究带动实践的观念,这才是 EBN 研究和实践的核心目的。其三者关系见图 9-1。

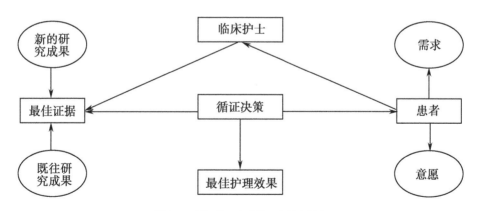

图 9-1　循证护理实践的三个基本要素

第二节　循证护理实践的基本步骤

一、提出循证护理问题

（一）循证护理问题及要求

护士在临床实践中每天都会遇到很多护理方面的问题,如保留导尿管更换的时间是两周吗?压疮患者的创面能否用鹅颈灯烘烤?外周静脉留置针的封管液是用生理盐水还是肝素?既往解决方法多源于护士的经验和直觉,并未得到证实。类似的问题就需要用循证医学的方法科学决策,并提出相应的问题进行循证。

循证护理问题应当是针对临床某一疾病的某个方面或某一点而提出来的具体问题,并有可能通过循证得到答案。同时应当具有临床重要性、可行性、创新性、符合伦理要求。临床重要性是指循证研究结果能使患者受益,参与者能提高知识与技能;可行性是指循证实践的必要条件,如护理人员的知识与技能、实施的医疗环境;创新性是指循证护理研究应选择前人没有解决或没有完全解决的问题,使问题具有新颖、独创或先进性;符合伦理要求是指证据的应用应符合基本伦理规范。

（二）循证护理问题基本格式

1. 基本格式　构建完整的循证护理问题应包括以下 4 个要素:

P 研究对象或情景问题(population/situational problem)

I 干预措施或暴露因素(intervention/exposure)

C 对照或比较措施(control/comparison)

O 结局(outcome)

即循证医学格式化问题模式 PICO。

若无对照或是公认的参照可不设置对照时,可以是 PIO 格式。

2. 质性研究问题格式分析　在护理学科质性研究较多,但对质性研究方法归类和提问题的格式意见不统一。从科研方法来看,凡是不对研究对象加以人为控制和安排,不主动施加干预或研究因素的研究,都属于观察性研究。因此,质性研究(定性研究)属于观察性研究,即在自然条件下对研究对象的某种特征或现象加以观察记录的方法。观察性研究中研究对象或情景问题(P)明确,结局事件(O)为某种特征或现象,对照(C)是与结局特征相对的人或现象,有时是公认的对照(如某种特征是大家熟知的表现)在研究中不需要专门设立。在质性研究中不管是现象学研究还是扎根理论研究或是人种学研究,都客观存在着欲观察的某种特征或现象(O)相对应的潜在对照(C),没有比较就无法鉴别。正是由于参照体系的存在,研究者看到特征或现象的差异,从而开展质性研究,寻找引发差异的原因,体现其研究的意义或价值。质性研究要回答的根本问题,即特殊性与普遍性的关系,研究者更多是主观地通过归纳不同对象结局特征的差异比较了解暴露因素(I/E),暴露因素在质性研究中多表现为可疑因素或某种认识与观念或行为体验。如林岑欲观察具有坚强特质的乳腺癌患者的抗癌体验:

初步形成的问题:为什么(I)乳腺癌患者(P)表现出坚强(O)与不坚强(C)的特质(PICO

格式)

  P 是乳腺癌患者

  I 是体验的原因是什么

  C 是潜在相对不坚强的乳腺癌患者(对照是大家认可的表现可不设立)

  O 是具有坚强特质的乳腺癌患者(结局特征)

  也就是说是(I)导致了(C)与(O)的差异,如本例作者认为是自我调整的过程差异表现出了不同的特质。

  所以质性研究也可参照用 PICO 模式提出问题,如果潜在对照是公认的不需要明确指出,其格式可用 PIO,这里 IO 构成了质性研究或护理临床观察的情景。可以提出为什么(I)乳腺癌患者(P)中有人表现出坚强(O)的特质(PIO 格式)。

  P 是乳腺癌患者

  I 是体验的原因是什么

  O 是具有坚强特质的乳腺癌患者(结局特征)

  3. 格式化问题示例 下面举例说明定量与定性研究 PICO 格式化循证护理研究问题的提出思路。

  例9-1:最近医院妇产科打算开展新生儿游泳项目,因为有资料显示新生儿在游泳过程中,由于水的压力、浮力和水温等可引起新生儿的神经、内分泌系统一系列良性反应,可促进新生儿的生长发育。现在医院需要你提供确切的证据,来决定是否开展这个项目。

  研究类型:定量研究。

  初步形成的问题:让新生儿游泳可以促进生长发育吗?

  进一步思考:一个可以回答的结构化问题,应该包括以下几个方面的信息,即干预人群、干预、对照措施和结局。上述提出的问题虽然明确了干预对象和干预措施,即新生儿和游泳,但缺乏有关干预结局方面的具体信息。考虑到常用的新生儿生长发育指标,可以选择体重作为结局指标。结构化问题的四部分内容如下:

  P:新生儿

  I:游泳

  C:不参加游泳

  O:体重

  形成的结构化问题:

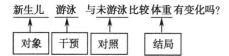

新生儿 游泳 与未游泳 比较体重 有变化吗?

  例9-2:医生对糖尿病出院者推荐自我血糖监测,以便了解其血糖变化,帮助其对饮食和生活方式做出相应的调整,并帮助医师对治疗方案的调整和对潜在并发症危险的评估。但实际工作中患者坚持每天 1 次自我血糖监测的比例较少,你想弄清楚是什么原因使这部分糖尿病患者不能坚持自我血糖监测。

  研究类型:定性研究。

  初步形成的问题:PICO 格式可表述为

  糖尿病患者(P)坚持(C)与不能坚持自我血糖监测(O)的原因是什么(I)?

进一步思考:定性研究的问题主要是两个部分组成:一是干预对象,二是临床情境。这里情境表现的结局特征不能坚持自我血糖监测,需要通过有结局特征的与无结局特征的比较,追寻对象与特征之间的联系因素,即可疑的暴露因素,结构化问题可表述为:PIO

P:出院的糖尿病患者

I:原因(可疑的暴露因素)

C:坚持至少每天一次的自我血糖监测(潜在对照可不明确表述)

O:不能坚持至少每天一次的自我血糖监测

形成的结构化问题:

为什么在出院的糖尿病患者中有人不能坚持至少每天一次的自我血糖监测?

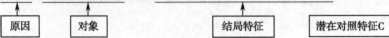

| 原因 | 对象 | 结局特征 | 潜在对照特征C |

在临床实际护理工作中,一个患者往往同时会有很多护理问题需要处理,而实际临床工作繁忙,要获取每个问题的答案是不现实的。这时,就需要根据具体化的原则对这些问题进行取舍和排序。首先,要选择与患者利益最相关的,或是患者最迫切需要解决的问题;其次,要综合考虑自身的知识能力、临床条件等。具体可参考以下顺序提问:

1)哪个问题对患者的生命健康最重要?

2)哪个问题与我们临床工作的需要关系最大?

3)在允许的时间内,哪个问题最具有能得到答案的可行性?

4)哪个问题对你或者患者来说最感兴趣?

5)哪个问题最可能在临床实践中再次出现?

二、查寻循证护理证据

(一)遵循护理证据的多元性

虽然随机对照试验(randomized control trial,RCT)结果通常被认为是质量最高、可靠性最强的证据。然而由于研究问题性质的不同和伦理因素的限制,RCT 并不是提供所有证据的最好方法。在非药物治疗和干预领域,包括外科学、护理学、心理学等因缺乏高质量的 RCT 研究,使开展循证实践受到一定的挑战。护理的重点是患者的主观症状及健康问题,并常用一些心理或健康教育等干预性措施,很多情形下难以实施 RCT,也不符合伦理道德。在这些领域有效的证据常常是观察性研究、质性研究或专家的临床经验。

不同类型的研究成果及其质量评定构成了护理研究证据的多元性和等级性。所以,Joanna Briggs 循证护理中心主任 Alan Pearson 教授认为"循证护理"强调证据的多元性和等级性,无论是 RCT 还是观察性研究或质性研究,提供的证据只要适合患者,对临床实践都具有重要指导意义。从护理学科的角度而言,系统评价纳入文献时,除了考虑定量研究如 RCT、队列研究等原始研究外,人文社会科学和行为科学领域的质性研究也应作为系统评价时可能纳入分析的文献。

(二)寻找证据的基本思路

1. **依证据级别决定查寻文献的顺序** 即在寻找证据时,首先应从最高级的循证决策支持系统信息(systems)开始,其中包括经专家筛选并做出评估的计算机快速查询系统,如循证临床指南、系统综述/Meta 分析、临床证据；其中指南是依据系统评估过的证据所推荐的临床指导性建议；接着查综合证据（summaries），即对系统综述/Meta 分析、临床证据的综合报告等；如仍未查到相关内容，接着可查循证信息概要（synopses），即将有关研究中的方法学和结论信息高度压缩提供的摘要，如由英国出版的《循证护理杂志》；再下一级是临床研究的综述（syntheses），它是针对某个临床问题的研究做出的系统综述/Meta 分析，如 Cochrane Library 的系统综述；最后是原始研究文献（studies）数据库。即 5S 证据塔。

2. 有证、查证、用证 实际工作中选取数据库检索证据的一个有效途径，就是从加工过的二次文献开始，即从那些由专家依据明确、清晰的评定方法对原始临床研究结果的科学性做出了评定的报告入手，根据他们给出的结论和建议可以在短时间内获得指导临床决策的证据。其次是查找原始研究的证据。实践者可在严格质量评价的基础上，根据不同实践情境的需要，选取与采纳不同的研究证据。争取做到有证、查证、用证。

3. 无证、创证、用证 如果在常用的数据库找不到可用的证据，应扩大检索范围，包括未公开发表的灰色文献等，若仍然找不到相关文献，表明所提问题目前世界范围内尚无人研究，是一项值得深入探讨的问题，有必要开展相关的研究，为循证护理实践创证，以解决临床问题，产生新的理论或技术，促进护理学发展。所以，循证护理实践中护理人员即是证据的应用者，也是产生证据的研究者。

（三）循证护理证据来源

1. 循证系统信息（evidence-based system information/summaries）

（1）临床证据（clinical evidence）数据库：由英国医学会发行，是全球最权威的循证医学数据库之一。该数据库主要总结了常见医护干预措施效果的现有最佳证据，对多种不同临床疾患的预防和治疗的现状有简要描述。目前有网络版和电子版，并且每月都会对相关主题及时更新。

（2）临床实践指南库：美国国家指南库（National Guideline Clearing house，NGC）是由美国卫生保健研究和质量管理局、美国医学会、美国卫生保健计划联合会制作的一个临床实践指南库。该数据库不仅可检索到最新的临床实践指南，而且还提供指南间的对比、指南的综合等服务。

此外，还有加拿大指南库（CMA Infobase）、新西兰指南库（New Zealand Guidelines Group）、苏格兰众学院指南网（Scottish Intercollegiate Guidelines Network，SIGN）、英国国家卫生与临床优化研究所（National Institute for Health and Clinical Excellence，NICE）等，这些都提供大量的最新临床实践指南。

2. 循证信息概要（evidence-based synopses/structured abstracts）

（1）循证护理杂志：该杂志是由英国医学杂志出版社与皇家护理学院出版有限公司出版发行的季刊。该杂志运用严格的标准对大量临床护理研究的可靠性和真实性进行评定，提供结构式摘要，是目前提供与护理相关的最好研究和最新证据的国际性期刊。

（2）循证医学杂志：该杂志是由英国医学杂志出版有限公司出版发行的双月刊，该杂志提供已经出版的研究报道和文献综述的详细文章。

（3）美国内科医师学会杂志俱乐部（ACP Journal Club）：该杂志是由美国内科医师于 1927年创办，现为月刊。该杂志是从 130 种临床杂志中总结出最佳证据，每篇文献都经过研究人员和编辑严格审查和评定。

3. 临床研究综述（syntheses/systematic reviews）数据库

（1）Cochrane 图书馆（Cochrane Library, CL）：是由 Cochrane 协作网发行，是目前临床疗效研究证据最好最基本的网站。本图书馆有 6 个高质量的不同内容的数据库构成，分别为系统综述数据库、临床试验数据库、方法学数据库、效果综述摘要数据库、健康技术评估数据库和健康评价数据库。其中系统综述数据库是依据一定的规范和要求制作的，对医护干预措施的系统综述质量相对较高，提供结构式摘要和全文，并可以在网址上免费浏览。另外，它还以光盘的形式每年 4 期向全球公开发行。

（2）JBI 循证卫生保健中心数据库：该库是澳大利亚南部的 Adelaide 大学健康科学系的 Joanna Briggs 研究所（JBI）出版的护理及健康相关学科领域的循证资源，也是目前全球最大的循证护理领域的资源数据库。

4. 临床研究原始文献数据库（primary sources）

国外常用的临床研究数据库有 PubMed、英国护理文献索引（British Nursing Index, BNI）、中国生物医学文献库（CBM）、中国期刊全文数据库、维普数据库（VIP）、万方数据库系统等。

5. CINAHL（cumulative index to nursing and allied health literature）数据库

收录美国护理协会、国际护理联盟组织及护理卫生科学联盟组织及世界上其他英文护理专业期刊共 4175 种（750 种全文期刊），其中 1300 种文献没有被 Medline 收录，1150 种文献提供引文查找功能，文献最早回溯至 1937 年。收录范围包括护理学、心理学、行为科学、护理管理学、护理继续教育模块、病患教育以及与护理学主题相关的硕博士论文。

6. Cosby's Nursing Consult 护理学数据库

由 ELSEVIER 公司出品，由权威的护理医师、教育者及研究者组成的顾问委员会联合开发，内容主要包括循证护理医学内容、31 本全文原版参考书、27 种全文专业护理学期刊、最新的药物信息、近 200 份护理相关的诊疗指南、超过 8000 份患者教育、护理发展动态等，集护理教学，科研与临床为一体的综合型数据库。

三、评价原始文献质量

（一）评价原则

1. **真实性**　真实性是指一项研究成果结论的可靠程度和成果用于目标人群效应的符合程度。即能正确反映被研究对象和目标人群效应真实状况的程度。前者称为内部真实性（internal validity），后者称为外部真实性（external validity）。例如试验证明卡介苗能预防被研究对象感染结核分枝杆菌发病，当用于未感染的目标人群时能取得同样的效应。证据评价主要指内部真实性，即结果能否/或者在多大程度上反映真实情况。其影响因素包括：

（1）研究设计：直接决定结果的内部真实性。

（2）研究对象：选择偏倚；混杂偏倚。

（3）研究环境：信息偏倚。

（4）数据分析：统计方法。

2. **重要性**　临床重要性是指证据的临床意义和应用价值，即结果是否具有临床的实际应用价值。如新药与传统药物比较能力的差异的确值得应用吗？循证医学强调采用客观量化指标来评价研究结果的临床意义。如采用相对危险度减少率（RRR）、绝对危险度减少率（ARR）

和获得一例有利结果需要治疗多少例患者(*NNT*)等客观指标,同时给出可信区间(*CI*),以表示估计值的精确度。

3. 适用性 证据的适用性即外部真实性(extenal validity),是指研究结果与推论对象真实情况的符合程度,即结果外推到其他人群的能力。

(二)评价内容

见表9-1。

表9-1 原始研究文献质量评价内容

项目	内容
研究目的	是否明确、重要、科学、先进、可行?
研究设计	是否科学、可行?
研究对象	定义是否明确? 代表性如何? 有无入选和排除标准?
分组对照	是否恰当? 组间基线是否可比?
观察测量	变量的定义是否明确? 指标选择是否合理? 测量是否可靠?
结果分析	统计方法是否恰当? 偏倚的处理是否考虑?
质量控制	针对可能的偏倚采取了哪些预防措施?
结果表达	效果如何? 不良反应多大? 不足之处?
卫生经济	是否进行成本-效果,效益,效用分析?
研究结论	是否回答了假说? 结论是否可以外推? 与他人的结果是否一致?

(三)原始文献质量评价工具

为方便研究者评价文献质量,国际循证机构的网站已根据常见研究类型设计公认的评鉴标准。目前不同的循证实践机构有其自己的评价工具,但每份评价工具基本原则一致,只是在某些评定条目设计上略有差异。在众多评价工具中,较常见的文献质量评价工具有英国的"牛津文献质量严格评价技能培训项目"(oxford critical appraisal skill program,CASP)、Joanna Briggs循证卫生保健中心推出的文献质量评价工具。

鉴于Joanna Briggs循证卫生保健中心在全球循证护理方面应用的普遍性,现将其对几种常见研究设计类型文献质量的评价工具介绍如下:

1. 干预性研究（randomized controlled trial，RCT 或 controlled clinical trial，CCT）论文的质量评价工具

(1)样本是否被真正地随机分配到实验组和对照组?

(2)研究对象是否设盲?

(3)研究者是否设盲?

(4)结局指标的测量者是否设盲?

(5)实验组和对照组基线是否可比?

(6)是否描述样本流失? 流失的样本是否也纳入分析?

(7)实验组和对照组是否除了干预措施外,所接受的其余措施都是一样的(要求随机、盲法、分配隐藏)?

(8)所有研究对象的结局指标是否采用同样的方式进行测量(要求培训测量者)?

(9)结局指标测量的方法具有信度和效度吗?

(10)所应用的统计方法合适吗？

2. 队列设计和病例对照设计论文的质量评价工具

(1)样本具有代表性吗(是否考虑各种人口学、医学特征的研究对象)？

(2)所有的研究对象具有类似的疾病或暴露情况吗(基线比较)？

(3)在选择病例和对照时是否采用方法减少偏倚(重要特征应该匹配,以保证两组均衡性)？

(4)是否明确了混杂因素并采取方法处理混杂因素问题？

(5)结局指标的测量是否客观(尽量选用客观指标,并用具有信度效度的工具)？

(6)随访时间是否足够长？

(7)是否描述样本流失？流失的样本是否纳入分析？

(8)结局指标测量的方法具有信度吗(工具信效度和测量员资质和培养)？

(9)所应用的统计方法合适吗？

3. 质性研究（qualitative study）论文质量的评价工具

(1)作者陈述的哲学观是否适合于所采用的方法论(例如设计是质性研究,却采用调查法收集资料)？

(2)研究目的(或研究问题)是否适合于所采用的方法论(例如研究参加疼痛咨询门诊对患者疼痛严重程度的影响,就不能用人种志法开展研究)？

(3)资料收集的方式是否适合于所采用的方法论(例如方法论是现象学研究,却采用邮寄问卷法收集资料)？

(4)资料的代表性及资料分析的方法是否适合于所采用的方法论(例如方法论是现象学研究,却只分析研究对象常见的感受,忽视了个案的特殊感受)？

(5)对结果的解释是否适合于所采用的方法论(例如方法论是现象学研究,却解释研究结果将用于设计评估问卷,质性研究的结果只能用于理解这些个案的体验,不能用于推广到总体。问卷的设计需要大样本的调查)？

(6)是否说明研究者本身的文化背景或价值观念及信仰？

(7)是否阐述研究者对研究过程的影响？或研究对研究者的影响(应说明研究者与研究对象之间的关系、研究者对研究情景的反应;另外研究者还应反思自己的角色及对资料收集的潜在影响)？

(8)所选择的研究对象是否具有典型性和代表性？

(9)研究是否经过伦理委员会审定？研究过程是否符合现行的伦理原则？

(10)研究结论来自对资料的分析和解释吗(结论应来自观察、访谈等过程获得的资料)？

4. 描述性研究/病例系列（descriptive/（case series/（case reports）研究论文的质量评价工具

(1)样本是否随机选择或是准随机方式选择(如果选择研究人群中的一部分,是否随机选取研究对象？是否采取了分层抽样以提高样本代表性)？

(2)是否清晰描述样本的入选标准？

(3)是否明确了混杂因素并采取方法处理混杂因素问题？

(4)结局指标的测量是否客观(尽量选用客观指标,并用具有信度效度的工具)？

(5)如果进行了对照,是否进行了充分地描述？

(6)随访时间是否足够长?

(7)是否描述样本流失?流失的样本是否也纳入分析?

(8)结局指标测量的方法具有信效度吗(工具信效度和测量员资质和培训)?

(9)所应用的统计方法合适吗(例如应呈现百分比的变化值,而不是终末值)?

5. 经验总结、案例分析、专家意见类论文的质量评价工具

(1)该文章的来源是否清晰标注?

(2)该文章的观点是否在该领域具有代表性?

(3)所推荐的观点或建议是否是以患者利益为中心的(而不只是描述卫生保健组织中的权利关系)?

(4)所推荐的观点或建议是否有逻辑性?是否依据充分?

(5)对观点或建议的分析是否合适(观点来自临床经历还是文献?是来源于系统分析还是突发奇想)?

(6)支撑所推荐的观点或建议的文献是否充分(有无不一致的文献)?

(7)所推荐的观点或建议是否获得同行支持?

(四)原始文献质量评价方式

评价文献质量时不主张采用评分的方式,也不主张通过加总分进行判断,而主张两人分别进行独立评定,逐条判断每一条目"符合要求""不符合要求"或者"不清楚"。然后综合两人意见,商讨对论文纳入还是剔除,必要时咨询专家。

文献质量评价只能从某种程度说明文章结论的可信性,倘若评价者缺乏临床流行病学或科研设计的基础知识,那么就难以完成文献的评价。因此,文献质量的评价具有局限性。

四、证据的综合

在做临床决策时仅仅依据一个或少数几个研究的结果是不够的,然而针对同一个问题的多个临床研究结果有时是互相矛盾的,给临床决策带来了难题。因此,需要采用科学的方法综合针对某一问题的多个研究结果,得出一个更可靠的结论,此过程即证据的综合。证据的综合往往通过系统评价(systematic review, SR)来完成,它是一种用科学的、客观的定性或定量整合原始研究结果的研究方法,详见本章第三节。

五、证据的传播

高质量的系统评价或临床指南如何让临床一线的护理工作者知晓,这就需要护理人员了解证据传播的有关内容,包括证据传播的概念、证据的分级和证据的传播途径。

(一)证据传播的概念

证据传播是指将证据通过杂志期刊、电子媒介、教育和培训等方式传递到卫生保健人员、卫生保健机构和卫生保健系统中。证据的传播同任何信息的传播一样,不仅涉及证据和信息的发布,它还包括在明确目标人群的基础上,通过周密的计划,设计专门的途径,精心组织证据和信息的内容、形式,以及传播方式,以容易被理解和接受的方式,将证据和信息传递给目标人群,使之应用于决策过程中。这就是证据传播过程中的 4 个主要步骤:①标注证据的等级或推荐意见;②将证据和信息组织成临床实践人员容易理解和应用的形式;③详细了解目标人群对证据的需求;④以最经济的方式传递证据和信息。

(二)证据的分级

证据的等级系统包括证据的质量等级(quality level of evidence)和推荐级别(grade of recommendation)。系统评价产生的证据应标注其质量等级,而临床实践指南和证据总结等资源则应标注证据的推荐级别。因此医疗卫生保健专业人员在将证据应用到临床实践中时,很重要的一步是对形成证据的研究进行方法学质量的严格评价,并进行分级,以明确该证据的推荐强度。

推荐分级的评估、制定与评价(grading of recommendations assessment,development and evaluation,GRADE)系统推出之前,各循证卫生保健组织的证据等级系统往往基于"唯设计论"认为RCT 设计的研究质量必然高于观察性研究,对研究设计的多元性以及系统评价中纳入研究的设计质量,各研究间的不一致性、不精确性、间接性、发表偏倚等带来的问题未能进行综合判定。因此,传统的证据等级系统近年来受到研究方法论专家和临床决策者的批评。GRADE 证据系统的推出,突破了以往单纯按照研究设计划分证据质量等级的局限性,综合考虑系统评价纳入研究的各种影响因素,将系统评价的效应指标作为"证据体"(body of evidence)进行质量分级原则。GRADE 系统目前已经成为用于对 RCT 和观察性研究的系统评价进行证据等级判断的一套国际统一的证据质量分级和推荐强度系统。其局限性是并未涉及质性研究、经济学评价、诊断性试验和描述性研究等。

JBI 基于护理学科证据的多元性,在采纳 GRADE 证据分级系统的同时,提出在对证据体进行质量分级之前,对证据进行预分级(pre-ranking)。预分级出现在对单篇文献质量进行严格评价之后,对纳入的单项研究按照其设计类别,包括有效性研究、实验性设计、类实验性设计、观察性研究、质性研究、诊断性试验、预后研究、经济学评价进行预分级,分为 Level 五个等级。其中干预性和质性研究分级,见表 9-2、表 9-3。JBI2014 版证据推荐级别见表 9-4。目前该证据预分级系统广泛应用于 JBI 及其多个国际分中心所构建的多项循证资源,包括证据总结。

表 9-2　BJI2014 版干预性研究证据预分级

证据等级	设计类型举例	描述	
Level 1	RCT/实验性研究	1a	多项 RCT 的系统评价
		1b	多项 RCT 及其他干预性研究的系统评价
		1c	单项随机对照试验 RCT
		1d	准随机对照试验
Level 2	类实验性研究	2a	多项类实验性研究的系统评价
		2b	多项类实验性研究与其他低质量干预性研究的系统评价
		2c	单项前瞻性有对照组的类实验性研究
		2d	前后对照/回顾性对照的类实验性研究
Level 3	观察性-分析性研究	3a	多项队列研究的系统评价
		3b	多项队列研究与其他低质量观察性研究的系统评价
		3c	单项有对照组的队列研究
		3d	单项病例对照研究
		3e	单项无对照组的观察性研究

证据等级	设计类型举例		描述
Level 4	观察性-描述性研究	4a	多项描述性研究的系统评价
		4b	单项横断面研究
		4c	病例系列研究
		4d	个案研究
Level 5	专家意见/基础研究	5a	对专家意见的系统评价
		5b	专家共识
		5c	基础研究/单项专家意见

表 9-3　JBI2014 版质性研究证据预分级

证据等级	研究设计举例	描述
Level 1	混合设计研究的 SR	1-多项质性研究或混合设计研究的系统评价 Qualitative or mixed-methods systematic review
Level 2	质性研究的 Meta 整合	2-多项质性研究或混合设计研究的整合 Qualitative or mixed-methods synthesis
Level 3	描述性质性研究 现象学研究	3-单项质性研究
Level 4	扎根理论研究 人种学研究等	4-对专家意见的系统评价
Level 5	对专家意见的 SR 单项专家意见	5-专家意见

表 9-4　JBI 2014 版证据推荐级别

推荐级别		判断标准	表达式举例
A 级推荐	强推荐	1. 明确显示干预措施利大于弊或弊大于利 2. 高质量证据支持应用 3. 对资源分配有利或无影响 4. 考虑了患者的价值观、意愿和体验	卫生保健专业人员应该为社区 2 型糖尿病患者提供血糖控制自我管理方式方面的书面信息
B 级推荐	弱推荐	5. 干预措施利大于弊或弊大于利 尽管证据尚不够明确 6. 有证据支持应用 尽管证据质量不够高 7. 对资源分配有利或无影响或有较小影响 8. 部分考虑或并未考虑患者的价值观、意愿和体验	卫生保健专业人员可向社区 2 型糖尿病患者演示胰岛素注射笔的使用方式

　　系统评价的证据,则应进一步按照 GRADE 证据降级和升级原则(5 个降低质量的因素和 3 个升高质量的因素)进行证据体的升级和降级及质量等级,见表 9-5、表 9-6。在制作系统评价和临床实践指南时应采用 GRADE 系统对证据划分质量等级。

表 9-5　GRADE 系统证据降级或升级的因素

证据降级 升级因素	表示方式
降低证据等级的因素	
1. 研究设计上的局限性（偏倚风险）	
严重	一1 级
极其严重	一2 级
2. 研究结果的不一致性（研究间的异质性问题）	
严重	一1 级
极其严重	一2 级

证据降级 升级因素	表示方式
3．不能确定是否为直接证据（PICO 之间的直接关系）	
部分	－1级
大部分	－2级
4．精确度不够或可信区间较宽（95%可信区间和样本量）	
严重	－1级
极其严重	－2级
5．存在发表偏倚	
可能	－1级
很可能	－2级
提高证据等级的因素	
1．效应量	＋1级
大：≥2研究的证据一致显示RR ＞2 或RR ＜0.05，且几乎无混杂因素	＋2级
很大：直接证据显示RR ＞5 或RR ＜0.2且不影响其真实性	＋1级
2．可能的混杂因素会降低所展示的效应	＋1级
3．剂量-效应关系药物/干预措施的剂量及效应大小有明显关联	

表 9-6　GRADE 证据的质量等级

证据等级	具体描述	研究类型举例
高 high	非常确信真实的效应值接近效应估计值	RCT 质量升高二级的观察性研究
中 moderate	对效应估计值有中等程度的信心 真实值有可能接近估计值 但仍存在二者大不相同的可能性	质量降低一级的 RCT 质量升高一级的观察性研究
低 low	对效应估计值的确信程度有限 真实值可能与估计值不相同	质量降低二级的 RCT 观察性研究
极低 Very low	对效应估计值几乎没有信心 真实值很可能与估计值大不相同	质量降低三级的 RCT 质量降低一级的观察性研究 系列病例观察个案报道

护理领域干预性研究中 RCT 设计并不多见,而以类实验性研究设计占大多数。因此,护理领域的证据分级和推荐等级应以 JBI 循证护理中心的证据分类方法为参照。同时,证据、临床专业知识和经验以及患者三者之间的关系决定了证据是否有力。例如,虽然 RCT 提供的证据是强有力的,但在临床实践中如不被护士和患者接受,则这一证据仍不被认为是一类证据;相反,如果某项实践活动既符合大多数护理人员的经验,又满足患者的需求,尽管研究结果并非一类证据,但这项证据仍可作为护理证据。

（三）证据的传播途径

1. **证据的形式**　由于临床护理人员大多没有时间仔细阅读大量包含研究过程描述和统计阐述的原始资料,需要将系统评价的结论和证据总结为更简洁易读、可追溯、透明、公开的形式,以帮助其有效利用这些研究结果。Joanna Briggs 循证护理中心开展了此项工作,他们收集并选择历年来自全球的循证实践中心护理及相关领域的系统评价,对其质量进行评价后,将各专题的内容进行总结和提炼,突出结论性证据,并清晰标注证据的来源和证据的等级,形成只有 2~3 页的最佳实践信息、证据总结和照护指南汇编近 3000 篇,提高了证据传播的速度和效率。

2. 证据的需求形式 不同的目标人群对证据的需求形式不同,应在评估和分析的前提下,有目的地组织信息。医院一线护理人员需要针对性强、可信度高、简洁易读的循证结论,如证据总结、集束化照护措施、最佳实践信息册;而卫生机构政策制定者和医院护理管理者需要的是系列化的、与临床护理质量关系密切的、结构清晰、来源明确、可信度高的循证结论汇集,如临床实践指南;而高校教师和研究人员则需要特定专题在循证中的所有资料与信息细节,以及该专题循证后形成的结论性证据,如系统评价报告、原始论文等。

3. 证据的传递形式 证据的传递形式主要包括教育和培训、通过传播媒体传递和通过组织及团队系统传播。临床各级人员可根据自身实际情况决定选取恰当的传递形式,使相应的人员了解最近、最佳的证据,帮助其进行临床决策。

六、证据的应用

应用最佳证据不是照搬证据。研究证明一项护理措施在某一人群中有效,并不能说明它适合于临床所有的患者。如何将获得的最佳证据应用到临床护理工作中,并以实践活动或系统发生变革为标志,这就是证据应用所涉及的问题。其核心内容包括:通过系统/组织变革引入证据;改变系统中实践活动的方式;评价应用证据对卫生保健系统、护理过程、护理效果的作用。

(一)证据引入

临床护理人员要结合自身专业知识和经验,根据所在医院、病区及患者的特点和需求将证据引入系统中,其中包括对证据真实性、重要性和适用性的评价。从中筛选出适合相应情景的、有用的证据,制订循证的护理措施、护理流程和护理计划,使证据真正为临床服务,提高护理服务质量,解决临床实际问题。

(二)证据应用

证据应用即将证据引入护理措施、流程和计划的制订,开展临床实践,并对护理质量进行管理的过程。目前,Joanna Brigg 循证实践中心使用了一种在线临床质量管理工具,即临床证据实践应用系统(practical application of clinical evidence system,PACES)。该系统可协助卫生保健人员和卫生保健机构,根据某一特定的实践活动或特定的干预项目,提供如何应用证据促进变革的一系列方法。

(三)效果评价

循证护理实践是一个动态的过程,它需要在临床实施后评价证据应用后的效果和对政策的影响。效果评价的反馈有助于护理研究质量的提高,并可在持续质量改进过程中巩固其应用,并不断更新证据,进入新的循环。上文所提 PACES 也可用来评价循证实践活动对政策和实践效果的影响。

（四）循证护理实践运作管理模式

循证护理实践运作管理模式现有多种,比较而言易于操作的是遵循现代质量管理的基本模式,即 PDCA。PDCA 循环是公认的能使任何一项活动有效运行的一种合乎逻辑的管理工作程序,在质量管理中得到了广泛的应用。所谓 PDCA,即计划(Plan)、实施(Do)、检查(Check)、行动(Action)的首字母组合。无论哪一项工作都需要经过制定计划、执行计划、检查计划、对计划进行调整并不断改善这样四个阶段。采用 PDCA 可使临床循证护理实践进入良性循环,提高效率,更加有效地驾驭循证护理实践工作。

第三节　系统评价与 Meta 分析概述

一、系统评价

（一）系统评价（systematic review，SR）

系统评价又称系统综述,是就某一具体的临床问题系统全面地收集全世界已发表或未发表的临床研究文献,依据科学的评价原则,筛选出符合质量要求的文献,进行定性分析或定量合成,获得较为可靠的结论的过程。SR 是基于原始研究的二次研究。

系统评价既可以只包括一种研究设计类型的原始研究,如 RCT 的系统评价;也可以包括多种不同研究设计类型的研究,如包括病例对照研究和队列研究在内的两种不同设计的系统评价。同时,随着新的临床研究进展而及时更新。

（二）系统评价与一般文献综述的区别

系统评价是建立在规范方法基础上的文献综合,与传统文献综述有明显的不同。两者区别详见表 9-7。

表 9-7　叙述性文献综述与系统评价的区别

特征	叙述性文献综述	系统评价
研究的问题	涉及的范畴常较广泛	常集中于某一临床问题
原始文献来源	常未说明、不全面	明确,常为多渠道
检索方法	常未说明	有明确的检索策略
原始文献的选择	常未说明、有潜在偏倚	有明确的选择标准
原始文献的评价	评价方法不统一	有严格的评价方法
结果的合成	多采用定性方法	多采用定量方法
结论的推断	有时遵循研究依据	多遵循研究依据
结果的更新	未定期更新	定期根据新试验进行更新
论文发表方式	综述性文献	科技论著格式定期更新

（三）系统评价的意义

系统评价是就某一特定的研究对相关文献进行的系统性综述。它在研究结果的综合与传播中起到了重要作用。医务人员以及研究人员面对每天涌现的信息感到茫然,如何在庞大的结果中找到最佳的证据,这就需要系统综述有效地提供综合、真实的信息,为合理的决策奠定基础。在系统评价中采用 Meta 分析可以限制偏倚,提供更为可靠的结果,使临床决策和结论更为科学;节省资源,达到世界资源共享的目的。

（四）系统评价的优点

系统评价方法标准,选择偏倚小,更客观,属于同质性探讨,并且定期更新。对有争议或有矛盾的小样本研究,系统评价可通过严格、科学的方法进行分析和合成,探究其分歧的原因,很大程度上提高了医学信息的可靠性和科学性。

二、Meta 分析

（一）Meta 分析的概念

广义上的 Meta 分析指的是一个科学的临床二次文献研究活动,指全面收集所有相关研究并逐个进行严格评价和分析,再用定量合成的方法对资料进行统计学处理得出综合结论的整个过程;狭义上的 Meta 分析指的是一种单纯的定量合成的统计学方法。

Meta 分析又称荟萃分析,由英国心理学家 Glass 于 1976 年首次命名。Meta 分析是一种通过提供量化的结果,回答问题的研究方法。优点是通过增大样本量来增加结论的把握度,从而解决研究结果的不一致性。目前,Meta 分析主要用于 RCT 结果的综合。

（二）Meta 分析与系统评价的区别与联系

两者对纳入研究的数据均有严格要求,均是公认的最好的二次研究方法。Meta 分析是用统计分析的方法将多个独立的、可以合成的临床研究结果进行定量合成。而系统评价可以是定性系统评价也可以是定量系统评价(Meta 分析)。如果纳入研究间不存在异质性,且恰当的定量数据可获取时,则进行 Meta 分析,反之,则不能进行合并分析。如果精确区分的话,当系统评价采用了定量合成的方法对资料进行统计学处理时可以称为 Meta 分析,而未使用统计学方法的则称为定性的系统评价。

（三）Meta 分析的目的

1. **增强统计学检验效能** 通过对同类课题中多个小样本研究结果的综合,能达到增大样本量、改进和提高检验效能的目的。

2. **定量估计研究效应的平均水平** 当多个同类研究的结果在程度和方向上不一致时,通过 Meta 分析可以得到研究效应的平均水平,对有争议甚至相互矛盾的研究结果得出一个较为明确的结论,而且使效应估计的有效范围更精确。

3. **评价研究结果的不一致性** 由于研究水平、研究对象、实验条件、样本含量等不同,多个同类研究的质量可能有较大差异。通过 Meta 分析可以发现单个研究中存在的不确定性,考察研究间异质性的来源,估计可能存在的各种偏倚。

4. **寻找新的假说和研究思路** 通过 Meta 分析可以探讨单个研究中未阐明的某些问题,发现以往研究的不足之处,提出新的研究课题和研究方向。

（四）Meta 分析的意义

Meta 分析的资料来源全面，证据收集有统一的评估方法，文章的推论常建立在证据统计合成基础上，因此可以为临床进一步研究和决策提供全面的文献复习。对于临床发生率较低的情况，通过定量综合时增加样本量而最终提高统计学上的把握度，有助于防止小样本导致的偏倚。另外，通过分析可以测定及解决文献报道中矛盾的结果，研究不同文献异质性的来源和重要性，还可研究不同亚组治疗作用的变化，通过比较不同的治疗措施，为临床提供最佳的治疗方案。

三、系统评价和 Meta 分析的具体步骤

系统评价与 Meta 分析两者基本步骤一致，只是 Meta 分析多了定量统计环节，固在此一并介绍。进行系统综述和 Meta 分析一般要经过下列一些步骤，即拟定研究计划，收集资料，根据入选标准选择合格的研究，复习每个研究并进行质量评估，提取信息，填写过录表，建立数据库，计算各独立研究的效应大小，异质性检验，敏感性分析，总结报告。

系统评价是课题研究，需要 2 人以上组成课题研究小组完成，特别是在文献评阅、摘录信息过程中，必须 2 人以上同时进行，有争议时需要讨论确定，必要时请第三人或专家共同确定，以免发生偏倚，保证研究的客观性和精确性。

（一）拟定研究计划

拟定研究计划即是要阐明本次系统评价/Meta 分析的目的，检验假设，特殊注意的亚组，确定和选择研究的方法和标准，提取和分析资料的方法和标准等。

1. 明确研究目的 明确目的就是要弄清研究要解决什么问题。提出问题是循证护理实践的第一步，也是最重要的一步，因问题是否有价值，直接决定了研究结果的意义和价值所在。循证问题的提出应按照 PICO 格式，明确 3～4 个要素。

2. 确定文献的入选和排除标准 依研究目的确定文献的入选和排除标准。当研究目的确定后，即可初步确定文献的纳入和排除标准。如疾病的诊断标准、研究对象的特征、暴露或干预的明确定义、是否排除伴发疾病；研究类型是仅限于随机对照试验还是包括观察性研究；对文章的语种有无限定；观察时间和终点是什么。

3. 拟定一个标准的资料摘录表 表内容是为回答研究问题服务的，所以一些关键的问题一定要在摘录表上反映出来。比如研究类型及文献质量、样本量、研究对象基线特征、干预的内容、结局指标等。另外，还有文献的一般资料也要在摘录表中反映出来，如杂志名称、作者姓名及单位、研究资金来源等。由于一般资料可能影响摘录者对文章质量的评价，是否对摘录者隐瞒这部分内容也应事先规定。如果采用盲法，可以复印原文，将文章标题页的内容覆盖，再由摘录者提取研究资料。

（二）收集资料

1. 检索文献 原则是多途径、多渠道、最大限度地查全文献。方法可参考文献检索章节。值得注意的是，即使用最好的 Medline 系统进行检索也只能获得 2/5 的相关文献，还有未正式发表的所谓"灰色文献（grey literature）"也很重要，因为这些文献中可能包含阴性结果。由于阴性结果一般较少被投稿和发表，其他来源的资料对这些未发表的研究也较少提及，若系统评价只包括有限的已发表的研究，可能会致假阳性结果。

2. 根据入选标准选择合格的研究 通过各种途径检索查到的文献可能很多,须根据本次研究的入选和排除标准进行仔细的筛选,挑出合格的研究进行系统评价/Meta 分析。文献多时可借助文献管理软件(如 Endnote 软件)进行文献筛选和管理。

3. 复习每个研究并进行质量评估 系统评价/Meta 分析是对原有结果的再分析,只有从高质量的原始研究中才能获得高质量的综合结论。所以,要对拟纳入的文献进行认真复习和质量评估。评估文献质量一般包括三方面内容:①方法学质量:研究设计和实施过程中避免或减少偏倚的程度;②精确度:即随机误差的程度,一般用可信限的宽度表示;③外部真实性:研究结果外推的程度。

真实程度高的证据是循证护理实践的最佳证据,能够应用于护理实践,解决患者的实际问题。反之,对于存在偏倚的研究资料或者称为真实度不高的资料,不能寄托 Meta 分析得到可信的结论,因为它反而会引起误导。具体评价需要先依文献研究设计归类,然后参阅本章第二节相应研究设计类型的“原始文献质量评价”标准进行。

4. 提取信息、填写过录表、建立数据库 经过质量评估的文献信息,按事先制定的资料摘录表提取相应信息。可用 Epidata 软件进行资料提取。注意在资料信息提取和计算机录入时应双人独立进行,核查过程中遇到不同之处应经过讨论决定。信息提取完后可进一步用 SPSS、SAS、Excel 等软件建立数据库,以便进行统计分析,得出结果。分析软件可用 Cochrane 免费公开的 Review Manager(网址:www. cochrane. org)及 Stata、R 语言等软件分析。

上述资料收集流程可概括如图 9-2。

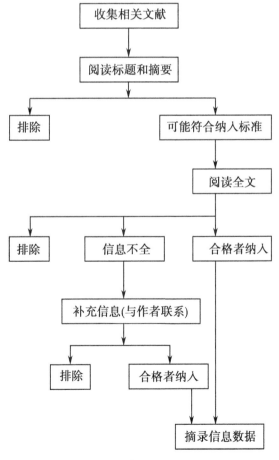

图 9-2 资料收集流程

（三）统计分析

1. 计算各个独立研究的效应大小 即采用相应的公式计算各独立研究的效应大小。通常两组间比较时，连续变量用平均差值（*MD*）或标准化均数差值（*SMD*）表示效应大小；二分变量用率差（*RD*）、比值比（*OR*）、相对危险度（*RR*）、相对危险度降低（*RRR*）、需治疗人数（*NNT*）等来表示效应的大小。

2. 异质性检验 即统计量的齐性检验，是 Meta 分析的重要环节。一般认为当 $P>0.10$ 时，各独立研究结果一致性较好，采用固定效应模型（fix effect model）进行分析。如果存在异质性，对资料的汇总就要慎重，若合并资料仍然具有临床意义，可采用随机效应模型（random effect model）分析；但如果异质性严重，不建议进行 Meta 分析，而应寻找异质性的来源。

异质性的来源一般存在三方面：

1) 临床异质性：如对象特征、诊断、干预、对照、研究地点、评价结局等不同。

2) 方法学异质性：研究设计与质量不同。

3) 统计学异质性：不同试验中观察到的效应，其变异性超过了机遇本身所致的变异性。当异质性严重时，研究者可以根据异质性的来源进行亚组分析，或进行敏感性分析，或考虑协变量的影响进行 Meta 回归分析等。

如不宜进行定量合成，应做定性分析：即采用直观描述的方法，将每篇文章的特征按对象、措施、结果、质量和设计方法等进行总结并列表说明；不同研究间设计和方法学方面的差异和对结果的解释也要罗列。

定性分析是定量分析前必不可少的步骤。虽然不是每个系统评价都需要定量，但大多数系统评价应通过 Meta 分析使结论更具有临床应用性。

3. 敏感性分析 Meta 分析是对多个结果的综合，各个独立研究结果间的不同会影响合并的结果，可能有某个研究或某些研究对合并的结果产生质的影响，是否有影响就需要做敏感性分析。敏感性分析是检查一定假设条件下所获得结果的稳定性的方法，其目的是发现影响 Meta 分析研究结果的主要因素，解决不同研究结果的矛盾性，发现产生不同结论的原因。

敏感性分析最常用的方法是分层分析，即按不同研究特征，如不同的统计方法、研究的方法学质量高低、样本量大小、是否包括未发表的研究等，将各独立研究分为不同组后，按 Mental-Haenszel 法进行合并分析，再比较各组及其与合并效应间有无显著性差异。

如图 9-3 为五项 RCT 研究某药疗效的合并结果图，其中 Wang2001 的研究例数少且可信区间较宽，有可能对合并的效应值有影响，可以在排除 Wang2001 的研究后再看其他四个研究的合并值（图 9-4）。与图 9-3 结果比较发现 Meta 分析的合并 *OR* 值点值一致，95%可信区间重叠，即结果未发生本质的改变，该研究可与其他四项研究合并。

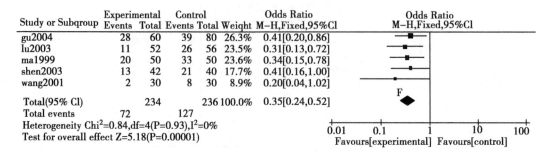

图 9-3 某药临床疗效的 Meta 分析结果

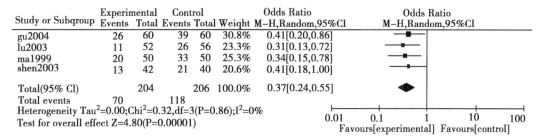

図9-4　某药临床疗效的敏感性分析结果

4. 发表偏倚分析

（1）发表偏倚的来源：发表偏倚是 Meta 分析最常见的系统误差。由于阳性结果比阴性结果更易发表，依发表文献所做的综合分析有可能歪曲了真实效应。据报告临床试验阳性结果的发表率约为77%，而阴性结果仅为42%。还有期刊语种发表障碍、未公开发表如学位论文、一稿多投、经费资助利益倾向性文献等。固在 Meta 分析中必须对发表偏倚进行讨论。

（2）如何识别发表偏倚

1）绘制漏斗图（funnel plots）：是从直观上识别发表偏倚的方法。漏斗图的横坐标为原研究的效应量，若为连续性变量可直接用原始测量值，若为关联性指标可用自然对数转换后的值。纵坐标为原研究的样本量，或标准误或精确度（标准误的倒数）。样本量越小，分布越分散；样本量越大，分布越集中。若没有偏倚，呈对称的漏斗状。相反，图形不对称有偏向，表示存在偏倚。

2）计算失安全系数：其原理是计算最少需要多少个未发表的阴性（无效）研究才能使 Meta 分析的阳性结论逆转。因此，失安全系数越大，说明发表偏倚越小，Meta 分析结果越稳定。

（3）发表偏倚的控制：由于发表偏倚发生在研究设计和资料收集阶段，因此，在设计阶段应制定合理的纳入和排除标准；在资料收集阶段尽量全面系统地收集文献，包括发表、未发表和信息不全的，以控制发表偏倚。

（四）总结报告

1. 统计分析结果　定性系统评价要报告单个研究、总体效应和异质性检验结果及其可信区间，可用文字或图表展示。Meta 分析的结果可以使用直观的图示方法如图 9-3、图 9-4 表示。图中水平线代表每个研究的结果，线中间的方块代表研究结果的点估计值，方块的大小代表该研究在 Meta 分析中的权重，线宽代表研究结果的95%可信区间；垂直线代表"无效应线"，如果一个研究水平线穿过垂直线，表明该研究结果的95%可信区间包含1/0，说明研究的效应在比较的两组间差异无显著性；图中的菱形块代表各个研究合并后的效应估计值，该综合值也可以有95%可信区间。撰写系统综述或 Meta 分析报告时应有文献纳入的流程图，并应按报告规范进行。观察性研究有 MOOSE 规范，随机对照研究有 QUOROM 规范。

2. 解释系统评价的结果　为读者提供证据的强度、推广应用性、不良反应及结论的意义等信息。

（1）证据的强度：如对纳入文献的方法学质量和不足之处进行讨论，对未被纳入的文献加以讨论和说明。

（2）推广应用性：应说明临床疗效、研究对象特征（包括生物学或文化的信息）、干预环境、依存性、可能存在的问题如不良反应等，以便于医务人员在临床工作中通过系统评价获得相应的信息,判断其是否适用。

(3)不良反应:评价者应对治疗或护理措施带来的不良反应、不良反应发生的频率和严重程度给予充分的说明。

(4)结论的意义:评价者需说明该系统评价对临床实践和进一步研究的意义,为以后的研究起指导和导向作用。

(五) 系统评价的更新

随着新的研究不断出现,已完成的系统评价需要不断将新的研究数据纳入,定期更新和完善。一般 Cochrane 系统评价要求每隔 2 年左右作一次更新,而在一般期刊上发表的系统评价往往缺乏这种系统更新和改善的机制。

综上所述,开展系统评价 Meta 分析是一项复杂而系统的工作,评价过程中需要许多判断和决策。现将系统评价的基本步骤汇总成图,以便参考(图 9-5)。

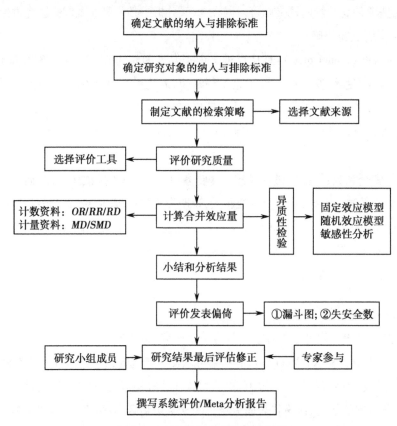

图 9-5 系统评价/Meta 分析步骤

四、系统评价质量评估

系统评价属于二次文献,若分析过程存在偏倚会影响其质量。鉴于人们常用 Meta 分析结果作为处理自己患者的依据,在应用系统评价结果之前,必须对其质量进行评估。目前国际上推荐使用公认的系统评价报告质量评价指南 QUOROM(quality of reporting of Meta analyses),其中制定了 18 项标准,以评价系统评价的质量(表 9-8)。

表 9-8 系统评价报告质量评价指南

1. 题目是否陈述了是 RCT 的 Meta 分析或系统评价。

2. 摘要的目的是否明确描述了临床问题。

3. 是否使用了结构式摘要。

4. 摘要的资料来源中是否列出资料库和其他信息来源。

5. 摘要的评价方法中是否描述了选择标准、研究特征和评价方法。

6. 摘要的结果中是否对纳入或排除的 RCT 进行描述，其定性定量主要结果及亚组分析。

7. 摘要的结论是否对主要结果加以描述。

8. 正文的序言中是否明确地描述了临床问题，干预治疗的生物学合理性和进行 Meta 分析的理由。

9. 方法部分是否描述了检索情况包括详细介绍资料信息来源。

10. 有无纳入和排除标准（确定收集对象、干预措施、主要结局和研究设计）。

11. 有无描述对有关文章的评价标准和过程（如评价时设盲情况、质量评价用什么标准评价结果）。

12. 提取资料的过程和方法。

13. 是否描述了研究设计类型，对象特征、干预方案、结局定义、异质性评估。

14. 定量资料综合方法使用何种统计方法及其使用理由，缺乏资料处理和敏感性分析。

15. 结果中是否包括检索、筛选流程图。

16. 描述每项实验的特征（如年龄、性别、患者数、干预措施、剂量、疗程、随访时间等）。

17. 定量资料综合的结果报告（包括可信区间）ITT 分析。

18. 讨论部分对关键结果进行概括，根据得到证据综合讨论结果，描述潜在偏倚，提出未来研究方向。

（郭崇政　刘　颖）

学习小结

本章浓缩了循证护理的基本内容，简要介绍了循证护理的发展和循证护理的概念及实践的基本要素；重点讲解了循证护理实践的基本步骤和系统评价与 Meta 分析的基本方法。通过本章学习，学生应熟悉循证护理的概念与实践的基本步骤与方法，学会依据证据的设计类型进行原始研究文献的评价，初步掌握证据综合和证据应用的基本方法，为今后从事临床循证护理实践奠定必要的理论知识与基本技能。架起护理研究与临床应用的桥梁，从而使护理研究成果能及时科学地用于临床，提高护理质量和效率，并不断提升护理人员的专业素质和业务水平，推动护理学科整体发展。

复习思考题

1. 什么是循证护理？包括哪些基本要素？

2. 简述循证护理实践的基本步骤。

3. 何谓系统评价和 Meta 分析？有什么意义？

4. 证据的来源有哪些？

5. 证据的评价原则与内容是什么？

6. 简述不同研究设计证据评价的标准。

7. 如何理解证据分级和推荐级别的意义？

8. 如何应用证据？

9. 简述系统评价与 Meta 分析的具体步骤。

第十章 护理论文撰写与论文质量评价

10

学习目标	
掌握	护理科研论文、综述的基本撰写格式及要求。
熟悉	护理论文撰写的基本原则及注意事项；案例报告的基本撰写格式及要求；评价科研论文质量的方法。
了解	护理论文的分类；护理论文撰写的基本程序；评价科研论文质量的意义、原则及评价过程。

　　某学者发现晚期癌症患者在心理和精神方面存在很多问题,如焦虑、抑郁、自我负担感、无能为力感,严重者甚至企图自杀。为减少晚期癌症患者的心理、精神痛苦,提高其生存质量,她尝试构建中国本土化的人生回顾方案,帮助癌症患者重新发现生命意义,改善生存质量。开展人生回顾前后,她采用生存质量量表对目标人群进行问卷调查并与之交谈,了解其前后生存质量的变化情况,评价干预效果。干预结束后,她通过撰写论文并投稿到护理期刊杂志社,发表其研究结果。

　　思考: 1. 该学者可撰写什么类型的论文进行投稿? 该类型论文格式包含哪些内容? 2. 论文撰写完毕,如何评价其文章质量?

　　护理论文是护理科研工作者在科学研究的基础上,运用归纳、综合、判断和推理思维方法,对前人积累的和自己在研究中观察到的研究资料进行整理、分析而撰写的文章。它是护理科学研究信息储存、交流的重要形式,也是科学研究成果的展示,对推动护理学科发展起到重要作用。

第一节　概述

一、护理论文的类别

　　护理论文涉及的内容十分广泛,可以从多个角度进行分类。最常见的是根据文章体裁划分,主要有科研论文(论著)、文献综述、案例报告等形式,其撰写格式等内容在后面章节重点介绍。另外,按研究内容可分为基础护理、临床护理、护理管理、护理教育等论文类型;根据写作目的可分为科学技术报告、学位论文及学术论文等。

(一)按研究内容分类

1. **基础护理类论文**　通常着眼于基础护理理论研究,包括实验研究和现场调查等,可指导临床护理工作,提高临床护理水平。如论文"局部氧疗联合封闭负压引流干预豚鼠Ⅲ期压疮创面的优化实验",通过动物实验研究,验证局部氧疗联合封闭负压引流作用于压疮创面的最优工作参数,探讨上述方案对压疮创面的治疗效果,从而为压疮护理提供理论依据。

2. **临床护理类论文**　护理人员将临床护理工作经验和护理新技术、新方法的研究应用以论文形式公开发表实现共享,有助于促进学科的发展。根据护理对象、护理措施的不同,该类论文内容涉及专科护理、个案护理、心理护理、饮食护理、行为护理、中医护理、社区护理、老年护理等领域。

3. **护理管理类论文**　主要指护理管理者应用现代管理学的相关知识或技术,对医院、社区或其他医疗照护机构的管理机制、管理方法等进行研讨或总结经验的论文,如护理人力资源管理、医院感染控制管理、医院急救护理管理等。

4. **护理教育类论文**　一般针对在校护理教育改革或护理继续教育的研究成果进行撰写,

内容可包括不同层次护理教育课程体系的研究、在校护生不同能力培养、在职护士继续教育方法的探索等。

（二）按写作目的分类

1. 科学技术报告（scientific and technical report） 科学技术报告是向科研主管部门或专业学术团体呈送在某一领域的科学研究成果，可用于描述一项科学技术研究的结果或进展，或一项技术研制试验和评价的结果，或是论述某项科学技术问题的现状和发展。报告内容一般包含作者在科研工作与理论构建过程中具体研究方法与思路，以便专业人士或读者评价、判断。

2. 学位论文（dissertation） 我国学位分为学士、硕士、博士三级，相应的学位论文即为学士论文、硕士论文与博士论文。学位论文是学位申请者为申请学位而提交的具有一定学术价值的论文。作为考核和评审的条件，用于表明作者从事科学研究取得创造性的结果或新的见解，和独立从事科研工作的能力。各层级学位论文的要求及格式可参考 2006 年中国国家标准化管理委员会发布的《学位论文编写规则》（标准号：GB/T 7713.1-2006）。

3. 学术论文（scientific paper） 学术论文应提供新的科技信息，是表达某一学术课题在实验性、理论性或观测性上具有新的科学研究成果或创新见解和知识的科学记录；或是某种已知原理应用于实际中取得新进展的科学总结，用以提供学术会议上宣读、交流或讨论；或在学术刊物上发表；或作其他用途的书面文件。

二、护理论文撰写的注意事项

（一）护理论文撰写的基本原则

真实、客观地反映研究成果是完成护理论文的基本要求。作者应该具备严肃的态度、严谨的学风及严密的方法并遵循下列原则进行论文撰写。

1. 创新性 创新性是决定论文质量高低的主要标准。护理论文应突出研究结果的新理论、新观点、新方法等，不能剽窃他人已经发表过的理论与见解，也不能为了单纯追求论文的创造性而违背科学性与真实性。

2. 科学性 论文的科学性体现在四个方面。①真实：研究过程必须尊重客观事实，实验设计合理，方法先进正确，结果忠于原始资料，论点论据真实合理；②准确：选题准确、内容准确、数据准确、引文准确、用词准确、论点客观准确；③具有逻辑性：用科学的逻辑思维方式，将收集到的材料经过分析、综合、概括和推理，论证所产生现象的本质；④可重复：他人采用同样的实验方法和实验材料，能够重复出论文报道的研究结果。

3. 实用性 研究结果应当能够解决相关的医学护理问题，指导临床护理实践工作，推动护理科学不断发展。

4. 可读性 论文发表是为了传播交流或储存新的护理学科技信息，为后人所用，因此应具备良好的可读性，做到结构严谨、内容充实、语句通顺、论述完整。

5. 规范性 不同形式的护理论文具有固定的格式和统一的规范，并符合各期刊编辑部的具体要求。在文章中若涉及医学名词、计量单位等，应该使用规范用语。

（二）护理论文撰写的基本程序

1. **准备资料**　相关研究领域的文献检索以及研究观察数据的收集，是论文撰写的前期工作之一。检索文献是为写作开拓思路，提供理论依据；收集研究数据和相关资料，包括取舍和整理资料、审核统计数据、选用恰当的图表、从研究结果出发提炼观点等，以保证论文撰写的科学性与严谨性。

2. **拟定提纲**　提纲的编写实际上就是形成写作思路、构建篇章框架及提炼思想观点的过程。常用的论文提纲撰写方法有标题提纲法与句子提纲法。标题提纲是以标题的形式把文章各部分内容概括出来，简明扼要，文章各部分关系一目了然。句子提纲则是以能表达完整意思的句子描述论文各部分内容的大意。

3. **撰写论文**　按照提纲完成初稿的写作之后，经过反复修改与不断推敲，方能定稿。定稿时要求文字通顺、层次清楚、数据无误、判断合理、论点明确、结论得当。定稿后可以认真听取同事、导师或专家提出的修改意见和建议，进一步完善文稿。

4. **投稿与回修**　经过修改后的文稿可以向报刊杂志等投稿。投稿前仔细阅读该期刊的"投稿须知"，按其要求的格式修改论文。编辑部初步认定可以公开发表后，便会邀请有关专家审阅该文，由专家提出能否采用与修改的意见。对于编辑部与专家的修改意见与要求，作者都应该逐条予以认真修改或说明。如果作者通过慎重考虑与查阅资料后，对修改意见有不同见解时，可按作者本人意见修改，但在寄回修改稿时，应附函说明理由与根据，切忌一稿多投。

（三）护理论文写作的注意事项

1. **内容具有科学价值**　学术论文要充分体现科研选题的目的、设计思想、实验过程、统计处理方法和结果可靠性。一般来说，即使论文内容不能做到全篇新颖，也应部分具备亮点，如解决了前人尚未能解决的问题，或提出新方法、新工艺的设计等。

2. **文题简洁鲜明**　文题是论文作者传递给读者的第一印象及信息载体，要求用最简洁、最恰当的词语反映文章的特定内容。文题过大、冗长，会导致读者需要思考才能了解其主题，不利于论文的收录与发表；文题过小则会无法反映出文章的主题特色，使文章缺乏可检索性。

3. **结构繁简得当、层次分明**　撰写论文时应紧绕主题，采用合适的结构顺序和层次。描述与表达信息应简洁明了，紧扣表达意图，合乎逻辑。内容务求客观、实际、科学、完备，以事实和数据说话。

4. **文字表达准确、简练、生动**　护理论文的目的在于客观真实地反映事物的本来面目，交流思想或总结经验。这要求作者在用词时准确无误、通顺易懂、言简意赅，帮助读者更好地理解论文主题。

5. **图、表、文字三者处理得当**　论文写作中，恰当地使用图、表，既可以简洁、形象而直观地表达文章的内容，又可以调节、活跃和美化版面，与正文一起构成和谐统一的整体。图、表在文中一般由文字引导而出，本身应具有"可读性"，即读者看到图和图注，表和表题、表注，就能理解图、表的含义。需要注意的是，凡是可以用图形或表格说明的部分，一定不要用累赘的文字描述。经图、表或文字表达结果后，在结果或讨论中切忌简单地重复，而是应根据研究结果揭示的原理，找出其在理论与实践中的价值。

第二节　护理科研论文的撰写格式

护理科研论文(nursing research paper),也称论著,是以护理科学及与之相关的现代科学知识为理论指导,通过研究设计,进行实验与临床观察或现场调查后,将发现和收集到的新资料进行转化、归纳分析或统计处理等一系列思维活动后,撰写成具有一定先进性的文章。全文一般包括文题、作者署名与单位、摘要、关键词、正文、致谢、参考文献等几部分。

一、文题

文题(title),即标题、题目或题名,能概括论文主要内容,表达论文主题,一般由研究对象、干预因素、研究变量等构成。如文题"规范训练对运动障碍患者身心康复的影响",其中"运动障碍患者"是研究对象,"规范训练"是干预措施,"身心康复"则为研究的结果变量。

文题应准确、简短、醒目、新颖、富有吸引力,符合编制题录、索引和检索的有关原则。文字不宜过多,一般以不超过 20 个汉字为宜,英文题目一般不超过 10 个英文实词。文题中尽量不加标点符号,避免出现诙谐语与俚语等非习惯性短语;一般不能采用简称或外文缩写,必须用时也只能选用公认和常用名称,如甲亢、AIDS、HIV 等。另外,在确定文题时应该紧密结合自身掌握的专业知识与研究课题的成果,避免文题不符。主题宜小不宜大,切忌过度追求文题概括层面的宽广,使论文内容与文题相去甚远,直接影响到论文的学术性与可读性。

二、作者署名与单位

作者(author)是指在选题、科研设计、论文构思或执笔撰写等方面有主要贡献,并对论文享有著作权及署名权的人。署名时要用真名而不用化名;国内作者外文署名一律用汉语拼音,写全名,不能用缩写,顺序是姓前名后,例如 Liu Haibo(刘海波)。规范的署名格式应该是将作者置于文题的下方;若作者在两人以上时,一般按参加研究工作的多少和实际贡献大小排列先后名次,第一作者应是研究工作的构思、设计、执行和论文主要作者。一篇论文的署名人数不超过 10 人。

国际科技期刊实行通讯作者制,即通讯作者是论文的主要责任人。通讯作者可以是第一作者,也可以是其他作者,对论文的科学性和结果、结论的可信性负主要责任。这样可明确论文的主要责任,严肃投稿行为,使论文发表正规化和责任化,还为读者提供沟通学术交流的渠道。

作者的姓名、工作单位、通讯地址、电话和电子邮箱等联系方式可标注于文题下方,也可显示在正文末尾,以便编辑、读者与作者联系或咨询。

相关链接　　　　　　学术论文作者署名单位注意事项

　　　　　　作者署名单位一般指科研成果所属单位,而不是论文写作时的就学或工作单位。

作者单位应该是注册的法人单位，为了便于读者联系，可以列出法人单位下的二级单位。

若两人以上的作者属于同一法人单位而不属同一二级单位，则只使用法人单位名称，不再列出二级单位，可以在作者简介中对作者所属的二级单位加以说明。

每位作者只能列出一个单位，其他单位信息可以在作者简介中介绍。

国家重点实验室、省部级重点实验室等单位写作方式应按照《国家重点实验室建设与管理暂行办法》第三十二条规定，统一格式为"××国家（省部级）重点实验室（依托单位）"，例如：吉林省卫生厅医学护理重点实验室（吉林大学）。

三、摘要

摘要（abstract）是整篇论文主要内容的摘录，可以使读者迅速、准确地了解论文的主要内容。摘要部分不能列图表，也不能出现引文，尽量不用缩略语，字数少则几十字，多则不超过300字，一般200~300字，英文摘要不超过400个实词，参加学术会议摘要可根据要求为500~800字。

国内外重要的医学杂志对摘要书写规范具有明确的结构格式要求，即四段式结构，包括：①目的（objective），用1~2句话简要说明研究要解决的问题及目的；②方法（method），简述研究设计方法、研究对象、资料收集方法、观察指标、研究内容以及统计学分析方法等；③结果（result），简要列出主要的研究结果，通常要有数据资料并明确统计学意义和临床价值，一般将最重要和最有意义的结果写在前面；④结论（conclusion），表达本研究最主要的观点，及其意义和价值，或是否有尚待解决和需要进一步研究的问题。

四、关键词

关键词（keyword）是能反映文章主要内容的单词、词组或短语，方便读者更好地了解论文的主题，也使读者在检索中能通过关键词迅速查到文献。关键词通常以与正文不同的字体字号编排在摘要下方，每篇可选3~8个，多个关键词之间用分号或空格分隔，按词条的外延（概念范围）层次从大到小排列，但最后一个词语后面不能添加标点。

关键词用原形词，不用缩写词，要求尽量选用美国国立医学图书馆出版发行的《医学索引》（*Index Medicus*）中医学主题词表（medical subject heading，MeSH）所列出的词汇，读者也可直接登录医学主题词浏览器（MeSH Browser）获取，中文译名可参考中国医学科学院信息研究所翻译的《医学主题词注释字顺表》，以便论文能被国内外文献检索系统收录，提高论文的引用率。如《中文版 Zelaya 艾滋病歧视量表的信度和效度》一文的医学主题词是"获得性免疫缺陷综合征"，而非"艾滋病"。论文中如有英文摘要，其英文关键词的数量与词汇应与中文关键词保持一致；未被各大词表收录的新学科、新技术中的重要术语和地区、人物、文献等名称，也可作为关键词标注。

五、正文

科研论文正文内容的写法多年来已形成相对固定的格式,包括前言、研究对象与方法、结果和讨论等几部分,即国内常称的四段式,国外简称为 IMRAD。

(一) 前言

前言(introduction),也叫引言、导言或研究背景,要回答"研究什么"与"为什么研究"的问题。因此,内容包括论文的研究背景、国内外关于这一问题的研究现状和进展、研究思路的来源与依据、本项研究要解决的问题及研究的目的和意义。前言写作要求开门见山,紧扣主题,语言凝练,意思明确。内容不应与摘要雷同,不过多叙述同行熟知的及教科书中的常识性内容,确有必要提及他人的研究成果和基本原理时,只需以参考引文的形式标出即可。不要插图、列表,不进行公式的推导与证明。评价论文的价值应避免主观性臆测与评论,而是要恰如其分、实事求是,对本文的创新性最好不要使用"首次提出""该领域研究先驱""学术价值极高"等不适当的自我评语。篇幅不宜过长,字数一般掌握在 200~400 字左右。

国外护理研究论文前言部分还包括文献回顾、理论框架等内容。文献回顾主要是为了解本次研究问题以往所做过工作的深度和广度,使读者了解前人对本类问题的研究水平和成果,对理解本次研究有很大的帮助。

(二) 研究对象与方法

研究对象与方法(sample and method)包括研究对象、研究方法、统计分析方法等内容,是判断论文严谨性、科学性、先进性的主要依据。

1. 研究对象 描述研究对象要提供下列信息:①研究起止时间、研究对象来源,如住院、门诊还是社区等,是否随机抽样的样本,年龄、性别等一般人口学资料。如果是来自随机抽样的样本,则应详细交代随机抽样的具体方法,而不应只用"采用随机抽样的方法选取研究对象"一笔带过;②研究对象的纳入标准和排除标准,若有对照组应明确对照的选择标准。这些标准的制定一定要具体、严格,便于研究结果推广应用或重复性验证;③样本量及其计算过程,注明计算公式中各参数的确定理由,表明本项研究结果统计学意义的把握度;④如果研究设立对照组,则要交代分组的方法,如果是随机分配,则要介绍如何实施随机分组的。在研究前应列出表格,比较各组间的基线资料,常包括人口学资料和主要的临床特点,并进行统计学分析,以检验纳入研究的各组之间是否有可比性。

2. 研究方法 研究方法包括研究设计、干预措施、测量指标及研究工具、资料收集的方法、质量控制五个方面。①研究设计:简要介绍研究设计方案,如实验性研究可用"随机对照试验",类实验性研究可用"不对等对照组设计""自身前后对照设计",非实验性研究可用"病例对照研究""队列研究""描述研究"等;②干预措施:介绍干预的内容、方法、持续时间及干预人员的组织等,同时对照组如何实施护理也应描述;③测量指标及研究工具:说明测量指标名称、测量方法或工具。如采用评定量表作为研究工具,应介绍量表的研发者、研制时间、量表内容、信度、效度、评分标准、结果判断的标准等。如采用自行设计的问卷,则介绍问卷的内容和结果的判断方法、问卷的内容效度如何验证、是否有预调查等;④资料收集的方法:介绍资料收集的具体步骤,包括研究是否通过伦理委员会的审定、如何招募研究对象、如何获得其知情同意、如何实施测量、如何发放和回收问卷等,多次测量的研究尤其要对每次测量的时间、测量内容应加以说明;⑤质量控制:严谨的科研论文常常较详细地阐述采用哪些具体措施以控制或减少在实施过程中可能出现的偏倚或干扰,比如,如何提高研究对象的依从性、如何提高随访率、如何培训调查员等。

3. 统计分析方法 对论文中涉及的资料分析内容、使用的统计方法进行简要介绍,并根据研究类型和所设计的数据性质进行数据处理。用计算机分析资料时,应说明使用的统计学软件及版本。

(三) 结果

结果(result)主要向读者阐述观察到的现象和收集的数据,经过整理和必要的统计学处理后,用文字、图表方式叙述。应按逻辑顺序描述结果,不能添加作者的任何主观评价。同时,注意研究结果的真实性和科学性,无论结果是阳性还是阴性,肯定还是否定,只要是真实的,都应实事求是、具体、准确地进行报告。

1. 文字表达要求 一项研究,可能得出多个方面的结果,可以从不同的角度写出几篇论文,但就某一篇论文而言,要紧扣主题,切忌面面俱到。文字表述层次要清楚、逻辑严谨,为讨论和结论埋下伏笔。一般应对所得数据进行统计学处理,并给出具体的统计值。如百分比、均数、标准差、t 值、F 值、卡方值或 P 值等。

2. 表格的设计与要求 表格有助于将多组数字分类分层表达,使科研结果一目了然。表格的设计要合理规范,详见第七章第二节。

3. 图的展示与要求 用图形展示结果可起到更形象、更直观的效果。图表应采用计算机制作,并贴在论文相关位置,应在图形下方添加标题。各图表作用及作图要求详见第七章第二节。如杂志社要求作者采用原始图片或照片,则应该注意图片质量,尽量保持清晰,必要时可以通过计算机专业绘图软件进行处理。

(四) 讨论与结论

1. 讨论(discussion) 讨论是针对研究结果的各种现象、数据及资料进行理性的分析、解释、推理和评价,如指出结果的含义、解释研究结果的机制、研究结果是否证实或否定了有关假设等。通过讨论,作者可以将结果与以往研究或观点进行对照,并提出自己的见解,还可探索今后的研究方向和思路等。讨论部分是论文的精华和中心内容,篇幅一般会占到全文的三分之一左右,撰写时应注意讨论内容必须与结果紧密联系,同时分析过程要多结合理论和以往的研究,并准确标注引用参考文献。

2. 结论(conclusion) 结论是从研究结果中概括出来的新论点,阐述论文主要成果的重要部分。作者需要经过缜密的科学研究与细致的讨论验证后方能得出结论。

(五) 致谢

致谢(acknowledgement)是对在课题研究或论文撰写过程中给予某些指导、帮助、支持、协作或提供技术信息、物质或经费支持的单位和个人表示感谢。这些单位或个人为整个科研工作或理论创建同样付出了劳动与智慧,而又不符合作者署名的原则和条件,征得其同意后,在致谢中对其贡献给予肯定并表达谢意。一般单独成段,放在正文结尾、参考文献之前。

六、参考文献

参考文献(reference)是在正文中引用过的文献清单,用于提示信息来源。通过引用参考文献,作者将自己的研究同他人相关研究联系在一起,为作者的论点提供可靠依据,也是尊重他人工作的体现。另外,参考文献的数量和质量体现作者对研究课题的了解程度,在一定程度上反映论文的水平和质量。

引用参考文献应遵循以下要求:①必须是作者亲自阅读过的最新(近3~5年为主)公开发表的文献,对本文的科研工作有启示和较大帮助,与研究方法、结果和讨论关系密切;②只著录公开发表的原著,未发表的论文及资料均不宜作为参考文献被引用;③数量常为10~20条;④引文的论点必须准确无误,不能断章取义;⑤必须采用统一的书写格式和标注方法;⑥引用的参考文献均应在论文正文中,按照出现的先后次序,用阿拉伯数字连续编号,将序号注在所引学者、有关词组或段落相应处的右上角方括号内;⑦两篇相邻序号或两篇以上不连续序号以逗号分开,如[1,2]、[1,3,7];三篇或三篇以上连续的序号,只写始末序号,中间用(-)连接,如[1-3];⑧3名及以内作者全部列出姓名,中间加逗号;3名以上时只列出前3名,中间以逗号隔开,后加"等."(英文用et al.);⑨期刊的文献类型标志为[J],专著为[M]。

不同学术期刊对参考文献的格式有明确规定,目前国内医学期刊通常采用国际上生物医学期刊广泛接受的温哥华格式。

1. 期刊著录格式

[序号]主要作者.文题[文献类型标志].刊名,年份,卷(期):起页-止页.

如:[1]张波,李喜发,卢明月,等.糖尿病性肠胃病的病发机理[J].世界华人消化杂志,2002,14(29):2123-2125.

2. 书籍(专著)著录格式

[序号]主编.书名[文献类型标志].版次(第1版不列).出版地:出版商,年份:起页-止页.

如:[15]王长虹,丛忠.临床心理治疗学[M].北京:人民卫生出版社,2001:55-82.

3. 国外文献著录格式

与中文期刊著录格式基本一样,但外文作者人名则姓在前,名在后,姓氏全写,名仅列出字首,姓和名首字符均大写。

如:[7]BENNER P,GREEN J. The Primacy of caring:stress and coping in health and illness[M].Menlo Park,CA:Addition Wesley,1989:192-193.

七、实例分析

(一)文题、摘要、关键词

文题　人生回顾对晚期癌症患者生存质量的影响

摘要　目的:探讨人生回顾对晚期癌症患者生存质量的影响。方法:80例晚期癌症患者被随机分成实验组和对照组。实验组接受人生回顾干预,对照组接受常规照护。在干预前后分别测量两组的生存质量。结果:干预后两组在整体生存质量、支持、负面情绪、疏离感、存在困扰及生活价值等方面比较,差异均有统计学意义($P<0.05$)。结论:人生回顾是促进晚期癌症患者心理、精神健康的有效措施。

关键词　肿瘤;人生回顾;生活质量

分析:文题中,"人生回顾"是干预措施,"生命质量"是研究变量,简洁、准确地表达了论文的主题。摘要为结构式,包含目的、方法、结果、结论四个部分,能让读者快速获取论文的主要内容。关键词列举了3个,其中"肿瘤"与"生活质量"来自医学主题词表,表达规范,"人生回顾"虽未被各大词表收录,但属于本文重要干预技术,也应纳入关键词内。

(二)前言

癌症患者随着疾病的进展,逐渐失去健康、自我照顾能力、独立性、人际关系、社会及家庭角色,产生极大的心理精神痛苦。国内外文献[1-2]表明,有些癌症患者在心理上出现焦虑、抑郁、自杀企图,在精神上出现自我负担感、无能为力感、没有希望及感觉生活没意义等。人生回顾(Life Review,LR)是一种通过回顾、评价及重整一生的经历,使人生历程中一些未被解决的矛盾得以剖析、重整,帮助个体发现新的生命意义的心理、精神干预措施[3]。19世纪LR已应用于老年人,以降低老年人的抑郁、绝望感,提高其生活满意度、自尊、精神健康及心理健康[4-5]。近年来,LR被引入临终关怀领域,用以促进患者的心理、精神健康。有关LR的研究多集中于国外老年人,目前尚少见关于中国晚期癌症患者LR成效的报道。本研究探讨本土化LR的干预效果,以期减少晚期癌症患者的心理、精神痛苦,提高其生存质量。

分析:前言部分介绍了①研究问题的背景:癌症患者出现心理障碍和精神障碍,影响生存质量;②主要定义:人生回顾的定义及其应用现状;③选题的原因:癌症患者发现生命意义的重要性;④本研究要解决的问题:人生回顾干预是否能改善中国晚期癌症人群的生存质量;⑤研究目的和意义:探讨本土化人生回顾方案对晚期癌症患者生存质量的干预效果。

(三)研究对象与方法

1　研究对象与方法

1.1　研究对象　选择福建省某宁养院的晚期癌症患者80例作为研究对象。入选标准:①确诊为癌症,且出现远处转移;②患者知道病情、治疗及预后;③年龄≥18岁;④无认知及交流障碍;⑤自愿参加本研究。排除标准:严重失能及病情恶化者,Karnofsky体能状态评分(KPS)<40%。采Nquery Advisor软件产生80个顺序号及与之匹配的40对由1与2组成的随机排列数字。其中"1"代表实验组,"2"代表对照组。将研究对象随机分为实验组(LR)和对照组(常规照顾)。实验组男20例,女20例;平均年龄(58.53 ± 11.80)岁;对照组男22例,女18例;平均年龄(59.78 ± 11.31)岁;对两组的性别比例、年龄、文化程度、有无配偶、病因、病程、KPS得分等资料进行比较,差异均无统计学意义($P>0.05$),具有可比性。

1.2　干预方法

实验组实施本土化LR[6]标准化干预流程,包括LR的目的、内容、引导回顾人生经历指南、人生手册制作指南及患者情绪应对指南。实施者经过培训后,采用一对一的谈话方式,根据标准化流程,引导患者回顾、评价、整合从现阶段至儿童时期的人生经历。回顾经历分为3个单元,即癌症经历、成年经历、儿童青少年时期经历;人生回顾手册制作以访谈的内容和患者喜欢的照片或图片为素材。每周1次完成1个单元的回顾,每次持续约1h,共3次。实施者在每个单元结束前,邀请研究对象选择编辑LR手册的素材;在单元结束后,将其确定的内容记录在

LR 手册上,贴上其喜欢的照片或图片;在第 3 单元结束后的第 2 天,将制作好的 LR 手册交给研究对象。对照组采用常规照顾。

1.3 研究方法

1.3.1 研究工具 包括:①一般资料调查表;②晚期癌症患者生存质量量表[7](QOLC-E),该量表由香港护理专家彭美慈教授根据为期 3 年的民族志研究研制而成的中国本土化生活质量(QOL)量表。量表由 29 个条目组成,其中 1 个条目为整体生存质量,另外 28 个条目分为 8 个维度,包括 4 个正面维度(食物关注、社会支持、生活价值、医护关注)和 4 个负面维度(身体不适、负面情绪、疏离感、生存痛苦)。量表采用 0~10 评价,得分越高,表示 QOL 水平越高。量表各维度及总量表 Cronbach's α 系数为 0.57~0.87;③晚期癌症患者对 LR 干预的感受设计 1 个开放性问题,了解参与 LR 的患者对 LR 干预的感受,本文选用与 LR 对晚期癌症患者生存质量的影响相关的资料。

1.3.2 资料收集方法 在获得学术伦理委员会审查和患者知情同意后,由专门的资料收集员收集资料。80 例患者均参加干预前的 QOL 与一般资料调查。干预后,实验组有 2 例因身体不适、3 例死亡未参加 QOL 调查;对照组有 1 例死亡、2 例出现认知障碍未参加 QOL 调查。质性资料由第一作者采用深入访谈,对完成 LR 干预的 26 名研究对象进行收集,对访谈进行录音。

1.4 资料分析方法

将量性资料录入 SPSS 15.0 统计软件,缺失值采用均数连续性资料进行替代,对干预前后两组的 QOL 对比采用意向分析。质性资料采用 Graneheim 与 Lundman[8]的质性内容分析法。

分析:①研究对象:清晰交代晚期癌症患者的来源、纳入和排除标准,以及样本量。另外详细描述如何将 80 例研究对象进行完全随机化分组,保证了两组之间的均衡性;②研究方法:描述了干预方案的内容、方法、时间及对照组的照护,提及保证研究质量的控制措施如对实施者的培训、干预方案标准化,增加研究结果的科学性和可靠性。另外,还简要阐述量性研究工具和质性研究工具,说明资料收集过程的应答情况以及量性数据、质性资料的分析方法。

(四)结果

2 结果(节选)

2.1 LR 干预对晚期癌症患者 QOL 的影响 干预前两组 QOL 各项目比较,差异无统计学意义($P>0.05$)。干预后,两组在整体 QOL、支持、负面情绪、疏离感、存在困扰及生活价值等方面比较,差异均有统计学意义($P<0.05$),见表 10-1。

表 10-1 人生回顾干预前后对晚期癌症患者 QOL 的影响(分,$\bar{x}\pm s$)

项目	实验组(n=40)		对照组(n=40)	
	干预前	干预后	干预前	干预后
整体 QQL	4.83±0.81	6.31±1.17[1)	5.15±1.12	4.05±1.48
身体不适	5.66±1.47	5.95±1.43	6.16±1.16	6.66±1.09
食物关注	2.46±2.16	3.00±2.55	3.03±2.03	3.70±2.14
医护关注	7.87±0.78	8.15±0.84	7.65±0.68	7.83±0.88

项目	实验组（n=40）		对照组（n=40）	
	干预前	干预后	干预前	干预后
支持	6.96±1.22	7.57±1.06[2]	7.15±1.34	7.04±1.26
负面情绪	7.25±1.50	8.70±1.58[1]	7.43±1.30	7.19±1.59
疏离感	6.84±1.54	7.59±1.26[1]	6.90±1.45	6.45±1.32
存在困扰	7.90±2.29	8.38±1.89[1]	7.98±2.02	6.17±2.49
生活价值	4.74±0.94	6.56±0.98[1]	5.08±1.04	4.06±1.15

注:与对照组干预后比较,1)$P<0.01$;2)$P<0.05$

2.2　晚期癌症患者对 LR 干预的质性感受

2.2.1　接受独特的人生　参与者表达 LR 干预可促进他们整合人生经历,从而受自己的人生。个案 15:"之前我满脑子都是癌症。我非常伤心,因为我就是在等死。人生回顾使我重新考虑我的生活。我意识到疾病不是我的全部生活,只是我人生中许多困难之一。其实,我也经历了一些有意义的事,如我的家庭和工作。虽然我的生命比同龄人短,但我的人生是精彩的。"

2.2.2　情绪上的解脱(略)

2.2.3　获得生命意义感(略)

2.2.4　留下个人精神遗产(略)

分析:结果部分包括量性研究结果和质性研究结果。量性研究结果采用文字、表格相结合的方式呈现,用均数、标准对干预前后患者 QOL 得分进行描述,采用意向分析后,通过 P 值进行判断干预前后两组晚期癌症患者生存质量得分有无显著性差异。质性资料采用文字表述,先对主题进行解释,再引用研究对象原话对主题进行补充说明。

（五）讨论

3　讨论(节选)

3.1　LR 对晚期癌症患者 QOL 的影响　QOL 是个体综合身体、情绪、物质、精神、与他人关系等方面,整体评价自己的生活质量。本研究显示,干预后实验组的整体 QOL 高于对照组,与 Ando 等[9]和 Steinhauser 等[10]的结果一致,可能与 LR 的特征有关。本土化 LR 干预方案整合中国文化特征及晚期癌症患者的身心特点,以回顾人生经历与制作 LR 手册为核心,采用逆序回顾干预方式,让患者感知回顾人生经历与疾病相关。一旦患者协调了癌症经历后,就可进一步回顾其他的重要人生经历。质性资料进一步揭示 LR 参与者通过协调人生的负面经历,肯定人生中积极的经历,将人生整合成一个更能接受、更有意义的人生。人生的整合有助于患者形成积极的人生看法,促使他们能够积极地评价自己的生活,感知更好的生存质量[11]。

3.2　LR 对支持水平的影响(略)

3.3　LR 对负面情绪的影响(略)

3.4　LR 对疏离感的影响(略)

3.5　LR 对存在困扰的影响(略)

3.6　LR 对生活价值的影响(略)

分析：讨论部分围绕研究结果分析 LR 对晚期癌症患者生存质量产生影响的可能原因及作用机制，并将本研究结果与同行研究进行比较。另外，结合量性数据和质性资料的比较，阐述本研究的创新点是以中国本土化 LR 干预方案结合晚期癌症患者身心特点，并首创 LR 手册，采用逆序回顾干预方式让患者获取生命意义，这种干预手段能对癌症终末期护理起指导作用。

（六）参考文献

[1]CATHCART F. Psychological distress in patients with advanced cancer[J]. Clin Med,2006, 6（2）:148-150.

[2] HENOCH I,DANIELSON E. Existential concerns among patients with cancer and interventions to meet them:an integrative literature review [J]. Psychooncology,2009,18（3）:225-236.

……

分析：选用与研究主题高度相关的参考文献，且均为作者阅读过的文献，并按照著录格式书写。

（论文来源：肖惠敏,邝惠容,彭美慈,等. 人生回顾对晚期癌症患者生存质量的影响[J]. 中华护理杂志,2012,47（6）:488-491.）

第三节　综述的撰写格式

一、综述的概念及特点

综述（review）是指作者在阅读大量原始文献后，围绕某一专题，对大量原始研究论文中的数据、资料和主要观点进行归纳整理、分析提炼而写成的论文，是对文献资料的综合评价。综述属三次文献，专题性强，能反映出主题的历史背景、研究现状和发展趋势，有利于指导读者的实践，也为研究人员选择研究方向、寻找科研课题提供重要线索和依据。

综述具备以下特点。①综合性：综述要纵横交错，既可以某一专题的发展为纵线，反映当前课题的进展，又可从本单位、省内、国内到国外，进行横向比较，进而把握本专题发展规律和预测发展趋势；②间接性：综述是以他人研究结果为素材，概括地回顾、整理已发表的一次文献，不需要研究者本人进行实地研究；③评价性：综述不是简单地堆砌和罗列一次文献，而是基于作者学识对相关内容分析和评价，作者的见解和观点透过相关内容的叙述而得以体现；④系统性：综述是围绕某一问题进行系统、全面的阐述，篇幅较原始科研论文要长；⑤先进性：综述不是写学科发展的历史，而是要获取最新资讯，将最新的医学信息和科研动向及时传递给读者。

理论与实践　　　　综述的选题

　　综述间接性和先进性的特点决定了其选题更多取决于所获取的文献资料情况。如无法获得最新文献，写出的综述可能如"坐井观天"，或早有相关主题综述发表，又或因相关的研究成果过少，影响综述成文。然而，也不是相关文献资料越多越好，如果综述的文题过大，虽然拥有大量文献可以查阅参考，但是可能会因作者知识水平欠缺、收集文献不全面、受篇幅限制等原因无法把问题描述清楚或分析透彻。

如以"小儿麻痹症患者的护理"为题展开综述撰写，内容可包括患者的生活护理、饮食护理、居家安全护理、心理健康护理、肢体康复护理等多方面内容。作者无法做到面面俱到，就会显得题材过大、内容空洞；如选择"小儿麻痹症患者的饮食护理"，则更具体。但饮食护理还包括营养、热量、量度、禁忌、损益等方面，仍然范围过大；因而还可进一步缩小范围，如"小儿麻痹症患者营养平衡护理"，既体现选题的先进性也准确表达了主题。需要注意的是，如果发现小儿麻痹症患者营养平衡的研究文献过少或缺乏高质量的文献，则应扩大至上一级选题"小儿麻痹症患者的饮食护理"，以获得足够量的文献。

二、综述的写作格式和要求

综述格式包括文题、作者署名与单位、摘要、关键词、正文、参考文献等几个部分。其中正文部分包括前言、主体和小结。其他部分与护理科研论文撰写要求相同。

（一）文题

综述的文题主要由综述涉及的对象及说明语构成，如"癌因性疲乏的护理研究进展"中的"癌因性疲乏的护理"是综述的对象，"研究进展"是说明语。常用的说明语还有"……护理进展""……研究进展""……近况""……因素分析""……应用"等。

（二）摘要

综述的摘要为指示性摘要格式，200字以内，仅概括主题，不涉及具体数据和结论。由于摘要是对正文的概括，无须再使用"本文""作者"等第一人称的词。

（三）前言

前言内容包括介绍有关概念或定义和讨论范围、相关护理问题的现状、存在问题、争论的焦点和发展趋势等，说明综述目的和意义以引出正文。前言应简明扼要，不应大量描述与本文综述无关的内容，例如原文主题是综述胃癌患者的生活质量，但在前言中花了较大篇幅介绍胃癌的检查和治疗方式，就属于与综述主题关系不大的内容。

（四）主体

主体是综述的主要部分，以论据和论证的形式提出问题、分析问题和解决问题。综述主体无固定的写作格式，可以采用纵式、横式以及纵横结合式写法。纵式写法即主要围绕某一专题，按时间先后顺序或专题本身发展层次，描述其历史演变、目前状况、趋向预测，适合于动态性综述,描述专题的发展动向。横式写法是通过横向对比,分辨国内外专家各种观点、见解、方法、成果的优劣利弊,评价国际水平、国内水平和本单位水平,从而找到差距,适用于成就性综述,介绍研究主题的新成就,如新理论、新观点、新发明、新方法、新技术等。综述写作时还可以同时采用上述写法。例如历史背景采用纵式写法,目前状况采用横式写法。通过纵、横描述,才能广泛地综合文献资料,全面系统地认识某一专题及其发展方向,做出比较可靠的趋向预测,为新的研究工作选择突破口或提供参考依据。

（五）小结

小结应与前言相呼应,即对前言提出的问题应给予一个较明确的答案或回答,可概括性地总结主体内容提出的各种观点、研究结果、最终结论,并加以比较,从而指出未来的发展趋势。如果综述缺少小结,或小结的内容与主体无关,没有归纳总结文献的观点、结果和结论,仅叙述作者观点和看法,则不是一篇合格的综述。

（六）参考文献

综述列出的参考文献数量要比一般科研论文多,因为综述的写作内容主要依据文献而来,故应将文中引证的论点数据、研究或实验结果的文献来源列于文末,以便读者查阅。应该注意的是,尽量避免引用所阅读的文献中所引用的文献,因为经过多次引用后,有些文献已经改变了语句的原意或在原始文献中根本无法找到相应的观点。

三、实例分析

（一）文题、摘要、关键词

文题　高血压人群社区护理干预形式研究现状及发展方向

摘要　对社区高血压人群社区护理干预形式及发展方向进行了综述,提出健康教育是最基本的护理干预形式,营养、运动干预、心理行为干预以及家庭访视等多种护理干预形式正逐步开展,并取得了一定的成效。尚存在高血压患者自我管理能力较差,缺少个体化的护理干预及社区卫生服务资源尚未得到有效利用等问题,提出社区护理干预的发展方向。

关键词　高血压;社区护理;护理干预;文献综述

分析:文题中,"高血压人群社区护理干预形式"是研究对象,"研究现状及发展方向"是说明。摘要内容包括概括高血压人群社区护理干预的多种形式,指出目前尚未解决的问题,明确未来高血压人群社区护理干预的发展方向。

（二）前言

随着社会经济的发展,人类许多不健康的行为和生活方式成为高血压病发病的危险因素。控制高血压主要不是针对高血压病本身,而是影响高血压的危险行为因素[1],高血压病患者仅靠医院门诊和住院治疗不能长期、有效地控制血压,预防并发症的发生,因而在社区内开展一系列的护理干预是控制和预防高血压病的有效途径。从20世纪70年代起,在美国和欧洲就开展了许多高血压病等心血管疾病的社区干预研究。发达国家通过长期的健康生活方式防治疾病,使高血压病等心血管疾病的病死率下降。借鉴其经验,我国社区医护人员开始将高血压病患者列入管理对象,以健康教育为主要干预手段,以改变不良的生活方式控制高血压为主要内容,利用心理学、行为医学等知识对患者实施一系列综合护理干预措施,取得了一定的成效。

分析:前言部分先是指出开展高血压人群社区护理干预的意义及重要性,提出本文的主题和目的,再概括介绍目前我国高血压社区护理干预内容,为主体内容作铺陈。

(三) 主体

1 健康教育是社区护理干预的基本形式(节选)

1.1 常用干预形式

1.1.1 大众传播:社区内大众传播是患者获取知识的首选途径[3],护理人员主要是应用视听教育手段,如通过报刊、电台广播、电视或录像、电影等形式进行健康教育。此外,通过健康教育橱窗、宣传画廊以及在社区报刊中设高血压专版,在社区卫生服务站的输液室内播放高血压防治知识的专题 VCD 等形式,让更多的居民认识高血压疾病相关知识。吴熹等[4]调查研究显示,一般的宣传材料尽管内容详细、具体,但书面教育形式尚缺乏一定的形象性,患者的满意率不高。而播放录像则更为形象,具有娱乐性和趣味性,可提高学习兴趣,成为高血压患者较主要的知识来源。

1.1.2 个体传播和群体传播:个体传播和群体传播,是人们面对面地进行信息和情感的交换过程,是社区护理健康教育最基本和最重要的途径之一。如在社区卫生服务站中放置高血压防治小册子和健康教育处方,供患者免费取阅;举办专家专题讲座,并组织患者进行讨论,专家现场答疑;观看病理标本[4],将高血压病引起病理改变的有关标本进行展示并讲解其发生机制与转归;应用《高血压病患者治疗记录卡》[5]和高危挂历[6]等。《高血压病患者治疗记录卡》是督促患者将每月的配药和每日的服药记录于卡片上,便于定期检查,以强化其长期坚持服药行为。高危挂历的内容则包括每月一段高血压防治警示语、危险因素和不良生活习惯干预记录表等。这些形式的健康教育,虽然其教育面相对有限,但能近距离、面对面地进行讲解与示范,学习效果较易保证。

1.2 充分利用社区资源开展健康教育(略)

2 其他重要的社区护理干预形式(节选)

2.1 营养、运动干预形式 近年来,上海、广州等地区进行了以营养、运动锻炼为主要内容的社区干预形式[13,14]。在健康教育的基础上,由社区护士制定膳食原则,并根据个体情况编制食谱,每日记录,动态观察患者膳食结构的变化。经过 2 年的干预研究表明,高血压病患者的膳食结构有较大改善,如每日食盐摄入量降低了 1.6g,钾摄入由干预前的 2.8g 降至 2.2g;血压、血脂等指标也较干预前明显下降。国外所进行的通过膳食途径阻止高血压的试验证明低脂牛奶、蔬菜、水果膳食有助于降低高血压的危险因素,膳食计划在一定程度上可以降低高血压[15]。

社区的运动锻炼干预,主要以指导患者进行有氧训练或耐力性运动为手段,选择各自喜爱和适宜的运动方式,社区护士协助制定切实可行的运动锻炼处方[16],并给予相应的指导。这是一种花费少,见效快的干预方式。研究证实散步、慢跑、太极拳是治疗轻、中度原发性高血压病有效的运动处方[17]。

2.2 心理、行为干预形式(略)

2.3 家庭访视与家庭护理(略)

3　存在的问题及发展方向(节选)

3.1　加强患者的自我管理

健康教育及其他形式的社区护理干预不应是一味地传授知识与监督行为,仅仅依靠护理人员而没有调动患者对自身健康的责任心,不利于发挥患者及其家属的作用和社区管理、监测高血压病方面的潜能。强调个体行为,避免只重视形式与声势,应更加广泛地开展患者的自我管理活动,社区护理人员针对患者的具体情况可通过电话随访等形式经常提醒和监督患者,提高他们的自我管理意识。同时社区卫生服务机构予以更多的协助与指导。

3.2　注重个体行为的转变(略)

3.3　积极开展以家庭为单位的社区护理干预(略)

3.4　注重社区环境因素的影响(略)

3.5　充分利用现有的社区卫生服务资源(略)

分析:主体部分采用横式写法,通过对相关文献的归纳整理,介绍国内外关于高血压人群社区护理干预的多种形式,分析比较健康教育、营养运动干预、心理行为干预、家庭方式与家庭护理干预等不同社区干预方式的研究成果及优缺点,阐述当前社区护理干预研究存在的主要问题,并对其未来发展趋势做出预测,为高血压社区护理干预的新研究提供参考依据。

(四)小结

综上所述,社区护理干预是适应医学模式转变,实施整体护理的形式。社区护理干预形式多样,但不管采取何种形式都应根据患者的需求,结合社区卫生服务,充分利用其资源。不同的社区应在社区评估的基础上,恰当地运用护理学的相关理论、模式制订干预计划,在获得患者的配合下实施综合干预,并以恰当的评估方法来评价干预效果。持之以恒的社区护理干预是社区高血压病患者提高自我保健能力,促进防病、治病的重要环节,对于增进健康水平也有着积极意义。

分析:与前言内容相呼应,再一次陈述社区护理干预的重要性,对社区护理干预方式、内容进行全面又简洁的总结。

(五)参考文献

[1]黄敬亨.健康教育学[M].第3版.上海:复旦大学出版社,2003.205.

[2]古彩英.系统健康教育对高血压病病人的探讨[J].护理学杂志,2004,19(19):42.

……

[28] PUSKA P. Successful prevention of non-communicable diseases:25year experiences with north karelia project in Finland[J]. Public Health Medicine,2002,4(1):5.

分析:共引用近5年发表的文献28篇,标识清楚,数量充足,均来自权威专业期刊、图书,质量较高。但外文文献偏少。

(论文来源:张旋,姜小鹰.高血压人群社区护理干预形式研究现状及发展方向[J].护理学杂志,2005,20(11):76-79.)

第四节　案例报告的撰写格式

一、案例报告的概念及特点

案例报告(case report)是以临床实践中的案例为研究对象,通过对案例特殊性进行分析解读与理性思考,总结工作中的经验和体会,交流与分享该类案例临床护理中表现出的个性特征和共性规律。报告的案例数量不受限制,可以选取一例特殊患者进行研究,也可以是具有共同特征的一类人,或者能够反映案例核心理念的某几个人或集体的综合。所选案例应具有特别的意义,能给读者新的启发和认识,包括:①案例本身特殊,为罕见案例或并发其他少见疾病报告、经过实践验证的新型护理经验等。如"1 例再次肺移植治疗重度原发性移植物功能丧失患者的护理";②案例本身可以不存在特殊性,但是在护理措施上要具有特殊性。如"1 例肠系膜上动脉压迫综合征患者行肠内营养治疗的护理"。

二、案例报告的写作格式和要求

案例报告由文题、作者署名与单位、摘要、关键词、正文和参考文献等部分组成。正文包括前言、案例介绍/临床资料、护理和讨论、小结等内容。作者署名与单位、关键词及参考文献的格式要求与护理科研论文相同。

(一) 文题

案例报告的文题需点明涉及的研究例数、研究对象和干预措施,向读者阐明该报告想要反映的问题,如"1 例少儿阑尾切除手术期患者的护理"。文题还应突出选题的创新性,如"1 例脑出血患者术后护理"与"1 例脑出血术后伴严重剥脱性皮炎的护理"相比较,后者提及"严重剥脱性皮炎"这一变量,着重突出脑出血术后合并重度剥脱性皮炎的护理特殊性,要比常规术后护理更具独特性。

(二) 摘要

案例报告的摘要属于指示性摘要,主要描述病例概要、护理措施摘要、护理结局等信息,一般在 200 字以内。

(三) 前言

前言为提出研究的临床护理问题和写作目的,内容包括案例中所讲述的疾病概念、该疾病的治疗方式、普及范围、发生率或死亡率、治疗护理现状等基本信息,一方面增加读者对该疾病的认识,另一方面引出个案。字数不宜太多,一般为 150~250 字。

(四) 案例介绍/临床资料

该部分应与文章后面介绍的护理措施所要解决的问题相呼应,起到引出下文的作用。侧重介绍护理措施,医生的诊治过程概括描述即可。内容包括:患者的一般资料;疾病的发生、变化和结局；与护理措施相关的病例资料。

（五）护理和讨论

护理和讨论部分是案例报告写作的重点内容，应按护理类别详细介绍护理方法、护理措施及具体做法，特别是根据个体情况采取的一些创新尝试和独特作法，要详细具体描述及解释评价，以体现文章的特色。

1. 护理措施　护理措施的写作注意事项为：①需详略得当，详细介绍采取的特殊护理措施，对于常规化的护理内容则一带而过或不写；②需详细、具体描述护理方法，使读者阅读后能够参照实践；③案例报告属于经验型论文，目的是介绍作者的具体做法，供他人借鉴。因此这部分必须强调"做了什么"而不是"应该做什么"；④每项护理措施介绍后需评价其护理效果，如有无并发症发生、患者的接受程度、对护理是否满意等；⑤所采用的措施如有综合以往报道的方法，或阐述措施机制，均应标注文献出处。

2. 讨论　讨论的内容应针对护理措施的难点、重点、优点以及创新点展开，可以分析所采取措施的原因，也可以介绍护理措施的理论依据。有些论文将讨论的内容合并在相应的护理措施中介绍。

（六）小结

与前言呼应，提炼本案例的护理特点，总结主要的护理经验和体会感受，还可以指出存在的不足及研究方向。

（七）参考文献

案例报告的参考文献相对其他类型的论文数量较少，但文中提及的概念、治疗护理现状及理论依据等内容必须标明出处，供读者查阅。

三、实例分析

（一）文题、摘要和关键词

文题　1 例糖尿病患者阴囊脓肿并软组织坏死的伤口护理

摘要　报告 1 例糖尿病患者阴囊脓肿并软组织坏死的伤口护理。对伤口感染、坏死组织清创、肉芽生长修复的不同时期进行充分评估，根据湿性愈合理论，选用银离子敷料、藻酸钙敷料、交互式清创敷料及水胶体敷料应用于伤口愈合的不同阶段，联合简易密闭式负压引流技术，为创面愈合创造良好的湿性环境。经手术二期缝合，患者伤口愈合良好，痊愈出院。

关键词　阴囊；糖尿病，2 型；伤口愈合；护理

分析：文题点明涉及的研究例数（1 例）、研究对象（糖尿病患者阴囊脓肿并软组织坏死）和干预措施（伤口护理），信息明确。糖尿病伴阴囊脓肿并软组织坏死在临床实践中较少见，由于伤口部位特殊，病情重，给护理带来了极大的难度，介绍其护理经验具有一定的新颖性和实用性，能指导临床工作。摘要概括介绍该案例伤口护理的评估、敷料选用、辅助技术使用的经验，以及治疗结局，提示护理措施的良好效果。关键词列举了 4 个，均取自医学主题词表，表达规范。

（二）前言

20世纪70年代末以来,国内外在伤口愈合方面提出了许多新的概念和治疗方法,新型保湿敷料不断进入医疗市场,提出了湿性愈合的新理念[1]。黄漫容等[2]对新型湿性敷料进行的成本效益分析表明,采用湿性愈合敷料换药和使用传统换药方法的费用没有明显差异。阴囊脓肿是指阴囊的化脓性疾病.特点是局部红肿热痛、化脓,病变局限于阴囊而不影响睾丸。糖尿病是严重威胁人类健康的代谢性疾病.而糖尿病引发的并发症则成为患者致死致残的主要原因,其中伤口愈合能力受损是糖尿病一个典型的并发症[3]。2012年12月我院伤口造口护理小组介入了1例糖尿病患者阴囊巨大脓肿并软组织坏死的伤口护理,根据伤口评估情况,经过清创、处理感染、湿性平衡等干预,配合全身综合治疗,取得满意效果,患者康复出院。现报告如下。

分析:前言部分通过文献资料的整合,简要介绍研究背景,包括湿性愈合理念、阴囊脓肿概念以及糖尿病并发皮肤组织受损的危害性,让读者对后文涉及的主要词汇有所了解。此外,交代了案例例数、研究对象、护理时间以及伤口护理基本过程及治疗效果,引出临床资料。但本段文字涉及信息过多,结合全文,应重点描述湿性愈合相关研究背景,更突出本案例护理的创新之处,即应用湿性愈合理念进行伤口护理。

（三）案例介绍/临床资料

临床资料

患者男性,58岁,2型糖尿病史10余年,合并缺血性微血管病变及周围神经病变。平日饮食无规律,未按时监测血糖和使用胰岛素治疗,血糖控制不佳.空腹血糖10~13mmol/L。入院前3d阴囊出现1个米粒大的皮疹,患者挤压后阴囊出现轻度红肿,无疼痛,求诊当地诊所,予中草药外敷,未监测血糖。3d后阴囊急剧红肿、胀痛,自测血糖27.6mmol/L,体温37.8℃,于2012年12月8日急诊入院。入院时血糖25.1mmol/L,白细胞18.6×10⁹/L。阴囊红肿增大到11.5cm×12.5cm,皮肤发红透亮,触之有明显的波动感。CT提示阴囊脓肿,急诊行阴囊脓肿切开引流术,术后入住ICU病房。12月10日转入泌尿外科继续治疗。由伤口小组护理人员介入患者伤口治疗过程,对伤口采取个性化处理,配合遵医嘱使用敏感抗生素和全身支持治疗,患者伤口痊愈,于2013年1月12日出院。

分析:该部分包括患者一般资料、诊疗过程及治疗结局三个内容,条理清晰。其中创口面积、皮肤性状、疼痛情况等信息详细,与主体部分护理措施的效果观察指标相呼应。

（四）主体部分

护理（节选）

1. 局部情况及处理 患者阴囊剧烈红肿,两侧阴囊下部各有一处切口,切口内填塞凡士林引流条,有较多脓血性渗液流出,呈恶臭味,疼痛数字模拟评分（VAS）<3分。双侧腹股沟、大腿近侧、会阴部、臀部皮肤发红受损,出现点状散在的脓点和脓苔。双侧腹股沟和耻骨上淋巴结肿大、质硬。

（1）感染清创期:此期的特点是伤口缺乏血液供应而坏死,创面基底及边缘覆盖坏死组织,处理重点是去除坏死组织,清洁伤口,控制感染。具体方法:①首次清洗伤口后,留取伤口分泌物送细菌培养。以0.5%聚维酮碘消毒伤口周围皮肤,异味消失或坏死腐肉较少后。改用生理盐水清洗创面[4]。每次伤口处理前从同一角度拍摄伤口图片并测量伤口面积,动态评估伤口愈合及病情发展情况;②阴囊切口引流出大量脓血性分泌物,周围皮肤受脓液浸渍而损伤。应用大型号的一件式造口袋.将底盘裁剪比阴囊大 2~3mm 的口径,套住阴囊下部,收集脓液,防止脓液污染周围皮肤,引流液超过造口引流袋 1/4 时及时更换造口袋;③阴囊切开引流术后第 2 天,阴囊下部皮肤呈黄色,软组织坏死,主管医师立即行阴囊脓肿扩大清创术,经广泛清创后伤口 6.3cm×5.5cm,创面基底 50% 黄色腐肉,50% 红色肉芽组织,双侧睾丸呈半裸露状态。评估伤口后,每日换药 1 次,以自溶性清创为主。根据创面情况,用镊子夹起松动的坏死组织,剪去黄色腐肉,逐步清除坏死组织,直至暴露新鲜的肉芽组织。选用清创胶置于伤口上,覆盖交互式自溶性清创敷料进行清创,24h 更换敷料 1 次。交互式伤口清洁敷料外层是一种疏水的人造纤维纺织材料,不粘伤口,核心部分为聚丙烯酸酯。经林格液激活后,对蛋白类物质具有极高的亲和力,可主动吸收伤口渗液和坏死组织,控制感染,促进愈合[5]。经过 5 次自溶性清创配合锐器清创后,患者伤口为 25% 黄色腐肉,75% 红色健康肉芽组织;④根据伤口评估结果,红肿及感染明显时期选用德湿银敷料内敷创面,藻酸盐敷料外敷,以纱布或棉垫包扎固定,根据敷料浸湿程度 12~24h 换药 1 次。7 天后伤口渗液量中等,肉芽组织变红,创面炎症减轻;⑤清创期结束后,伤口布满新鲜肉芽组织,是应用封闭式负压引流技术的治疗时机[6]。配合使用简易封闭式负压吸引治疗,吸引方式为间断负压吸引,每次吸引 3h,间断 20min,吸引压力为 125mmHg(1mmHg = 0.133kPa),24h 换药 1 次。负压吸引间断期间,嘱患者起床活动,促进阴囊周围皮肤破损的愈合及预防压疮的发生。晚间护理人员巡视病房时,发现患者离床活动回病床后忘记连接负压,也未及时报告当班护士。提示要加强巡视病房,与患者及家属多沟通。48h 后伤口引流出约 3ml 淡红色液体,停止负压引流;⑥阴囊周围受损皮肤经首次会诊评估后,双侧腹股沟、大腿近端、会阴部及臀部的皮肤予 0.5% 聚维酮碘、过氧化氢溶液擦洗后,以生理盐水充分清洗干净。受损皮肤喷洒溃疡粉,有脓苔脓点处选用水胶体透明贴覆盖,每日更换 1 次。经上述处理 4 天后,皮肤红肿逐渐消退,脓苔脓点减少。

(2)修复期:此期的特点是创面新鲜,有健康血流的肉芽组织增生,创缘上皮开始增殖,处理重点是有效管理渗液,保护和促进肉芽组织增生。拔除负压引流装置后创面基底无黄色腐肉,出现新鲜肉芽生长,渗液量少。选择外用生长因子喷洒创面,应用泡沫敷料吸收渗液,保持湿润,刺激肉芽生长,1~2 天换药 1 次。考患者有糖尿病,存在不同程度的外周血管病变,不宜行植皮手术,入院后第 21 天行阴囊清创缝合术。缝合术后第 2 日,患者阴囊轻度水肿,表皮轻微发红,缝合处少量渗液,轻微疼痛,无异味。采用德湿银敷料覆盖阴囊表面,外层涂上糊状水胶体敷料,再用无菌黏性伤口敷贴固定,2 天换药 1 次。换药 4 次后,患者阴囊皮肤红肿消退。缝合处继续予糊状水胶体敷料填塞,水化伤口,提供湿润环境,利于上皮爬行及肉芽生长,2 天换药 1 次。术后第 14 天伤口拆线。阴囊周围皮肤以溃疡粉喷洒患处,每日 2 次,8 天后脓苔脓点全部消退,12 天后受损皮肤完全恢复正常。

2. 全身支持(略)

3. 心理干预(略)

分析:护理措施从局部创口护理、全身支持、心理干预三个方面叙述。对全身支持和心理干预作个性化护理的简单介绍,重点描述针对不同分期伤口情况介绍清创措施和护理方式,尤其是不同阶段湿性敷料的选择和封闭式负压引流技术的使用,体现了较高的专科性和实用性,对同行有良好的启示和借鉴作用。作者采用创口面积、颜色、气味、质地及病人疼痛程度等主客观指标相结合的方式进行评价,真实反映护理效果。

(五) 小结

本例患者在伤口愈合过程中使用了多种湿性愈合敷料。在伤口感染清创期.尽早使用银离子和高渗盐敷料,加快了自溶清创,加速了伤口的清洁,具有良好的抗菌效果。伤口局部封闭式负压引流技术能有效控制渗液,促进细菌及坏死组织的清除,减轻水肿,形成新的血管床,有利于新鲜肉芽的形成。肉芽生长修复期是伤口达到愈合的准备阶段,也是手术修复的理想时机。通过本例护理,认为伤口愈合是一系列连续综合的临床过程,受到很多因素的影响。每次处理伤口需要全面正确的评估,根据评估结果选择适合的清创换药方法和与之相适宜的敷料,配合必要的辅助治疗和心理支持,提供一个良好的愈合环境,才能促进伤口愈合,最大限度减轻患者的痛苦。

分析:总结湿性敷料在伤口护理中的应用,分析封闭式负压引流技术作用机制,并指出本案例的护理措施关键点,为临床护理糖尿病合并创口感染的患者提供依据。

(六) 参考文献 (略)

(论文来源:陈绵绵,谢碧兰,许珊珊,等.1 例糖尿病患者阴囊脓肿并软组织坏死的伤口护理[J].中华护理杂志,2014,49(5):628-630.)

第五节 论文质量评价

护理论文是传递和记录护理科学知识的重要载体,是护理教育、护理实践和护理管理过程的主要参考资料。近年来,我国护理期刊上发表的科研论文与日俱增,然而论文质量参差不齐。护理人员应学会科学、客观地评价论文质量,辨别其优、缺点,去粗取精、去伪存真,寻找论证强度高的科研论文。

一、评价科研论文的意义

护理科研论文评价是指运用科学方法,制定一定标准,依据此标准对护理论文的各个方面进行评价,从而判断其学术价值、意义和不足之处等。评价护理科研论文,可以获取具有学术价值的文献,对积累护理循证依据、提高临床护理质量、促进研究成果的临床应用、提升护理专业学科发展具有重要意义。

二、评价科研论文的原则

(一) 创新性

创新性是衡量科研论文质量的首要指标。评价护理科研论文新颖,可核查该研究是否存在理论创新、观点创新、护理技术/手段创新、护理方法创新、材料创新等。

（二）科学性

科学性是科研论文的根本。护理科研论文的科学性表现在选题符合客观规律、科研设计合理、研究对象具有代表性、观察指标真实有效、资料收集方法正确、统计学处理准确等方面。

（三）实用性

进行护理研究的最终目的是指导护理实践、促进学科发展。因此要评价护理论文的内容是否对临床护理、护理管理、护理教育等具有指导意义，能否帮助解决实践中存在的实际问题。

（四）规范性

规范性是指论文应按照各论文体裁统一的格式要求撰写，能够运用科学的语言、规范的名词术语、标准化的计量和单位，以完整的结构、严密的逻辑和简洁的文字传递学术信息。

（五）符合伦理学原则

护理研究的研究对象多为人，易涉及伦理问题。评价科研论文时要关注该研究工作是否取得研究对象的知情同意签字，有无通过伦理审查委员会的审查和批准，该研究可能给研究对象带来的益处、风险情况，是否充分考虑和保护研究对象的利益。

三、科研论文的评价过程

评价者的个人经验和知识水平影响其对科研论文的评价。评价时应循序渐进，由浅入深，先通读全文，对论文内容有总体把握，而后可以有目的、有针对性设计论文阅读程序，分阶段、有重点地从不同层面对论文进行精确、客观、恰当的评析。论文阅读程序可以根据论文的内容和结构进行梳理，从文题、摘要、关键词，再到研究对象、科研设计方法、结果、讨论、参考文献等各个部分——点评。

四、科研论文的评价方法

在评价科研论文原则的基础上，本节针对科研论文的各个部分进行全面、深入地评价，包括文题、摘要、关键词、研究问题、研究目标、文献回顾、研究理论和框架、研究设计、研究对象、研究变量、研究工具、资料收集方法和过程、资料分析、结果和讨论、参考文献等内容。

1. **对文题的评价**　内容包括：①是否切题、准确、新颖；②是否具有信息性；③用词是否符合学术用语规范。

2. **对摘要的评价**　内容包括：是否简明扼要地概括论文内容。

3. **对关键词的评价**　内容包括：①是否反映论文主题；②是否表达规范。

4. **对研究问题的评价**　内容包括：①问题表述是否明确、清晰、简洁；②是否介绍研究问题的背景或来源；③研究问题是否具体可行；④研究问题的重要性、创新性如何。

5. **对研究目标的评价**　内容包括：①研究目标是否明确、清晰；②研究目标是否可被研究；③研究目标是否具体可行；④在目标中是否明确研究变量。

6. 对文献回顾的评价 内容包括:①文献回顾是否全面、充分;②是否反映最新的进展和观点;③引用的文献是否与主题相关;④是否合理评价文献,是否发现文献中的不足。

7. 对研究理论和框架的评价 内容包括:①是否有理论框架;②理论框架是否适合本研究;③理论框架的阐述是否准确、有逻辑性。

8. 对研究设计的评价 内容包括:①有无描述本研究的设计类型;②该科研设计类型是否恰当;③研究设计是否严谨、合理、具有创新性;④是否有干预,如有,干预方法是否描述详细、具体;⑤是否有对照,如有,对照方法是否合适;⑥是否进行预实验;⑦研究过程可能存在哪些偏倚;⑧是否有采取方法控制偏倚,该方法是否合理有效。

9. 对研究对象的评价 内容包括:①是否提供总体和样本的信息;②是否陈述抽样方法,如有,该方法是否合适,会不会产生偏倚;③是否有明确的抽样标准、纳入标准、排除标准和诊断标准;④是否描述样本量大小和特征,样本量是否充足;⑤样本是否具有代表性;⑥是否有分组,如有分组,是否具有组间等同性;⑦是否遵循伦理学原则,如有无签署知情同意书,有无通过伦理审查委员会审查等。

10. 研究变量的评价 内容包括:①是否明确研究变量,有哪些研究变量;②变量是否有准确定义;③是否全面介绍干扰变量。

11. 对研究工具的评价 内容包括:①测量的指标是否客观、恰当;②研究工具的介绍是否具体、清晰;③研究工具是否具有良好的信、效度。

12. 对资料收集方法和过程的评价 内容包括:①是否清楚、准确地描述资料收集过程;②资料收集方法是否合理;③是否对资料收集者进行统一培训,有无介绍培训方法,该方法是否合适;④资料收集在整个研究中是否全程保持一致;⑤收集的资料是否能达到研究目的;⑥是否提及如何保证减少或去除应答偏倚。

13. 对资料分析的评价 内容包括:①共有几种资料类型;②是否介绍资料分析的目的;③资料的录入方式是否恰当;④资料的处理方法是否合适。

14. 对结果部分的评价 内容包括:①结果的表述是否清楚、容易理解;②结果是否层次清晰,具有逻辑性;③是否选用适当的统计图或统计表,制作格式是否规范、正确。

15. 对讨论部分的评价 内容包括:①讨论是否围绕结果展开;②是否讨论了所有重要结果;③对结果的解释是否正确;④每个结果是否都与类似研究进行比较;⑤是否阐述研究结果对临床护理实践、护理教育或护理管理等领域的意义;⑥是否有描述偶然发现的结果;⑦讨论是否论点明确、重点突出;⑧是否指出研究的局限性;⑨是否对研究方法提出改进建议,该建议是否合理。

16. 对参考文献的评价 内容包括:①参考文献格式是否正确;②引用数量是否过多或过少;③文献是否反映最新进展。

另外,还可以对护理科研论文进行其他方面的评价,包括研究的内部效度、外部效度,以及与同领域其他研究进行对比评价。研究的内部效度是指研究结果能真正反映现实情况的程度,而不是受干扰因素影响的结果,评价内容包括研究是否全面描述干扰因素,有无采取措施避免干扰因素对研究结果的影响等。研究的外部效度是研究结果能够从样本推广到总体以及其他人群、其他场所的程度,涉及研究结论的普适性与外推力,评价内容包括研究结论是否具有普适性和外推力,研究情境是否与现实情境相似,样本是否具有代表性以及测量工具能够推广到其他人群或情境等。与同领域其他研究进行对比评价内容则包括研究者是否全面阅读该领域的相关文献,其研究目的、问题的提出是否基于前人的研究结果,在研究设计、研究变量的选择、测量工具的使用、资料收集和分析、结果讨论等阶段与前人相比是否有改进之处,研究结果与前人有何不同等。

根据上述主要评价要点,形成"科研论文质量评价表"(表10-2)。阅读科研论文时,读者可根据表中项目自行评价,并在备注栏详细说明各项目的评价细节。

表 10-2　科研论文质量评价表

评价项目	评价内容	评价结果		备注
		是	否	
文题	①是否切题、准确、新颖、具有信息性 ②用词是否符合学术用语规范			
摘要	是否简明扼要地概括论文内容			
关键词	①是否反映论文主题 ②是否表达规范			
研究问题	①问题表述是否明确、清晰、简洁 ②是否介绍研究问题的背景、来源 ③研究问题是否具体可行,其重要性、创新性如何			
研究目标	①研究目标是否明确、清晰、具体可行 ②在目标中是否明确研究变量			
文献回顾	①文献回顾是否全面、充分 ②是否反映最新的进展和观点 ③引用的文献是否与主题相关 ④评价文献是否合理,是否发现文献中的不足			
研究理论和框架	①是否有理论框架 ②理论框架是否适合本研究 ③理论框架的阐述是否准确、有逻辑性			
研究设计	①本研究设计类型是否恰当 ②研究设计是否严谨、合理、具有创新性 ③是否有进行预实验 ④是否有干预和对照 ⑤研究过程可能存在哪些偏倚 ⑥是否采取方法控制偏倚,方法是否合理有效			
研究对象	①是否提供总体和样本的信息 ②是否陈述抽样方法 ③是否明确抽样标准、纳入标准、排除标准和诊断标准 ④是否描述样本量大小和特征,样本量是否充足 ⑤样本是否具有代表性 ⑥是否有分组,如有分组,是否具有组间等同性 ⑦是否遵循伦理学原则			
研究变量	①提出哪些研究变量 ②变量是否有准确定义 ③是否全面介绍干扰变量			

评价项目	评价内容	评价结果		备注
		是	否	
研究工具	①测量的指标是否客观、恰当			
	②研究工具的介绍是否具体、清晰			
	③研究工具是否具有良好的信、效度			
资料收集方法和过程	①是否清楚、准确地描述资料收集过程			
	②资料收集方法是否合理			
	③是否对资料收集者进行统一培训			
	④资料收集在整个研究中是否全程保持一致			
	⑤收集的资料是否能达到研究目的			
	⑥是否提及如何保证减少或去除应答偏倚			
资料分析	①共有几种资料类型			
	②是否介绍资料分析的目的			
	③资料的录入方式是否恰当			
	④资料的处理方法是合适			
结果	①结果的表述是否清楚、容易理解			
	②结果是否层次清晰，具有逻辑性			
	③统计图或统计表是否适当，格式是否规范、正确			
讨论	①讨论是否围绕结果展开			
	②是否讨论了所有重要结果,对结果的解释是否正确			
	③每个结果是否都与类似研究进行比较			
	④是否阐述研究结果的意义			
	⑤是否有描述偶然发现的结果			
	⑥讨论是否论点明确、重点突出			
	⑦是否指出研究的局限性并提出改进建议			
参考文献	①参考文献格式是否正确			
	②引用数量是否过多或过少			
	③文献是否反映最新进展			

（林 雁）

学习小结

　　本章重点描述科研论文、综述、案例报告等常见的护理论文撰写格式，结合论文实例进行分析，引导学生认识、区分不同类型的论文写作要求及注意事项，并能够尝试论文撰写，将研究成果用信息的形式带到实践中不断帮助和影响后来者对护理学科的认知。　另外，本章还介绍了针对科研论文各个部分进行质量评价的方法，学生通过本章学习能够依据论文质量评价要点进行初步的科研论文评析，提高自身获取护理学科先进、有价值信息的能力。

复习思考题

1. 论文撰写过程有哪些注意事项？

2. 何为科研论文？护理科研论文的撰写格式与要求是什么？

3. 分析比较护理科研论文、综述、案例报告的撰写格式异同点。

4. 可以从哪些方面对一篇护理科研论文的结果和讨论部分进行评价？

第十一章　护理科研项目管理与专利申报

11

11章

学习目标	
掌握	科研项目的相关概念、分类与要求；科研项目计划书的书写要求。
熟悉	科研项目的申请方法；科研项目的评价形式及方法；科研成果的奖励申报与专利申请。
了解	科研项目各环节管理方法；科研项目成果的评价。

问题与思考　　　某市区一家社区医院护士长根据现有某一个社区居民健康素养的数据与资料,开展分层式(如文化层次)某类慢性疾病家庭护理健康教育模式的实践,收到社区居民的欢迎,效果较好。该护士长想进一步了解基于健康素养资料的健康教育模式的有效性及相关影响因素,她拟应用相关护理研究方法开展研究,准备书写该市级卫生局项目申报书。在这过程中她需要注意什么?

　　思考: 1. 书写科研项目申报书需要注意什么? 2. 科研项目申报书就是科研设计吗?

　　将工作中发现的规律、假设等应用科研方法进行验证并整合于科研项目申请书中,是科学研究的重要环节。护理研究亦是如此,从文献回顾、问题的提出、科研方法的选择、科研资料及数据的预期分析到经费预算等,研究申请书的撰写集合了科学研究的各个方面。一份好的科研项目申请书既要充分表达出科研项目的必要性、先进性、可行性等;也反映出科研工作者的学术水平、科研能力、综合分析能力。本章主要介绍科研申请书的相关概念、项目申请及管理等内容。

第一节　护理科研项目管理概述

一、基本概念

(一)科研项目

　　项目是指一系列独特的、复杂的并相互关联的活动,这些活动有着一个明确的目标或目的,必须在特定的时间、预算、资源限定内依据规范完成。

　　科研项目是指为了解决一个由若干研究问题组成的、彼此之间有内在联系的、比较复杂而且综合性较强的科学技术问题而确立的研究与试验活动。科研项目是科学研究活动的基本单元,不论国内外,任何国家层面的科技战略规划实施和创新活动,都是以研究项目为载体形式进行的,必须抓好项目的申报、管理、执行等各个环节,才能保证国家总体科技战略的成功。

(二)研究课题

　　也有人把"研究项目"称"课题",《说文》里说:"课,试也。"课题就是要尝试、探索、研究或讨论的问题。《现代汉语词典》把课题解释为:研究或讨论的主要问题或急待解决的重大事项。

　　实际上研究课题与研究项目既有联系又有区别。研究课题是指为解决一个相对独立而单一的研究问题,而确定的最基本的研究单元。研究项目是由若干个彼此有联系的课题所组成的一个较为复杂的、带有综合性的科研问题和活动。一般而言,课题是科学研究的最基本单元。但课题与研究项目的划分标准也是相对而言的。对某一个研究者或研究群体来说,可以从单个的研究课题入手,不断深入,形成系列的课题,从而组成研究项目。或者承担一个研究项目后,分成若干个研究课题逐一进行研究,最终取得较大的突破。

研究课题在实际科研工作中,有的称作"研究项目或科研项目",有的称作"课题",其下再分为子科研项目、子课题。无论是科研项目还是课题,其特点均是有一个明确的目标或目的,必须在限定的时间、预算及资源内,依据规范完成等要求。本章中,为了便于读者理解,统一使用"科研项目"一词。

二、科研项目的来源

根据不同的标准,科研项目可以划分为不同的类型。

(一)按照科技活动性质分类

按照科技活动性质可分为基础研究、应用研究和试验发展研究。

1. **基础研究** 是以探索未知、认识自然现象、揭示客观规律为主要目的的科学活动,而不以任何专门或特定的应用为目的,是新技术、新发明的源泉和先导,是推动现代科学和经济持续发展的重要支撑和后盾。护理科研项目因为学科的特点,此类研究相对较少,但随着近年跨学科合作和护理学发展,基础科研项目也开始显现,如研究七叶皂苷导致静脉炎的原理;伤口湿性愈合的原理研究。

2. **应用研究** 是指为满足社会或生产技术发展的实际需要,利用有关的科学技术知识达到特定应用目的的创造性科研活动,它的特点是具有特定的实际目的或应用目标,针对具体的领域、专门的问题或情况,为解决某一实际问题提供科学依据;也是护理学科研究项目中最常见的科研项目类型。如新生儿腹股沟与腋窝体温测试对比研究;膀胱冲洗液温度对经尿道前列腺电切除术后出血和膀胱痉挛的影响。

3. **试验发展研究** 是运用已有的科学技术知识,将基础研究与应用研究的成果,发展为新材料、新产品、新设计、新方法,或者对现有的材料、设备、方法进行本质上的、原理方面的改善而进行的系统创造性活动。发展研究是将应用研究的成果推广应用到生产实践中,其研究结果有专利、专有知识、产品原型等。在临床护理研究领域中,试验发展研究具有重要意义,包括:护理新产品的研制;护理操作流程设计或实质性改进等;静脉输液自动报警器的研制与应用;墙式氧气固定装置连接口的消毒方式改革;一次性吸引器头固定管的设计与使用。

(二)按合同形式分类

1. **指令性科研项目** 是由国家或各级政府科技主管部门根据其发展需要确定的,直接下达给研究单位的,具有强制性和约束力的科研项目。

2. **招标性科研项目** 是由国家或政府有关部门发布科研招标指南,各高等院校、研究机构、医院等单位依据招标指南提出投标研究项目申请书,经专家论证和主管部门批准下达的中标研究项目。如依据国家自然科学基金委员会每年公布出版的《国家自然科学基金项目指南》,由申请者撰写申请书,经专家论证以后批准的研究项目就属于招标性研究项目。招标性研究项目是目前科研项目的主要来源。

3. **委托性科研项目** 是企事业单位根据自身发展的需要,就某一科研项目委托研究单位进行研究,由委托方给予研究经费的科研项目。此类科研项目一般需要签订科研合同,明确双方的责、权、利关系。

4. **自选科研项目** 是科研单位根据自身学科发展的需要和科技人员的研究特长,自行提出和组织研究的科研项目,如各医院、各院校自行组织的各不同类型的科研项目。

(三) 按行政区域分类

1. **国家级科研项目** 如国家自然科学基金,国家科技攻关项目等。

2. **部委级科研项目** 如国家卫生部项目,国家教育部项目等。

3. **地方级科研项目和民间团体项目** 各省市组织的科研基金项目,以及大单位设立的专门用于科研和开发的基金项目等。

(四) 按照出资主体分类

按照出资主体一般可分为纵向科研项目和横向科研项目。

1. **纵向科研项目** 是由国家各级政府及其职能部门、各基金委、各类学术团体支持的项目。纵向项目包括国家、部门和地方科技项目。国家科技项目包括国家科技攻关计划项目、"863 计划"项目、"973 计划"项目、国家自然科学基金项目、国家社会科学基金项目等。部门科技项目指相关部委下达的科研项目,如中国科学院、国家卫生健康委员会、中华人民共和国教育部支持的项目等。地方科技项目指各省市等地方政府支持的科技计划项目。

2. **横向科研项目** 是由其他政府部门、企事业单位、公司、团体或个人自筹经费进行研究或协作研究的各类项目。

此外,科研项目按照所属学科性质可以分为自然科学项目如国家自然科学基金(申报网址 http://www.nsfc.gov.cn)和人文社会科学项目如教育部人文社会科学科研项目(申报网址 https://www.sinoss.net);从研究目标出发又可分为战略性科研项目、自由探索性科研项目、社会公益性科研项目等;从研究内容的重要程度和经费需要的情况可分为重大项目和一般项目等。申请者了解各级各类科研项目来源,认真解读各级科研项目指南与要求,才能使科研项目申报有的放矢,提高申报成功率。

第二节　护理科研项目的申请

护理科研项目应突出护理学专业特征,申请者应根据护理学发展的趋势和国家的长远发展需求,结合申请者本人或团队的科研基础、科研方向,结合各个不同层次基金项目的资助方向来考虑和定位。

一、申请条件

在不同层次、不同类型的项目基金中,资助重点各不相同。申请者需要熟悉项目申请要求,例如项目方向、类型等;以及对申请者条件的具体要求,做好前期准备工作,才能提高申报的成功率。

(一) 项目条件

1. **研究方向** 申请者应仔细研究科研项目主持部门的目的性,选择正确的研究方向,申报要有的放矢。如国家自然科学基金项目重点资助基础研究和部分应用基础研究,临床护理研究领域主要研究对象是人,如果是研究患者文化、心理反应等社会心理因素变量,申报方向应从人文社会科学类项目来考虑。因此,了解并定位清晰的各类科研项目的研究方向,是护理研究获得基金支持的重要前提之一。

2. **项目水平** 项目水平高低是申请获得基金支持的重要基础。申请者应注重如何提高科研项目的水平,早做准备,打好基础。项目水平一般表现在以下几个方面:

(1)项目立意新颖,有创新性:创新性来源于创造性的科学思维。要创建一个高水平的课题,就要了解国内外学者已经完成了什么,正在研究什么,有什么尚未涉及等,是不是目前国家或国际的重点研究方向等。若立意陈旧重复、缺乏新意,将很难获得基金资助和立项。因此,要想获得资助与支持必须学术思想新颖,在相应的学科领域有较好的创新性、科学性、发展性等。例如 2016 年获得国家自然科学基金项目资助的项目:基于 RBRVS 的地域重点疾病护理成本核算研究和基于贝叶斯网络的护理质量评价模型与影响机制研究,该项目体现学科发展前沿或有重要应用前景等主要特征。(具体选题的要求见第二章内容)

(2)研究设计具体可行:一个高水平的科研项目除应具备创新性外,技术路线的合理性是判断科研项目可行性的重要依据。如果仅有创新性,而没有具体的研究内容,没有科学的研究方法也无法得到基金的支持。还体现在是否符合自己或研究团队的能力与专长,不要高屋建瓴,脱离实践基础。

(3)研究具有理论或实践价值:任何研究都必须体现一定的理论或应用价值,为了研究而研究的项目,不可能获得基金的支持。即科研项目必须对国民经济或社会发展有一定的价值,医学领域类或能提高人们的健康意识,或能促进人类的健康水平等。

3. **申报技巧** 了解申报方法与技巧将可以提高项目申请的成功率,如项目申报书书写要简洁、条理清晰等,符合应用文体的要求等。

(二)申请者的条件

申请者在申请各类基金项目时,应仔细了解基金对申请者的条件要求,申请者必须符合所报项目类别相应的条件要求,只有符合基本条件的申请者才可能获得基金的支持。申请者的条件未达到基金的要求,在初审阶段将被淘汰。

1. **申请者的职称、学历等基本条件** 很多基金对申请者的职称、学历等有明确的要求,这也是对科研项目申请者能力的基线规范。因此,申请者在申请基金资助时,必须首先确定自己的职称、学历等基本条件是否符合基金申请的要求。

2. **申请者的研究能力与研究基础** 判断申请者研究能力的重要标准是申请者的研究经历、研究水平、研究的基本条件和项目成员的合理搭配。所谓合理搭配就是项目团队成员包含了项目研究所需要的各类技术人才,如统计分析、实验人员、理论指导等多元化科研人才。申请基金项目应选择自己有研究基础、能发挥团队学术优势的项目。如发表过相关论文等。在没有研究基础的领域里提出研究课题,往往难以获得资助立项。

3. **申请者的年龄、地域** 部分基金对申请者的年龄或所属地区有明确的要求。如国家自然科学基金青年科学基金项目组的主要成员以青年为主。而国家自然科学基金地区科学基金项目的申请者必须是边远地区、少数民族地区和科学技术发展相对薄弱地区正式受聘的科技工作者等。

4. 申请者的其他条件 不同的基金项目对申请者其他方面的要求各不相同,如国家自然科学基金面上项目要求申请者同期只能申请一项,两年内不能重复申报等。因此,申请者在申请资助前应认真阅读相应项目的有关文件,满足项目的基本要求。

二、科研项目申请程序

国内不同层次的基金项目,其申请方法与程序略有不同,但大致上均按照个人申请、单位审核、专家评审与审批的程序进行申报。

(一)个人申请

1. 申请前的准备 申请者根据自己的申报需要认真阅读当年各不同基金项目的有关文件,审核自己的身份和科研项目是否符合基金的要求,选择合适的申报方向与领域。

2. 填写申请书 向项目依托单位提出申请,并按要求逐项认真填写申请书。

(二)单位审核

1. 对内容进行审核 由申请者所在单位有关领导和学术组织对申请者所填写内容进行审核。主要审核研究内容的真实性、技术路线的可行性等。

2. 对研究经费预算进行审核 审核研究经费的预算是否合理,不同层次的基金项目一般在指南中给予一定的要求。研究经费可包括科研业务费、实验材料费、仪器设备费、协作费及国际合作费等。

3. 签署审核意见 对申请者的科研业绩和拟开展的研究工作进行评价,对申请者工作表现的审核推荐及对申请者获资助后将提供的支持与保证(单位领导签字、单位盖公章)。最后按各级科研基金主管部门规定的时间和要求将申请材料统一报送。

(三)专家评审与审批

由基金主管部门聘请有关专家,根据不同的申请课题采用不同的评审方式进行初审和复审。评审出的课题,最后由基金主管部门通知课题承担单位和申请者。

1. 初审 不同层次基金的主管部门在初审时将淘汰一批不符合申请条件和研究目的的项目。有下列情况之一者,不能继续评议和评审:①申请者不具备申请资格或违反了基金管理的有关规定;②申请手续不完备或申请书不符合要求;③申请项目主体内容不符合基金的资助范围或申请资助经费超出基金项目资助能力;④申请者以往获资助项目执行不力。

2. 专家评议 对通过初审的申请项目,各主管部门根据各自不同的规定,或采用通信评议方式,或采用会议评议方式选择同行专家进行评议。内容相近的申请项目由同一组专家评议,学科交叉的申请项目则选择所涉及不同学科的专家进行评议。专家评议是请同行评议专家对申请项目的创新性、研究价值、研究目标、研究方案等做出独立的判断和评价。

3. 评审组评审 由各基金主管部门将专家评议意见进行综合分析后,按照一定的比例对申请项目择优提请专家评审组审议。如国家自然科学基金面上项目一般提请审议的项目数量在计划批准项目数的130%以上。专家评审组在同行专家评议的基础上提出项目资助建议或审定资助项目。

4. 审批 各基金主管部门根据专家评审组的资助建议,或提出建议资助方案,提请上级主管审核批准,或授权批准。最后将审批结果向申请者及项目依托单位下达批准资助通知,对未获资助的申请项目说明不予资助的原因。

（四）撰写科研项目合同书

申请者接到项目批准通知后,按批准意见撰写资助项目合同书。项目依托单位则对合同书进行审核并在规定期限内报送基金主管部门。逾期不报合同书且在规定期限内未说明理由的项目,视为自动放弃,由主管部门核准后予以撤销。

三、申请注意事项

不同层次的研究基金资助的目的、水平、侧重点各不相同。申请时应注意了解其资助策略的发展变化。

（一）结合自身优势与研究基础,选择合适的研究领域和资助类型。

护理学是一门综合自然科学和社会科学的应用学科,护理学本身所具有的特点使护理研究更具备自然学科与人文学科交叉性。申请者应对相关的科研项目领域做深入的了解,结合自身优势与研究基础,提出实质性的交叉学科研究内容,力求创新。

(1)定位合适的研究领域:申请者应根据不同基金的资助领域,结合自己的专业基础与特长进行申请。如《国家自然科学基金"十三五"发展规划》中明确支持疾病的共性病理新机制研究、重大慢性病疾病的精准化研究、新发突发传染病的综合研究、康复和再生医学前沿研究、重大环境疾病的交叉科学研究、个性化药物与个性化医疗关键技术与转化研究、中医理论的现代医学内涵研究;加强免疫学、肝脏病学等优势学科;扶持妇科、儿科重大疾病的医学研究;重视医学与其他学科的前沿交叉,包括医学物理学、化学医学、定量医学、干细胞医学、代谢医学、疾病微生态学、医学材料学、医学集成成像学等方向的发展都将促进对医学本质和疾病机制的理解。

(2)选择合适的资助类型:不同研究基金的资助目的不同。申请者应根据自己的研究方向、结合自身的研究方向和依托单位的科研水平,选择不同的资助类型。

（二）加强协作,拓宽研究思路

护理服务对象是人,如果开展临床护理实践科研项目,研究思路不但从疾病出发,还应从心理、社会等因素出发,在申请时谋求多方领域学科的合作如心理学、社会学、行为学,既起到优势互补的作用,又可提高护理科研项目的质量和水平。科研申报注重"专"与"博"的结合,只注重"专"而忽略"博",将会限制自己的思考空间;注重"博"而忽略"专",将会使自己的研究处于较低水平。

（三）立意与工作基础、技术条件及经费相结合

申请者既要熟悉自己的工作基础、研究团队的研究基础和技术条件,还要了解同行的研究实力和基础,以便认清自己的优势与劣势,扬长避短,有针对性地进行立意与申报。项目申报目的是立项并获得资助从而开展进一步研究,但研究经费预算要恰当,避免申的科研项目过大,经费预算超出了基金的资助能力,无法保证研究的质量。

第三节 研究计划任务书的撰写

一、研究计划任务书的概念

研究计划任务书,也被称为研究计划书。由科研项目承担人对拟申请的科研项目目的、意义进行介绍,对完成该科研项目的具体措施、方法和研究进度做出计划安排的技术文书,是一种报告体科技应用文,它是向上级主管部门申报立项的重要文件。研究计划任务书包括科研开题报告和科研项目申请书两大类。开题报告与科研项目申请书主要研究架构大致相同,但在申报目的性又有不同的侧重。

(1)开题报告:在实际工作中,针对学位性课题研究而言,把准备开展的学位课题研究计划任务书通常称为"开题报告"。开题报告是本科生或研究生学位论文工作的重要环节,为阐述、审核和确定学位论文题目而举行的报告,是监督和保证研究生学位论文质量的重要措施。开题报告主要回答三个"W":研究什么? 为什么研究? 如何研究?

另外,对于已经获得批准立项的项目,在开展正式的课题研究之前,部分项目管理部门要求召开项目计划论证会的形式,邀请相关领域的专家对整个研究计划进行论证和把关,以增加项目申报的严谨性,提高科研项目的质量管理,也称为"开题报告"。

(2)科研项目申请书:是研究者将选题、研究计划与设计等以书面形式提交给科研管理机构或资助机构的正式文本,也可称作"项目申请书、基金申请书、研究计划书"等,简称"标书"。向资助机构提出申请后,科研项目申请书成为沟通桥梁,将必要的信息传递给评审者;确定立项后,科研项目申请书则变成了契约,研究者应按照申请书撰写的研究计划开展研究工作,定期提交进展报告,并达到预期的研究成果。因此,科研项目申请书的撰写是一个科研工作者必须掌握的基本能力。

开题报告与科研项目申请书既有相同之处,但又有不同之点。科研项目申请书的目的主要是突显研究的意义、价值性、创新性等,目的之一在于立项并进而实施创造性科学活动。开题报告的目的是通过反映课题的背景、设计和构思,从而请专家评审组来评审、指导并得到建议,目的在于提高本科研项目的质量。

二、开题报告的撰写

开题报告是一种应用写作文体,这种文字体裁是随着科学研究活动计划性的增强和科研选题程序化管理的需要而产生的。开题报告一般为表格式,便于评审者一目了然,把握要点,提出意见。开题报告文本一般由封面、内页内容等组成。

(一) 科研开题报告封面

封面内容分两部分,其中类号、编号、密级由科研主管部门填写,其余部分:项目名称、承担单位、起止时间、填写时间由申请者填写。单位名称等基本资料要填写完整,不用缩略句和符号。

（二）科研开题报告内页

内页主要内容包括以下几部分：

1. **课题名称** 言简意赅，用词准确，内容具体，一般不超过 25 个中文字。

2. **文献综述** 即国内外研究现状、水平和发展趋势，阐述本研究主题达到什么水平，存在什么不足以及发展方向等。是学位课题开题报告的重点内容之一，部分学科就学位课题开题报告要求附上一份完整的综述论文。

文献综述一方面可以论证本课题研究的意义，另一方面也说明课题研究人员对本课题研究是否有较好的把握，反映出研究者的批判思考、综合与分析能力。文献综述重点在"评论"，而不是"描述"，可从以下几个问题来评述：

1）是否有前人（国内外）的研究报告探究过同样或类似的问题？

2）过去的研究有哪些发现？这些研究有何优缺点？有何启示？

3）还有哪些问题亟待探讨？

3. **研究的目的、意义** 即回答为什么要研究，交代研究的价值及需要背景。一般先谈现实需要，由存在的问题导出研究的实际意义，然后再谈理论及学术价值，要求具体、客观，且具有针对性，注重资料分析基础，注重时代、地区发展的需要，切忌空洞无物的口号。

4. **研究的理论依据或概念** 研究必须有基本的理论依据来保证研究假设、设计等科学性。如：进行教学模式创新实验，就必须以教学理论、教育实验理论等为理论依据。

5. **研究内容、方法** 研究内容是研究方案的主体，是研究目标的落脚点，报告中应清晰阐述每一阶段的主要内容和目标；研究方法是完成研究任务达到研究目的的程序、途径、手段。研究的方法服从于研究的目的，也受具体研究对象的性质、特点制约。在具体的方案设计中，可根据研究内容选择不同的方法。如：观察法、实验法、调查法、文献法等。

6. **研究工作的进度** 一般分月度、季度、年度来进行安排。进度安排要明确、具体，对应相应的研究内容。

7. **基础条件** 主要是人员基础和研究客观基础，要实事求是，也要懂得合理利用交叉资源，开发资源，为创新性科研活动提供支撑条件。

8. **经费估算** 指完成该课题所必需的材料费、设备购置费、差旅费、资料费等，在经费预算时，要从实际需要出发。

三、科研项目申请书的撰写

项目申请书是评价申请者的申请资格和项目水平，确定是否予以资助立项的重要依据，项目申报书的撰写必须具有说服力，即具有科学性、可行性、价值性等。科研项目申请书撰写的格式，按照资助机构的要求和申请项目类别，会略有差别，但基本的格式大体一致。需要注意的是，现在申请书大多为电子版或基于 web 程序式；研究者必须严格遵循各级《申请指南》的要求下载、打开与撰写申请书，不合规范在程序初审时就会被淘汰。下面就申请书主要架构出发，列出撰写注意要点。

（一）基本信息

基本信息是科研项目申请书的第一部分，收集一般信息，包括申请人信息、项目信息、依托及合作单位信息、中英文摘要、项目组成员信息、经费预算等。根据所申请项目的不同要求，第一部分又略有差别，通常涉及以下几个基本信息，撰写时需要掌握一定的原则。

1. **标题**　标题部分是项目申请书的点睛之笔，用于向评审专家展示科研设计的总纲或其指导中心。标题的撰写一定要仔细斟酌，科学性强的题目才有说服力，按照选题书写标准，一般明确表达出科研设计组成三要素即受试对象、处理因素和效应结果；言简意赅，用词准确，内容具体，不乱用省略词等；一般不超过 25 个中文字（例 11-1）。

例 11-1 基于移动 APP 的脊髓损伤患者 远程延续护理模式的构建

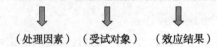

（处理因素）　（受试对象）　（效应结果）

2. **署名**　不仅代表对申请书的所有权，更代表的是责任。因此，在申请书撰写的开始阶段就应该明确署名及顺序。首先，要确定第一作者即负责人，项目负责人是要为科研项目承担实施、计划、伦理、经费等方面的首要责任。其次，要确定所有其他合作者或主要参与者，并确定排名顺序。应根据参与者的特点和专长，对项目分工及工作时间进行合理安排，并在此基础上，确定排名。一般来说，项目分工包括文献回顾、现场协调与组织、技术咨询、教据收集、数据分析、研究报告或论文撰写等。

3. **项目摘要**　项目摘要至关重要的功能就是用 400 个字高度概括整个申请书核心内容，评审专家会从摘要中提取关键信息，摘要是最简要的项目申请计划书，一般包含 5 个方面的要素：

（1）该选题的必要性和创新性如何？

（2）该课题的科学问题和科学假说是什么？

（3）核心研究内容有哪些？

（4）预期研究结果和目的如何？

（5）拟开展的工作将产生什么样的科学意义和应用前景？

不同的科研项目类型对摘要字数等要求略有不同，如国家自然科学基金要求撰写中英文摘要及关键词，关键词分号隔开，不超过 5 个，也有部分基金项目只要求撰写中文摘要（例 11-2）。

例 11-2　项目摘要

护理单元工作负荷评价决定护理人员的配置，进而影响到医院的合理运行、整体护理质量和患者安全。纵观当前的工作负荷研究，或者从理论出发，无法有效地用于临床护理管理；或者护理工作范畴界定不清，将所有项目都纳入工作量测算，混淆了技术和非技术项目；或者指标选择范围狭窄，对代表疾病严重程度和病人需求的因素没有纳入。在前期研究和系统回顾国内外研究的基础上，本研究通过界定护理工作范畴和内容，明确技术性项目；测定单项护理工作时间，确定技术类项目的权重系数；确定单一病种的标准护理工作负荷，计算护理单元工作负荷；从病房因素、病人因素、疾病及治疗因素三个维度收集和分析相关影响因素，拟合模型并应用于实践。本研究首次将 RBRVS 用于护理工作负荷评价；工作负荷评价思路可为医务人员工作负荷评价研究提供方法学指导；而护理工作负荷模型可直接为护理人力资源配置与动态调整、护士工作效率评价提供工具。

摘要：2012 年国家自然基金项目：护理单元工作负荷评价方法、模型及应用研究（批准号

71163001），韩琳主持。来源:http://nsfc.biomart.cn

4. 经费预算 经费预算的撰写一般在其他部分完成之后,便于按照项目实施的过程进行预算。不同资助机构对于经费使用预算均有一定的要求和规范,所以申报者要务必先解读相应项目的经费指南。各类项目申请经费一般分为直接费用和间接费用两部分,其中,直接费用包括设备费、材料费、测试化验费、燃料动力费、差旅费、会议费、国际合作与交流费、出版/文献/信息传播费、劳务费、专家咨询费;间接费用是指项目依托单位在组织实施项目过程中发生的无法在直接费用中列支的相关费用,主要包括依托单位为项目研究提供的现有仪器设备及房屋,水、电、气、暖消耗,有关管理费用的补助支出以及绩效支出等。

所有的经费预算都要遵循一些基本原则:①必须依照资助条款,将经费直接用在研究上;②反复估算进行研究所需的实际费用,支出越符合最初的预算越好;③对于某些预算,必要时增加简短的说明。越是大型的项目,经费预算的要求越严格、精确。但总体来说,经费预算越详细越好。

（二）论证部分

项目申报书论证部分就是项目申报书的主体,即课题研究的背景、意义,课题研究的主要内容等。

1. 项目的研究意义、国内外研究现状及发展动态分析 需结合科学研究发展趋势来论述科学意义;或结合国民经济和社会发展中迫切需要解决的关键科技问题来论述其应用前景。

2. 研究课题的科学依据 是判断科研项目是否具有科学性、创新性的主要依据,必须作详细具体的叙述。着重阐述科研项目所涉及的范围,通过对过去研究情况的评价,表明自己的观点,提出本项目的研究依据,陈述准备解决的问题,说明本项目的特点及与过去研究的不同之处,使审核人员了解本项目的研究价值,并附主要参考文献及出处。

3. 研究方案 是申请书论证部分中最重要的部分。包括研究内容与预期成果、拟采取的研究方法和技术路线、研究目标和拟解决的关键问题。撰写计划方案时可以建构一个简明易懂的研究计划研究架构;一般可以用图示、列表或流程图等来呈现。如研究任务可以时间顺序为主线设计(例11-3);或以研究具体内容为主线设计,详细地写清楚每个具体步骤。建立研究框架可使评审者一目了然研究方案的计划与安排。英国著名哲学家弗兰西斯·培根曾指出:"跛行而不迷路,能赶过虽健步如飞但误入歧途的人",可见科学的科研方案设计的至关重要。

4. 研究基础 说明该项目主要研究人员的技术职称与职责,各项工作的分工及所负责的具体工作,实验人员的技术水平,项目所需的实验条件以及以往承担的科研工作情况。这些是项目审核人员判断申请者研究实力的重要依据。

5. 经费预算 陈述该项目各项费用的初步预算,并列出计算依据及理由。

6. 推荐意见 由推荐者介绍申请者及其项目组成员的业务基础、研究能力、科研态度及研究条件等。

7. 合作或审查单位意见 由申请者所在单位的学术委员会陈述该项目的意义、特色和创新之处以及申请者的研究水平与学风,并签署具体意见。

例 11-3　研究任务时间计划表

主要任务事项	完成时间（以月为基本单位）											
	1	2	3	4	5	6	7	8	9	10	11	12
1. 撰写计划书	→	→										
2. 建立研究工具			→	→								
3. 资料收集					→	→	→					
4. 编码								→	→			
5. 资料分析									→	→		
6. 结题报告											→	→

总之,正确、清晰地表达科研项目的研究目的、目标、拟采取的研究方法和技术路线、需要达到的主要技术指标、预期效果等内容,也利于评审专家组理解并客观地评价申报书。申报书撰写完成后,可依据相应的评价指标先进行自我评价(例 11-4),而后项目组团队共同协作,进行相应修改,力求项目申报书科学、可行、合理,提高申报的成功率。

例 11-4　科研项目计划书论证部分的基本评价指标

(1)研究主题的创新性。

(2)研究计划撰写的完整性及科学性性,研究方法及步骤的可行性。

(3)预期成果在学术上或临床护理上应用价值。

(4)主持人及研究团队研究能力及经验。

(5)文献搜集的完备性及对国内相关研究现况是否清楚了解。

(6)研究团队人力配置、仪器、经费的申请额度及执行期限的合理性。

(三)　撰写项目申报书的基本要求

一个好的研究计划,不论从理论或实务的领域来看,其立意的新颖性、方法的正确性、对实际工作的实用性、价值性等,皆是评价的重点所在。除此之外,还需要关注文笔的流畅性、规范性等基本书写要求。

基本要求:

(1)书写整洁、清晰:目前各等级项目申请书中的内容(尤其是简表内容)均输入或导入计算机进行管理,因此要求使用国家公布的简化汉字,外来语同时用原文和中文表达。第一次出现的缩写词,必须注出全称。

(2)语言简练、严谨、流畅:申请书的表达要明确、严谨,内容陈述有内在联系,逻辑性强。

(3)注意申报学科和申请金额:申请项目必须是所属的基础学科。如涉及多学科可填写两个。申请金额一般以万元为单位。

(4)忌用简称和代码:所在单位名称按单位公章填写全称。例如"中国科学院西安光学精密机械研究所"不得填"中科院西安光机所"或"西安光机所"。全称中的数字,一律写中文,例如:中国航天工业总公司第七〇一所。

(5)正式签名:项目组主要成员是指在项目组内对学术思想、技术路线的制订与理论分析及对项目的完成起重要作用的人员,项目组成员应亲自在申请书上签名,不得由他人代签。

(6)格式要求不同的研究基金,其申请书的格式报送要求各不相同,但大体上形成了相对固定的书写格式,务必在理解指南的基础上,严格按书写要求填写。

(7)伦理要求自 2012 年开始,在申报科研项目时,如果研究内容中牵涉到人体信息、标本等材料,必须取得伦理委员会同意,才能向各科研基金管理部门申报科研项目。

总之,申请前认真阅读项目申请指南和经费管理办法等文件,根据不同层次项目的资助要求,认真做好项目申请的基础积累和资料准备工作。"不少学者经过多次申请才获得成功。申请者应有一定的恒心与毅力,不断努力,不断积累发现,才能不断学习与收获。

第四节　科研项目的管理

一、科研项目申报管理

(一)科研项目申报的组织领导

科研项目的基本管理单元由科研学术委员会和课题组两级构成。

1. 科研学术委员会　科研学术委员会多由学术带头人、专家、资深教授和学水平较高的骨干组成。负责科研项目的论证、评估、预测、监测、成果评定、学术活动指导等工作。

2. 课题组　是科研项目开展的最基本执行单元。课题组实行课题主持人负责制。课题负责人是课题设计、实施的主要组织者和参与者,必须承担实质性研究任务。课题负责人在科研课题实施过程中的职责是:①组织精干的高水平研究队伍;②组织编写课题计划任务书;③严格按照课题计划任务书组织开展课题的研究工作;④编报课题预算申请书;⑤定期上报科研课题的进度与计划实施情况;⑥负责收集和整理课题研究过程中的原始资料,记录研究过程中的主要活动情况;⑦负责将课题研究中遇到的重大问题,及时地向科研管理部门逐级汇报,取得课题主管部门的指导意见;⑧课题研究工作完成后,负责向科研主管部门交结题申请和结题报告;⑨课题结题后应用和推广研究成果。

(二)科研项目申报流程

科研项目申报主要包括以下步骤:①上级主办单位下达科研项目申报通知到各单位的科研主管部门,科研主管部门做好申报通知;②申报者按要求填写申请书,并经所在部门就该课题的立题意义、社会推广的预期效果、技术路线的可行性、课题组成员及经费预算等进行论证,提出评审意见;③申请人就评审意见作相应修改,提交单位科研管理部门进行形式审核;④科研管理部门确定申报项目,相关主管领导就上报的申报项目签署意见;报上级主办单位审批。

(三)科研项目申报管理

1. 积极做好申报前的动员工作　科研管理部门在接到申报通知后,应认真研读,熟悉各类计划项目的管理办法,及时有力地发动科研人员积极申报。要帮助申报者吃透"课题指南",掌握相关信息,以使选题符合计划资助的选题范围,做到有的放矢。

2. 把好填报质量关 对申报的课题格式不合格的,表格漏填的,表达零乱的,合作单位无盖章,经费预算不合理的,研究起止年月模糊不清等给予撤回。并令其纠正,严把形式审查关。

3. 把好遴选关 在项目申报时,科研管理部门应组织同行专家对申请项目的立论依据、研究目标、技术路线、研究方案、工作基础等进行评议,把好选题关、论证关、申报关,确保研究价值较高、研究方向正确、研究把握大、能产出高质量研究成果的申请课题预选上。

4. 选上的项目及时通知课题组,签订合同,抓好项目启动前的安排工作课题获准立项后,科研管理人员应将立项通知及有关管理办法及时通知并转发给课题组,重点是抓好课题组研究人员、研究计划、研究经费的组织落实工作。

5. 科研管理部门将立项的项目信息入库在下达计划任务时与将相关项目的资料与信息入库,便于今后的查询管理,会使科研项目的管理工作从项目一启动就处于十分有利的条件。

6. 建立经费本,划拨经费确保经费及时到位,专款专用,项目负责人准时按合同启动实施项目。

二、科研项目中期检查

科研项目一旦获得批准立项,即进入实施阶段。中期检查是对科研课题或项目立项实施以来的项目进展情况、完成情况、项目支撑条件落实情况、项目组织管理情况等的综合评价,具体内容如下:

1. 项目研究的进展情况 考核项目的计划进度执行情况,主要评述课题实施以来,目标是否科学合理,是否需要调整;课题关键技术路线是否正确,能否达到预期技术目标,是否需对技术路线作调整;已取得的阶段性成果及前景如何。

2. 项目内容完成的深度情况 检查课题组及课题负责人是否扎实推进课题研究和有足够的能力保质完成课题。

3. 课题支撑条件落实情况 包括经费(国拨、匹配、自筹等)到位情况,实际支出情况,参与课题实施的科技人员投入情况以及其他支撑条件落实情况等。

4. 项目组织管理、运行机制评述对于项目经费、人员调配、物资领取、课题奖金分配、资料管理等管理工作进行评价。

5. 中期检查中特殊问题及处理在项目中期检查前,在不违背原申报内容的前提下,如对项目研究范围和重点进行调整、变更项目管理学校或更改项目负责人、涉及转换学科和研究领域的项目,应由申报单位审查同意并上报上级主办单位科研管理部门批准。另外,在项目中期检查时,对无论何种原因,一直未开展研究工作的项目;对负责人(包括课题组主要成员)长期出国或因工作变动、健康等原因不能正常进行研究工作的项目;对未经批准擅自变更负责人的项目;由于课题组内部原因,课题研究已无法进行的项目;对逾期不递交延期申请,或延期到期仍不能完成研究任务的项目,凡有上述情形之一的,应及时向上级科研管理部门提交对项目做出撤项决定的书面报告,获批准后执行。

三、科研项目结题审核

项目结题审核指项目在执行期限终止后,为检查预期成果而开展的验收评议工作。

(一) 结题的基本条件

项目组完成项目任务书中规定的各项工作,主要工作成果公开发表或取得专利等知识产权等可以申请结题。

(二) 结题审核的程序

1. **提出结题申请** 达到结题的基本要求,由项目负责人向相关科研管理部门申请结题申请。

2. **填写结题总结报告,整理相关附件材料**结题需要提交的材料包括原始材料、工作性材料和成果性材料等三大类。原始材料包括研究过程中的观察记录、问卷调查表、有关原始数据、表格、课题论证记录、研讨活动记录等;工作性材料包括立项申报书、方案、批复、课题计划、总结、中期成果评估意见、研究情况总结报告;成果性材料包括主体材料(结题报告、阶段研究报告、课题研究报告)、成果效益影响材料(如成果出版、发表材料、应用推广及社会反响、与研究有关的所获荣誉)以及附件材料(如声像、图片、照片、光盘)等。

3. **研究完成情况审核** 项目承担单位学术机构对照项目申请书审核完成情况及研究质量,并作出评价。

4. **结题材料审核** 相关科研管理部门对结题材料进行审查后提出是否可以结题及并组织专家评审提出项目完成质量等级,并签署评审意见。

5. **下达审核结果** 相关科研管理部门报送项目来源主管部门审批,并下达结题审核结果。

(三) 结题审核结果

1. **同意结题** 按期完成计划任务书约定的各项任务,经费使用合理,提供资料齐全、数据真实,有相关的发表论文、专著、会议交流论文、成果鉴定、专利等。

2. **同意延期** 已完成计划书约定的部分任务,但资料不齐全,尚需一段时间才能完成的,项目负责人提交"延期报告",经各级科研管理部门审核盖章后上报上级科研管理部门后,才能统一延期,但期限一般为一年。

3. **中止研究** 指验收项目存在下列情况之一者,不予通过结题审核,如未达到主要技术指标、经济指标或预定目标未能实现或成果已无科学或实用价值;提供的验收文件、资料、数据不真实;擅自修改计划任务书中的考核目标、内容、技术路线的;擅自变更项目承担单位或项目负责人、课题组成员;经批准延期一年后,仍无法按期完成项目;实施过程中出现重大问题,但未能解决或作出说明,或研究过程及结果等存在纠纷尚未解决的,对计划项目负责人未能按进度完成,到期需结题尚未结题,或提交的延期报告未获批准,视为未完成,该项目负责人一般2~3年内不能再申请相关的科研项目。

四、科研经费管理

（一）科研经费的使用与管理原则

1. **坚持专款专用、独立核算原则**　项目和课题经费纳入统一管理,单列户头,单独核算,确保专款专用,并建立专项经费管理和使用的追踪问效制度,不能挪作他用,不得用于预算编制外的其他支出。

2. **坚持拨款与计划管理和项目进度相结合的原则**　科研经费管理中既要考虑原有科研计划中经费使用要求与阶段计划,也要根据项目的实际进展情况,对科研经费管理作出适时调整。

3. **项目负责人负责制原则**　项目负责人要对科研经费使用的合理性、合法性负责。

4. **监督审核原则**　科研经费必须有监督和检查制度,严格进行财务监督和使用情况检查。定期进行自查,主管部门根据科研项目情况进行中期评估检查,可组织专家或中介机构进行。其评估和检查结果作为调整经费预算拨款安排的重要依据。

5. **责权相统一原则**　科研经费的管理和使用必须符合国家各级财务部门制定的各项政策法规,严格遵守财务制度,科研经费审批人要严格把关,并承担相应的行政责任、经济责任和法律责任。

（二）科研经费的支出范围

1. **科研经费支出的时间范围**　科研经费支出的时间范围仅限于从立题当年始至结题当年止。立题前和结题后的支出原则上不能在该课题经费中报销。

2. **科研经费的开支范围**　课题经费的开支范围一般包括:直接费用与间接费用,具体要求一般在项目申报指南或项目经费管理办法等文件中有相关规定。如国家自然科学基金委员会发布的《国家自然科学基金资助项目资金管理办法》的通知。

（三）科研经费预算与决算

科研经费的预算与决算是科研经费管理中的重要环节。科研人员应把科研经费的预算、决算过程视为财经纪律的检查过程.在科研经费的收支方面应真实、准确、做到有据可查。

1. 科研经费的预算包括整个课题所需投资的总预算和分年度预算。编制课题经费预算是在上报科研课题时,课题负责人应根据研究课题拟选方案的技术内容,认真做好技术经济论证,并在有关职能部门的协助下,尽可能掌握课题所需设备、器材及其性能、规格型号、价格等技术经济方面的第一手资料,使预算建立在真实可靠的基础上。

2. 科研经费的决算主要是检查科研计划在执行过程中,科研经费的使用是否按批准的预算开支、有无违反财务规定的支出,并分析总结经费使用的情况。为了使决算能正确进行,决算前必须全面核实全年收入和支出项目及金额。决算分年度经费决算和课题结束后总决算两种,均应由所在单位科研管理部门、财务部门审核后,上报资助单位验收审批。

五、科研档案管理

科研档案指在科学研究和实践活动中直接形成的具有保存价值的文字、图表及声像载体材料,它们具有知识属性和信息属性,是知识产权的凭证。科研档案管理是对科研档案资料进行管理和信息开发利用的一项专门工作,它既是科研管理工作的组成部分.也是科研活动的一个环节,包括收集、整理、鉴定、保管、统计和提供利用等内容。

(一) 科研档案的收集

科研档案收集的内容包括科研准备阶段、研究实验阶段、总结鉴定验收阶段,成果和奖励申报阶段、推广应用阶段形成的各类材料。

1. 科研档案的收集范围

(1)各类科技管理文件和资料:如上级机关下发的文件(包括计划管理、成果管理、科技开发管理、专利管理等文件)、科技发展规划、科技研究计划汇总表、年度科技研究总结、课题(项目)成果鉴定汇总表、学术委员会或专家建议材料、国际合作课题(项目)合作协议书、往来信函、批准文件、项目执行情况汇报材料等。

(2)科技研究课题(项目)各种归档材料:包括:①研究准备阶段调研报告、可行性研究报告(开题报告)、基金申请书及其审批文件、计划任务书(合同书)、实验设计方案、会议记录、科研协作协议书及重要往来文件等;②研究试验阶段试验大纲、实验记录(报告)、现场调查资料、年度报告、计算材料、设计文件、图表、关键工艺文件统计分析资料、计算机软件、光盘、音像资料和重要往来技术文件等;③总结鉴定阶段科研论文、工作总结、著作、参加人员名单、课题验收和技术鉴定材料、成果鉴定证书、科研投资和财政决算材料等;④成果申报奖励及推广应用阶段科技成果申报表及其附件、申报奖励与审批文件、成果推广应用材料(包括推广方案、实施材料、总结等)、社会经济效益证明材料和成果获奖证原件或复印件,申请专利材料及专利证书、扩大生产的设计工艺文件和用户反馈意见等。

2. 科研档案收集要求及方法 课题组长负责对归档文件材料的齐全、完整、审核签字,并经领导审核归档;科研档案的归档时间应在课题完成经过鉴定并相应经主管部门审查后三个月内立卷归档,归档材料要求齐全完整;归档的文件材料不能用铅笔、彩笔、圆珠笔和蓝复写纸。如复写应采用单面黑复写纸;凡属秘密级以上的科研研究档案涉及专利与对外技术转让的项目资料不准对外公开,专利实施与转让事宜统一由相关科研管理部门经办。

(二) 科研档案的整理与归档

科研档案的整理与归档指把收集起来的科研档案加以分门别类、系统排列和科学编目后,交与档案室或档案馆保存使之便于保管和利用的过程。

1. 科研档案分类 科研档案适用于按课题法进行分类,即在全部科研档案范围内,以各个独立的研究课题为分类单元划分档案。其特点是便于实现一个研究课题档案材料的成套集中管理。

2. 科研档案组卷 组卷就是把一组有联系的文件,以卷、册、袋、盒等形式组合在一起,使它能够表达一个相对独立的概念,以便于保管、保密和利用。组卷要求如下:①一卷就是一组有密切联系的文件,而不是杂乱无章地随意堆积;②每一卷都表达一个相对独立的概念,不要一个概念(案卷标题)多个卷,卷与卷之间应当从题名到内容都是全异的关系;③卷厚适度,一般不超过40mm;④案卷内不应有重份文件。

3. 科研档案的归档 交给档案管理部门保管归档的科研文字材料必须反映科研项目活动的全过程、保证其完整、准确系统。科研课题一般在研究结束并完成成果鉴定后整理归档。

研究周期长的可按阶段归档或按年度归档。几个部门或院系合作完成的研究课题由主持单位立卷、归档一整套档案。协作部门负责自己所承担任务中形成材料的收集整理并将其送交主持单位与成套材料一并交校办档案馆归档管理。本单位与其他单位合作完成的科研项目应在协议合同或委托书中注明其科研文件的归属。科研档案移交时,应填写"案卷移交目录",档案馆审查、清点无误后,交接双方在移交目录上签字。

（三）科研档案的管理与利用

科研档案的保管期限及密级根据案卷内容确定,保管期限一般分为永久、长期、短期。科研课题档案涉及密级的应按有关保密规定标明秘密等级。课题组成员查阅科研成果档案,需出示本人身份证明,非课题组人员查阅科研成果档案,需出具相应科研管理部门或相关院系的证明,并出示利用人员的身份证明。因特殊需要时,需经主管领导批准,办理借阅登记。为方便对科研档案的利用借助于计算机的现代化管理手段来辅助传统的管理方法,将能大大提高档案的检索速度,并确保有较高的查全率和查准率,大大节约档案人员和利用者查找档案材料的时间,提高服务质量。档案管理现代化使档案信息的检索、利用更加便捷、高效。无疑将极大地提高档案资源的利用率,从而更进一步的实现档案工作的根本目的。

第五节 科研项目成果的评价

护理科研项目的评价是指对研究成果的评价,即护理研究成果鉴定。护理研究成果鉴定是我国护理科技界成果认可的一种独特的方式。从 1961 年开始,我国已先后颁发了三部科技成果鉴定办法,对推动我国科技技术的进步、促进社会经济建设和社会发展发挥了重大的作用。

一、项目的鉴定

科研项目的鉴定是指有关科技管理机关聘请同行专家,按照规定的形式和程序,对研究成果进行审查和评价,并做出相应结论的活动。科技成果鉴定是评价科技成果质量和水平的方法之一,国家鼓励科技成果通过市场竞争,以及学术上的百家争鸣等多种方式得到评价和认可。

（一）成果鉴定的范围和形式

1995 年 1 月 1 日起实施的第三部科技成果鉴定办法规定了需要进行科技成果鉴定的范围:

1. 鉴定范围成果鉴定适用于应用性研究成果

（1）组织鉴定的护理研究成果:列入国家和省、自治区、直辖市以及国务院有关部门科技计划的应用技术成果,以及少数科技计划外的重大应用技术成果;计划单列市和副省级城市的科技计划项目,经省科委同意,作为省科技计划一部分的应用性研究成果;各省(自治区、直辖市)科委根据实际情况自行确定的市(地)、厅局级科技计划项目。

（2）不组织鉴定的护理研究成果：护理理论研究成果；护理软科学研究成果；已申请专利的和已转让实施的护理应用技术成果；企业、事业单位自行开发的一般护理应用技术成果；国家法律、法规规定，必须经过法定的专门机构审查确认的科技成果。

2. 鉴定形式　主要有会议鉴定、函审鉴定和检测鉴定。一般根据其成果的特点来确定鉴定形式。

（1）会议鉴定：由组织鉴定单位或者主持鉴定单位聘请同行专家7～15人组成鉴定委员会，采用会议的形式，将专家们集中在一起，通过听取研究报告、现场考察、实物演示、样品测试和讨论、质疑、答辩等，对护理研究成果作出评价。

（2）函审鉴定：由组织鉴定单位或者主持鉴定单位聘请同行专家5～9人组成函审组，将提请鉴定项目的全部技术资料，以信函的形式寄至函审组专家，专家们通过书面形式审查有关技术资料，对科技成果作出评价。

（3）检测鉴定：由组织鉴定单位或者主持鉴定单位指定经过省、自治区、直辖市或者国务院有关部门认定的专业技术检测机构进行检验、测试，从而对护理研究成果进行评价。适用于计量器具、仪器仪表、新材料等的鉴定。采用检测鉴定时，专业技术检测机构出具的检测报告是检测鉴定的主要依据。同一样品可能由于异地检测，人员调换，条件差异，而得出不同的结果。所以检测机构的权威性，包括人员素质和设备条件等，是保证检测鉴定质量的基础。

（二）鉴定条件

1. 属于国家规定的鉴定范围内的科技成果。

2. 已完成合同的约定或计划任务书规定的任务要求。

3. 不存在科技成果完成单位或者人员署名的名次排列异议及权属方面的争议。

4. 技术资料齐全，并符合档案管理部门的要求。

5. 有经国家科委或省（自治区、直辖市）科委或者国务院有关部门认定的信息机构出具的查新检索报告。

（三）鉴定程序

成果鉴定的程序为：提交申请→审理材料→明确组织鉴定单位及主持鉴定单位→确定鉴定形式和鉴定专家→实施鉴定过程→审查鉴定意见，颁发鉴定证书。

（四）鉴定内容和成果评价

对优秀科技成果进行表彰奖励，是世界各国和权威性国际组织发展科学技术事业，鼓励科学研究和推动科技进步的一种重要手段。国内的科技奖励，主渠道是政府颁发的奖励。另外，还有非政府性的学术团体、基金会等设立的一些科技奖励。如中华护理学会设立的护理科技奖、护理科技进步奖等。政府奖励分为国家级、省（部）级、地市厅（局）级以及县区或单位等层次。国家级奖励分为国家自然科学奖、国家技术发明奖和国家科学技术进步奖，称国家三大奖。自然科学奖和技术发明奖只设国家级。科技进步奖除设国家级外，省、部委、地市、厅局、县区、大单位一般都分设。有的省、部委、地市、厅局将科技进步奖分为三大类，即科学理论成果奖、应用技术成果奖和推广成果奖。

1. 鉴定内容主要内容　包括五个方面：①是否完成合同或计划任务书要求的指标；②技术资料是否齐全完整，并符合规定；③应用技术成果的创造性、先进性和成熟程度；④应用技成果的应用价值及推广的条件和前景;⑤存在的问题及改进意见。

参加评审的专家们对研究成果提出综合的、客观的评价意见,是组织评审单位签署审查意见的重要依据。

2. 成果评价

(1)对成果的总体评价:总体评价包括:①选题是否正确;②设计是否严谨;③手段是否先进;④资料是否完整;⑤数据是否可靠;⑥统计分析是否合乎逻辑;⑦研究结论是否科学、准确恰当等。

(2)成果创新性、先进性和成熟度的评价:是评价的主要核心部分。①创新性是科研工作的灵魂;创新可以是全部的或整体的,也可以是局部或部分的;②先进性是相对的,它是衡量成果水平的标准;③成熟度是衡量研究成果是否能推广的尺度。

(3)成果水平:是对鉴定意见的高度概括,它既是对科研成果的综合性评价结论,也是科研管理部门实施有效管理的依据。科研成果水平一般是根据国情,按照地域范围和专业系统来划分的。①国际领先水平是指在一定的时间与国际范围内,其科研成果水平居同行业已公布的科研成果的领先地位;②国际先进水平是指在一定的时间与国际范围内,其科研成果水平处于同行业已公布的科研成果水平的先进地位;③国际水平是指在一定的时间与国际范围内,其科研成果水平达到同行业一般科学技术水平。

依次类推,国内范围可分为国内领先、国内先进和国内水平。省、市、自治区也可分为省内领先、省内先进和省内水平。

(4)存在的问题及改进意见:任何科技成果都带有一定的局限性,随着科学技术的发展,一项先进的成果必然会被另一种更先进的成果所代替,这是历史发展的必然趋势。指出科研成果中的问题,有助于指导今后的研究工作,使研究更加深入和完善。

二、鉴定材料的准备

科技成果鉴定,所需要提供的材料必须齐全、完善。由于成果的种类和性质不同,要求提供的材料也不尽相同。一般需要提供三大类材料。

(一) 课题立项材料

包括计划任务书、合同书、协议书、课题论证书、下达的研究计划等。

(二) 研究材料

根据其成果为物化型研究成果或非物化型研究成果,其准备的材料也有所不同。

1. 物化型研究成果 包括新药品、诊断试剂和试剂盒、医疗器械、保健品、医用材料等,需要提供的材料有:①研究工作报告和研究技术报告;②设计、工艺图表以及测试分析报告、主要实验、测试记录报告;③质量标准;④查新检索报告、国内外同类技术的背景材料和对比分析报告;⑤用户使用报告以及经济效益和社会效益分析报告及证明材料;⑥样品实物;⑦质量检测、卫生检测报告;⑧专利申请或授权材料;⑨行业主管部门要求的其他材料和附件材料。

2. 非物化型研究成果 包括疾病的预防、治疗、康复、保健、优生优育、卫生软科学等应用性研究成果。需要提供的材料有:①研究工作报告;②研究技术报告;③测试分析报告及主要实验、测试记录报告;④国内外同类技术的背景材料和对比分析报告;⑤查新检索报告;⑥经济效益和社会效益分析报告、推广应用证明材料及病人的反馈意见;⑦实验动物合格证;⑧行业主管部门要求的其他材料和附件材料。

（三）鉴定、批办文件

包括科技成果鉴定申请表、组织鉴定单位批复文件、鉴定会议通知等。

第六节　科研成果的奖励申报与专利申请

科研成果是在某一领域,对某一问题的客观规律研究产生具有一定学术意义或实用价值的创造性成果。实施护理科研成果奖励,不但能够体现出护理研究者卓越贡献,而且能够展现我国科学成果奖励制度日趋完善。专利作为护理科研成果的一种表现形式,是护理行业知识产权和知识创新的重要体现;其申请过程应受到广大护理科研工作者的重视。

一、科研成果的奖励申报

（一）护理科研成果的概念

护理科研成果是指在护理学领域,通过科学研究取得的具有一定学术意义或实用价值,并可以直接或间接在护理实践中应用的创造性成果。

（二）护理科研成果的表现形式

1. **研究报告**　是完成护理科研项目的最基本形式。无论是基础研究、应用研究还是试验发展研究,课题完成后都必须以研究报告的形式办理结题、验收、鉴定,并作为今后申请奖励的主要技术材料。

2. **学术论文、学术专著**　护理科研成果绝大多数为非物化型的知识成果,其主要表现形式为学术论文和学术专著。

3. **自主研发的新产品原型及生产工艺**　主要包括护理设备、保健用品与保健材料、生物用品与生物材料、医用高分子材料的发明技术,以及它们的制备方法、生产方式及工艺等。

4. **计算机应用软件**　随着信息化产业的发展,医护使用的计算机应用软件在医院管理中应运而生。成果形式主要是计算机程序及其文档。因其具备准确、快速、规范等特点,在门诊挂号、交费、取药、化验、药品库存与流通、病床周转、病案管理分析、病人出院等各个环节都有所应用。

5. **专利**　一般是国务院专利局根据申请而颁发的一种文件。该文件记载了发明创造的内容,并且在一定时期内产生一种法律状态,即获得专利的发明创造只有经专利权申请人许可才能使用。

（三）科研成果奖励的申报

1. **我国现行科研成果奖励**　《国家科学技术奖励条例》由中华人民共和国国务院 1999 年

5月23日颁布实施,并于2006年进行第一次修订,2013年进行第二次修订。因此,我国的科学成果奖励制度日益完善,并对科学技术发展起到巨大的推动作用。

2. 科研成果奖励申报程序　科研项目完成后,首先需要进行科研项目成果鉴定,然后才能申报科研成果奖励。科研成果奖励的申报流程如下:

课题组→科室→单位科研管理部门→向上级主管部门申请科技成果鉴定→开展科技成果鉴定工作→进行科技成果登记→申报各级科技成果奖励

3. 科研成果奖励申报的材料准备

(1)申报书:《科技成果奖励推荐书(申报书)》。

(2)其他材料:《科技成果鉴定证书》;研究工作总结报告;研究论文或研究报告、测试报告、实验报告、质量标准;查新检索报告;推广应用证明;《成果鉴定证书》。

(3)上述材料应用A4复印纸、按各奖励的申报要求复印相应份数,并连同有关附件装订成册。

4. 科研成果奖励申报的注意事项

(1)充分准备:充分收集成果应用证明材料,随时发现随时收集整理,逐渐积累;重视各种成果申报表格的填写及成果答辩工作。

(2)保证质量:成果质量是成果能否获奖的主要因素,所以要注重成果的先进性、创新性、科学性和实用性。

(3)有效沟通:与同行、管理部门及上级主管部门做到有效的沟通。

二、科研成果的专利申请

(一)专利的相关概念

1. 专利的概念　专利是专利权的简称,它是国家按专利法授予申请人在一定时间内对其发明创造成果所享有的使用、处理和独占的权利。

2. 专利的特点　专利是一种知识产权,与有形的财产权不同,具有时间性、地域性和专有性的特点。

(1)时间性:专利只在法定期限内有效,期限满后专利权将失效,其发明创造就成为社会的共同财富,任何人都可以使用。

(2)地域性:一个国家授予的专利权,只在授予国家法律的管辖范围内有效,对其他国家没有约束力。

(3)专有性:一项发明创造的专利,只能为相应的专利人所拥有。

3. 专利的分类　主要包括发明专利、实用新型专利和外观设计专利。

(1)发明专利:是指对产品、方法或其改进所提出的新的技术方案。其技术含量最高,发明人所花费的创造性劳动最多。

(2)实用新型专利:是指对设计产品的构造、形状或其结合时所提出新的技术方案。有一些技术改进的产品才可以申请实用新型专利,未经人工制造的物品不属于实用新型专利。实用新型专利对创造性的要求较低,而实用性较强,因此通常被称为"小发明"。

(3)外观设计专利:是指对产品的形状、图案或者其结合所作出的富于美感的创新。

（二）申请专利的准备工作

一项专利申请能够获得授权需要具备多方面的条件。第一，必须具备实质性条件，即具备专利性；第二还要符合专利法规定的形式要求以及履行各种手续。为了提高申请专利的成功性，专利申请人在提出申请以前一定要做好以下准备工作。

1. 确定是否申请专利 掌握《专利法》及其实施细则，明确该项发明创造是否有必要申请专利，是否符合专利实质性授予条件，即创造性、新颖性和实用性的要求；该项发明创造是否有市场空间，不申请专利是否会带来市场和经济损失。

2. 确定专利申请的类型 三种专利保护对象的审批程序、审批方式和保护年限有所不同，专利申请前要有针对性地认真选择专利申请类型。

3. 申请前应注意的其他事项 为保证专利申请的技术方案具有新颖性，在提出专利申请前，申请人应当对申请内容保密。如果发明或鉴定的过程中有其他人参与，应当要求这些人员予以保密，必要时可以签订保密协议。

（三）申请专利的文件撰写

申请专利时，申请人应以书面或电子文件形式，向国务院专利局提交申请文件。申请发明专利，需提交发明专利请求书、说明书、权利要求书和说明书摘要，必要时附说明书附图。申请实用新型专利，需提交新型专利请求书、说明书、权利要求书、说明书摘要和说明书附图。申请外观设计专利，需提交外观设计的图片或照片，必要时应当写明对外观设计的简要说明。

1. 发明和实用新型专利申请文件的撰写

（1）请求书：向国务院专利局请求启动专利申请和审批程序。申请人或专利代理人按照要求填写专利局统一印制的"发明专利请求书"和"实用新型专利"表格。

（2）说明书：是具体说明发明创造内容的文件。按照专利法的要求，说明书需要包括技术领域、背景技术、发明内容、附图说明和具体实施方式五个部分，其中发明内容和具体实施方式是最主要内容。发明内容应明确阐述专利的技术问题，提供详细的技术方案和有说服力的有益效果。具体实施方式应通过举例对技术方案进行详细说明。说明书的撰写应具备清楚、完整、能够实现三个基本特征。①清楚：是指主题明确和表述准确。主题明确是指说明书的名称要准确地表明要求保护的主题和类型。表述准确是指使用规范的技术术语，语句清楚，不产生歧义；②完整：是指形式和内容的完整。一方面应包含说明书的五部分内容，另一方面应充分体现发明创造的新颖性、创造性和实用性；③能够实现：是指技术方案和预期效果能够实现。

（3）权利要求书：是发明的实质内容和申请人切身利益的集中体现，也是专利审查、无效及侵权诉讼程序的焦点。权利要求书是专利授权后，确定专利权保护范围的法律依据。权利要求书的撰写应具备以说明书为依据、清楚、简要的三个基本特征。①以说明书为依据：体现在保护的技术方案在说明书中已经充分公开，突出。避免出现权利要求得不到说明书支持的情况；②清楚：体现在对每一项权利要求类型和权利要求所确定的保护范围都必须清楚，并且构成权利要求书的所有权利要求作为一个整体要清楚；③简要：体现在每一项权利要求简要，只记录技术特征，并且构成权利要求书的所有权利要求作为一个整体要简要。

（4）说明书摘要：包括发明所属的技术领域、需要解决的技术问题、主要技术特征和有益效果。其作用主要是提高技术情报，不具有法律效力。对于有附图的专利申请，应选择一幅最能反映该发明专利或实用新型专利特点的主要技术特征图作为摘要附图。

2. 外观设计专利申请文件的撰写

(1)外观设计的图片或照片:一项外观设计申请的保护范围以其图片或照片中显示的该产品的外观设计为准。因此,图片或照片应能够清楚地显示要求专利保护的产品的外观设计。立体产品的外观设计,应当提交六面正投影视图。平面产品的设计,应当提交两面正投影视图。

(2)简要说明:是对产品图片或照片的说明,对设计要点、包含的色彩、图片或照片的情况进行说明。外观设计的内部结构的说明不能使用广告性宣传语进行表达。

(四) 申请专利的审批程序

依据专利法,专利申请的审批程序根据专利分类的不同,分为以下两种审批流程:

(1)发明专利申请审批流程:专利申请→专利受理→初步审查→公布→申请实质审查→实质审查→专利授权。

(2)实用新型专利和外观专利申请审批流程:专利申请→专利受理→初步审查→专利授权。

对于专利申请审批的每一项步骤,具体内容介绍如下:

1. 专利受理 国家知识产权局专利局受理专利申请。该局先对专利是否符合受理条件进行审查。对符合条件的申请,该局将确定申请日,给予申请号,并在核实文件清单后,发给申请日受理通知书。

2. 初步审查 按照规定缴纳申请费后,专利自动进入初审阶段。该阶段主要对申请文件是否存在实质性缺陷及形式进行审查。实用新型和外观设计申请经初审通过的,将直接进入授权程序。发明专利申请则需进入后续的公布和实质审查阶段。

3. 发明专利申请公布阶段 发明专利申请从发出初审合格通知书起就进入等待公布阶段。如果申请人请求提前公布,申请将立即进入公布准备程序,约3个月后在《专利公报》上公布并出版说明书。如果申请人没有申请提前公布,要等到申请日满15个月才进入公布准备程序。申请进入公布准备程序后,如果申请人要求撤回专利申请,申请仍然会在《专利公报》上公布。

4. 发明专利申请实质审查阶段 发明专利申请公布后,对已经办妥实质审查请求手续的专利,国家知识产权局专利局将发出进入实质审查请求通知书,然后申请进入才能进行实质审查。从申请日起满三年,申请人未提出专利实质审查要求或实质审查请求未生效,申请即被视为撤回。

5. 授权阶段 发明专利申请通过实质审查;或者实用新型和外观设计专利申请通过初步审查;专利局即可发出"授权通知书",申请进入授权登记准备阶段。申请人收到专利局发出的授权通知书和办理登记手续的通知后,在两个月内按照通知要求办理登记手续并缴纳规定的费用。相关手续和缴费完成后,专利局将授予申请人专利权,颁发"专利证书",在专利登记簿上记录,并在《专利公报》上公告,专利权自公告之日起生效。未按规定办理登记手续或逾期未办理的,视为放弃取得专利权。

(李 桃 刘 颖)

护理研究活动最基本的单元是科研项目或研究课题，护理人员应根据护理学发展的趋势和国家的长远发展需求，结合申请者本人的科研主攻方向、不同层次基金项目的资助重点来考虑和选择申报科研项目。任何科研项目想要获得批准和资助，就必须提供书面的申请书、合同书、论证书或计划书，因此护理科技人员应本着科学求实的原则认真填报项目申请书。科研项目一旦获得批准立项，即进入实施阶段。项目结题后可以申报科技成果鉴定，同时应做好科研档案管理工作。对于优质的科研成果可以进一步进行科研成果奖励或专利申请。

复习思考题

1. 开题报告与项目申报书的主要区别是什么？

2. 撰写科研项目申请书需要注意什么？

3. 进行科技成果鉴定,应准备哪些材料？

4. 如何进行科研成果奖励的申报?

5. 如何进行护理专利的申请?

附录　统计用表

附表 1　随机数字表

编号	1~10	11~20	21~30	31~40	41~50
1	22 17 68 65 81	68 95 23 92 35	87 02 22 57 51	61 09 43 95 06	58 24 82 03 47
2	19 36 27 59 46	13 79 93 37 55	39 77 32 77 09	85 52 05 30 62	47 83 51 62 74
3	16 77 23 02 77	09 61 87 25 21	28 06 24 25 93	16 71 13 59 78	23 05 47 47 25
4	78 43 76 71 61	20 44 90 32 64	97 67 63 99 61	46 38 03 93 22	69 81 21 99 21
5	03 28 28 26 08	73 37 32 04 05	69 30 16 09 05	88 69 58 28 99	35 07 44 75 47
6	93 22 53 64 39	07 10 63 76 35	87 03 04 79 88	08 13 13 85 51	55 34 57 72 69
7	78 76 58 54 74	92 38 70 96 92	52 06 79 79 45	82 63 18 27 44	69 66 92 19 09
8	23 68 35 26 00	99 53 93 61 28	52 70 05 48 34	56 65 05 61 86	90 92 10 70 80
9	15 39 25 70 99	93 86 52 77 65	15 33 59 05 28	22 87 26 07 47	86 96 98 29 06
10	58 71 96 30 24	18 46 23 34 27	85 13 99 24 44	49 18 09 79 49	74 16 32 23 02
11	57 35 27 33 72	24 53 63 94 09	41 10 76 47 91	44 04 95 49 66	39 60 04 59 81
12	48 50 86 54 48	22 06 34 72 52	82 21 15 65 20	33 29 94 71 11	15 91 29 12 03
13	61 96 48 95 03	07 16 39 33 66	98 56 10 56 79	77 21 30 27 12	90 49 22 23 62
14	36 93 89 41 26	29 70 83 63 51	99 74 20 52 36	87 09 41 15 09	98 60 16 03 03
15	18 87 00 42 31	57 90 12 02 07	23 47 37 17 31	54 08 01 88 63	39 41 88 92 10
16	88 56 53 27 59	33 35 72 67 47	77 34 55 45 70	08 18 27 38 90	16 95 86 70 75
17	09 72 95 84 29	49 41 31 06 70	42 38 06 45 18	64 84 73 31 65	52 53 37 97 15
18	12 96 88 17 31	65 19 69 02 83	60 75 86 90 68	24 64 19 35 51	56 61 87 39 12
19	85 94 57 24 16	92 09 84 38 76	22 00 27 69 85	29 81 94 78 70	21 94 47 90 12
20	38 64 43 59 98	98 77 87 68 07	91 51 67 62 44	40 98 05 93 78	23 32 65 41 18
21	53 44 09 42 72	00 4l 86 79 79	68 47 22 00 20	35 55 31 51 51	00 83 63 22 55
22	40 76 66 26 84	57 99 99 90 37	36 63 32 08 58	37 40 13 68 97	87 64 81 07 83
23	02 17 79 18 05	12 59 52 57 02	22 07 90 47 03	28 14 11 30 79	20 69 22 40 98
24	95 17 82 06 53	31 51 10 96 46	92 06 88 07 77	56 11 50 81 69	40 23 72 51 39
25	35 76 22 42 92	96 11 83 44 80	34 68 35 48 77	33 42 40 90 60	73 96 53 97 86
26	26 29 3l 56 41	85 47 04 66 08	34 72 57 59 13	82 43 80 46 15	38 26 61 70 04
27	77 80 20 75 82	72 82 32 99 90	63 95 73 76 63	89 73 44 99 05	48 67 26 43 18
28	46 40 66 44 52	91 36 74 43 53	30 82 13 54 00	78 45 63 98 35	55 03 36 67 68
29	37 56 08 18 09	77 53 84 46 47	31 91 18 95 58	24 16 74 11 53	44 10 13 85 57
30	61 65 61 68 66	37 27 47 39 19	84 83 70 07 48	53 21 40 06 71	95 06 79 88 54
31	93 43 69 64 07	34 18 04 52 35	56 27 09 24 86	61 85 53 83 45	19 90 70 99 00
32	21 96 60 12 99	11 20 99 45 18	48 13 93 55 34	18 37 79 49 90	65 97 38 20 46
33	95 20 47 97 97	27 37 83 28 71	00 06 41 41 74	45 89 09 39 84	5l 67 1l 52 49
34	97 86 21 78 73	10 65 81 92 59	58 76 17 14 97	04 76 62 16 17	17 95 70 45 80
35	69 92 06 34 13	59 7l 74 17 32	27 55 10 24 19	23 7l 82 13 74	63 52 52 0l 41
36	04 31 17 21 56	33 73 99 19 87	26 72 39 27 67	53 77 57 68 93	60 61 97 22 61
37	61 06 98 03 91	87 14 77 43 96	43 00 65 98 50	45 60 33 01 07	98 99 46 50 47
38	85 93 85 86 88	72 87 08 62 40	16 06 10 89 20	23 21 34 74 97	76 38 03 29 63
39	21 74 32 47 45	73 96 07 94 52	09 65 90 77 47	25 76 16 19 33	53 05 70 53 30
40	15 69 53 82 80	79 96 23 53 10	65 39 07 16 29	45 33 02 43 70	02 87 40 41 45
41	02 89 08 04 49	20 21 14 68 86	87 63 93 95 17	11 29 01 95 80	35 14 97 35 33
42	87 18 15 89 79	85 43 01 72 73	08 61 74 5l 69	89 74 39 82 15	94 5l 33 41 67
43	98 83 71 94 22	59 97 50 99 52	08 52 85 08 40	87 80 61 65 31	91 51 80 32 44
44	10 08 58 21 66	72 68 49 29 31	89 85 84 46 06	59 73 19 85 23	65 09 29 75 63
45	47 90 56 10 08	88 02 84 27 83	42 29 72 23 19	66 56 45 65 79	20 71 53 20 25
46	22 85 61 68 90	49 64 92 85 44	16 40 12 89 88	50 14 49 81 06	01 82 77 45 12
47	67 80 43 79 33	12 83 11 41 16	25 58 19 68 70	77 02 54 00 52	53 43 37 15 26
48	27 62 50 96 72	79 44 61 40 15	14 53 40 65 39	27 31 58 50 28	11 39 03 34 25
49	33 78 80 87 15	38 30 06 38 21	14 47 47 07 26	54 96 87 53 32	40 36 40 96 76
50	13 13 92 66 99	47 24 49 57 74	32 25 43 62 17	10 97 11 69 84	99 63 22 32 98

编号	1	2	3	4	5	6	7	8	9	10	11	12	13	14	15	16	17	18	19	20
1	8	6	19	13	5	18	12	1	4	3	9	2	17	14	11	7	16	15	10	0
2	8	19	7	6	11	14	2	13	5	17	9	12	0	16	15	1	4	10	18	3
3	18	1	10	13	17	2	0	3	8	15	7	4	19	12	5	14	9	11	6	16
4	6	19	1	5	18	12	4	0	13	10	16	17	7	14	11	15	8	3	9	2
5	1	2	7	4	18	0	15	13	5	12	19	10	9	14	16	8	6	11	3	17
6	11	19	2	15	14	10	8	12	1	17	4	3	0	9	16	6	13	7	18	5
7	14	3	16	7	9	2	15	12	1	17	4	3	0	9	16	6	13	7	18	5
8	3	2	16	6	1	13	17	19	8	14	0	15	9	18	11	5	4	10	7	12
9	16	9	10	3	15	0	11	2	1	5	18	8	19	13	6	12	17	4	7	14
10	4	11	18	6	0	8	12	16	17	3	2	9	5	7	19	10	15	13	14	1
11	5	15	18	13	7	3	10	14	16	1	8	2	17	6	9	4	0	12	19	11
12	0	18	10	15	11	12	3	13	14	1	17	2	6	9	16	4	7	8	19	5
13	10	9	14	18	12	17	15	3	5	2	11	19	8	0	1	4	7	13	6	16
14	11	9	13	0	14	12	18	7	2	10	4	17	19	6	5	8	3	15	1	16
15	17	1	0	16	9	12	2	4	5	18	14	15	7	19	6	8	11	3	10	13
16	17	1	5	2	8	12	15	13	19	14	7	16	6	3	9	10	4	11	0	18
17	5	16	15	7	18	10	12	9	11	6	13	17	14	1	0	4	3	2	19	8
18	16	19	0	8	6	10	13	17	4	3	15	18	11	1	12	9	5	7	2	14
19	13	9	17	12	15	4	3	1	16	2	10	18	8	6	7	19	14	11	0	5
20	11	12	8	16	3	19	14	17	9	7	4	1	10	0	18	15	6	5	13	2
21	19	12	13	8	4	15	16	7	0	11	1	5	14	18	3	6	10	9	2	17
22	2	18	8	14	6	11	1	9	15	0	17	10	4	7	13	3	12	5	16	19
23	9	16	17	18	5	7	12	2	4	10	0	13	8	3	14	15	6	11	1	19
24	15	0	14	6	1	2	9	8	18	4	10	17	3	12	16	11	19	13	7	5
25	14	0	9	18	6	16	10	4	5	1	6	2	12	3	11	13	7	8	17	15

附表3 *t*界值表

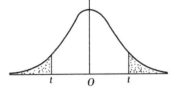

ν	双侧：	0.50	0.20	0.10	0.05	0.02	0.01	0.005	0.002	0.001
	单侧：	0.25	0.10	0.05	0.025	0.01	0.005	0.0025	0.001	0.0005
1		1.000	3.078	6.314	12.706	31.821	63.657	127.321	318.309	636.619
2		0.816	1.886	2.920	4.303	6.965	9.925	14.089	22.327	31.599
3		0.765	1.638	2.353	3.182	4.541	5.841	7.453	10.215	12.924
4		0.741	1.533	2.132	2.776	3.747	4.604	5.598	7.173	8.610
5		0.727	1.476	2.015	2.571	3.365	4.032	4.773	5.893	6.869
6		0.718	1.440	1.943	2.447	3.143	3.707	4.317	5.208	5.959
7		0.711	1.415	1.895	2.365	2.998	3.499	4.029	4.785	5.408
8		0.706	1.397	1.860	2.306	2.896	3.355	3.833	4.501	5.041
9		0.703	1.383	1.833	2.262	2.821	3.250	3.690	4.297	4.781

| v 双侧： | 0.50 | 0.20 | 0.10 | 0.05 | 0.02 | 0.01 | 0.005 | 0.002 | 0.001 |
单侧：	0.25	0.10	0.05	0.025	0.01	0.005	0.0025	0.001	0.0005
10	0.700	1.372	1.812	2.228	2.764	3.169	3.581	4.144	4.587
11	0.697	1.363	1.796	2.201	2.718	3.106	3.497	4.025	4.437
12	0.695	1.356	1.782	2.179	2.681	3.055	3.428	3.930	4.318
13	0.694	1.350	1.771	2.160	2.650	3.012	3.372	3.852	4.221
14	0.692	1.345	1.761	2.145	2.624	2.977	3.326	3.787	4.140
15	0.691	1.341	1.753	2.131	2.602	2.947	3.286	3.733	4.073
16	0.690	1.337	1.746	2.120	2.583	2.921	3.252	3.686	4.015
17	0.689	1.333	1.740	2.110	2.567	2.898	3.222	3.646	3.965
18	0.688	1.330	1.734	2.101	2.552	2.878	3.197	3.610	3.922
19	0.688	1.328	1.729	2.093	2.539	2.861	3.174	3.579	3.883
20	0.687	1.325	1.725	2.086	2.528	2.845	3.153	3.552	3.850
21	0.686	1.323	1.721	2.080	2.518	2.831	3.135	3.527	3.819
22	0.686	1.321	1.717	2.074	2.508	2.819	3.119	3.505	3.792
23	0.685	1.319	1.714	2.069	2.500	2.807	3.104	3.485	3.768
24	0.685	1.318	1.711	2.064	2.492	2.797	3.091	3.467	3.745
25	0.684	1.316	1.708	2.060	2.485	2.787	3.078	3.450	3.725
26	0.684	1.315	1.706	2.056	2.479	2.779	3.067	3.435	3.707
27	0.684	1.314	1.703	2.052	2.473	2.771	3.057	3.421	3.690
28	0.683	1.313	1.701	2.048	2.467	2.763	3.047	3.408	3.674
29	0.683	1.311	1.699	2.045	2.462	2.756	3.038	3.396	3.659
30	0.683	1.310	1.697	2.042	2.457	2.750	3.030	3.385	3.646
31	0.682	1.309	1.696	2.040	2.453	2.744	3.022	3.375	3.633
32	0.682	1.309	1.694	2.037	2.449	2.738	3.015	3.365	3.622
33	0.682	1.308	1.692	2.035	2.445	2.733	3.008	3.356	3.611
34	0.682	1.307	1.091	2.032	2.441	2.728	3.002	3.348	3.601
35	0.682	1.306	1.690	2.030	2.438	2.724	2.996	3.340	3.591
36	0.681	1.306	1.688	2.028	2.434	2.719	2.990	3.333	3.582
37	0.681	1.305	1.687	2.026	2.431	2.715	2.985	3.326	3.574
38	0.681	1.304	1.686	2.024	2.429	2.712	2.980	3.319	3.566
39	0.681	1.304	1.685	2.023	2.426	2.708	2.976	3.313	3.558
40	0.681	1.303	1.684	2.021	2.423	2.704	2.971	3.307	3.551
50	0.679	1.299	1.676	2.009	2.403	2.678	2.937	3.261	3.496
60	0.679	1.296	1.671	2.000	2.390	2.660	2.915	3.232	3.460
70	0.678	1.294	1.667	1.994	2.381	2.648	2.899	3.211	3.436
80	0.678	1.292	1.664	1.990	2.374	2.639	2.887	3.195	3.416
90	0.677	1.291	1.662	1.987	2.368	2.632	2.878	3.183	3.402
100	0.677	1.290	1.660	1.984	2.364	2.626	2.871	3.174	3.390
200	0.676	1.286	1.653	1.972	2.345	2.601	2.839	3.131	3.340
500	0.675	1.283	1.648	1.965	2.334	2.586	2.820	3.107	3.310
1000	0.675	1.282	1.646	1.962	2.330	2.581	2.813	3.098	3.300
∞	0.6745	1.2816	1.6449	1.9600	2.3263	2.5758	2.8070	3.0902	3.2905

附表4　F界值表（方差分析用，上行：P=0.05，P=0.01）

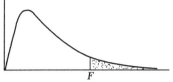

v_2（分母的自由度）	v_1（分子的自由度）										
	1	2	3	4	5	6	7	8	12	24	∞
1	161.4	199.5	215.7	224.6	230.2	234.0	236.8	238.9	243.9	249.1	254.3
	4052	4999.5	5403	5625	5764	5859	5928	5982	6106	6235	6366
2	18.51	19.00	19.16	19.25	19.30	19.33	19.35	19.37	19.41	19.45	19.50
	98.50	99.00	99.17	99.25	99.30	99.33	99.36	99.37	99.42	99.46	99.50
3	10.13	9.55	9.28	9.12	9.01	8.94	8.89	8.85	8.74	8.64	8.53
	34.12	30.82	29.46	28.17	28.24	27.91	27.67	27.49	27.05	26.60	26.13
4	7.71	6.94	6.59	6.39	6.26	6.16	6.09	6.04	5.91	5.77	5.63
	21.20	18.00	16.69	15.98	15.52	15.21	14.98	14.80	14.37	13.93	13.46
5	6.61	5.79	5.41	5.19	5.05	4.95	4.88	4.82	4.68	4.53	4.36
	16.26	13.27	12.06	11.39	10.97	10.67	10.46	10.29	9.89	9.47	9.02
6	5.99	5.14	4.76	4.53	4.39	4.28	4.21	4.15	4.00	3.84	3.67
	13.75	10.92	9.78	9.15	8.75	8.47	8.26	8.10	7.72	7.31	6.88
7	5.59	4.74	4.35	4.12	3.97	3.87	3.79	3.73	3.57	3.41	3.23
	12.25	9.55	8.45	7.85	7.46	7.19	6.99	6.84	6.47	6.07	5.65
8	5.32	4.46	4.07	3.84	3.69	3.58	3.50	3.44	3.28	3.12	2.93
	11.26	8.65	7.59	7.01	6.63	6.37	6.18	6.03	5.67	5.28	4.86
9	5.12	4.26	3.86	3.63	3.48	3.37	3.29	3.23	3.07	2.90	2.71
	10.56	8.02	6.99	6.42	6.06	5.80	5.61	5.47	5.11	4.73	4.31
10	4.96	4.10	3.71	3.48	3.33	3.22	3.14	3.07	2.91	2.74	2.54
	10.04	7.56	6.55	5.99	5.64	5.39	5.20	5.06	4.71	4.33	3.91
12	4.75	3.89	3.49	3.26	3.11	3.00	2.91	2.85	2.69	2.51	2.30
	9.33	6.93	5.95	5.41	5.06	4.82	4.64	4.50	4.16	3.78	3.36
14	4.60	3.74	3.34	3.11	2.96	2.85	2.76	2.70	2.53	2.35	2.13
	8.86	6.51	5.56	5.04	4.69	4.46	4.28	4.14	3.80	3.43	3.00
16	4.49	3.63	3.24	3.01	2.85	2.74	2.66	2.59	2.42	2.24	2.01
	8.53	6.23	5.29	4.77	4.44	4.20	4.03	3.89	3.55	3.18	2.75
18	4.41	3.55	3.16	2.93	2.77	2.66	2.58	2.51	2.34	2.15	1.92
	8.29	6.01	5.09	4.58	4.25	4.01	3.84	3.71	3.37	3.00	2.57
20	4.35	3.49	3.10	2.87	2.71	2.60	2.51	2.45	2.28	2.08	1.84
	8.10	5.85	4.94	4.43	4.10	3.87	3.70	3.56	3.23	2.86	2.42
30	4.17	3.32	2.92	2.69	2.53	2.42	2.33	2.27	2.09	1.89	1.62
	7.56	5.39	4.51	4.02	3.70	3.47	3.30	3.17	2.84	2.47	2.01
40	4.08	3.23	2.84	2.61	2.45	2.34	2.25	2.18	2.00	1.79	1.51
	7.31	5.18	4.31	3.83	3.51	3.29	3.12	2.99	2.66	2.29	1.80
60	4.00	3.15	2.76	2.53	2.37	2.25	2.17	2.10	1.92	1.70	1.39
	7.08	4.98	4.13	3.65	3.34	3.12	2.95	2.82	2.50	2.12	1.60
120	3.92	3.07	2.68	2.45	2.29	2.17	2.09	2.02	1.83	1.61	1.25
	6.85	4.79	3.95	3.48	3.17	2.96	2.79	2.66	2.34	1.95	1.38
∞	3.84	3.00	2.60	2.37	2.21	2.10	2.01	1.94	1.75	1.52	1.00
	6.63	4.61	3.78	3.32	3.02	2.80	2.64	2.51	2.18	1.79	1.00

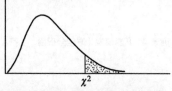

ν	P												
	0.995	0.990	0.975	0.950	0.900	0.750	0.500	0.250	0.100	0.050	0.025	0.010	0.005
1	…	…	…	…	0.02	0.10	0.45	1.32	2.71	3.84	5.02	6.63	7.88
2	0.01	0.02	0.02	0.10	0.21	0.58	1.39	2.77	4.61	5.99	7.38	9.21	10.60
3	0.07	0.11	0.22	0.35	0.58	1.21	2.37	4.11	6.25	7.81	9.35	11.34	12.84
4	0.21	0.30	0.48	0.71	1.06	1.92	3.36	5.39	7.78	9.49	11.14	13.28	14.86
5	0.41	0.55	0.83	1.15	1.61	2.67	4.35	6.63	9.24	11.07	12.83	15.09	16.75
6	0.68	0.87	1.24	1.64	2.20	3.45	5.35	7.84	10.64	12.59	14.45	16.81	18.55
7	0.99	1.24	1.69	2.17	2.83	4.25	6.35	9.04	12.02	14.07	16.01	18.48	20.28
8	1.34	1.65	2.18	2.73	3.40	5.07	7.34	10.22	13.36	15.51	17.53	20.09	21.96
9	1.73	2.09	2.70	3.33	4.17	5.90	8.34	11.39	14.68	16.92	19.02	21.67	23.59
10	2.16	2.56	3.25	3.94	4.87	6.74	9.34	12.55	15.99	18.31	20.48	23.21	25.19
11	2.60	3.05	3.82	4.57	5.58	7.58	10.34	13.70	17.28	19.68	21.92	24.72	26.76
12	3.07	3.57	4.40	5.23	6.30	8.44	11.34	14.85	18.55	21.03	23.34	26.22	28.30
13	3.57	4.11	5.01	5.89	7.04	9.30	12.34	15.98	19.81	22.36	24.74	27.69	29.82
14	4.07	4.66	5.63	6.57	7.79	10.17	13.34	17.12	21.06	23.68	26.12	29.14	31.32
15	4.60	5.23	6.27	7.26	8.55	11.04	14.34	18.25	22.31	25.00	27.49	30.58	32.80
16	5.14	5.81	6.91	7.96	9.31	11.91	15.34	19.37	23.54	26.30	28.85	32.00	34.27
17	5.70	6.41	7.56	8.67	10.09	12.79	16.34	20.49	24.77	27.59	30.19	33.41	35.72
18	6.26	7.01	8.23	9.39	10.86	13.68	17.34	21.60	25.99	28.87	31.53	34.81	37.16
19	6.84	7.63	8.91	10.12	11.65	14.56	18.34	22.72	27.20	30.14	32.85	36.19	38.58
20	7.43	8.26	9.59	10.85	12.44	15.45	19.34	23.83	28.41	31.41	34.17	37.57	40.00
21	8.03	8.90	10.28	11.59	13.24	16.34	20.34	24.93	29.62	32.67	35.48	38.93	41.40
22	8.64	9.54	10.98	12.34	14.04	17.24	21.34	26.04	30.81	33.92	36.78	40.29	42.80
23	9.26	10.20	11.69	13.09	14.85	18.14	22.34	27.14	32.01	35.17	38.08	41.64	44.18
24	9.89	10.86	12.40	13.85	15.66	19.04	23.34	28.24	33.20	36.42	39.36	42.98	45.56
25	10.52	11.52	13.12	14.61	16.47	19.94	24.34	29.34	34.38	37.65	40.65	44.31	46.93
26	11.16	12.20	13.84	15.38	17.29	20.84	25.34	30.43	35.56	38.89	41.92	45.64	48.29
27	11.81	12.88	14.57	16.15	18.11	21.75	26.34	31.53	36.74	40.11	43.19	46.96	49.64
28	12.46	13.56	15.31	16.93	18.94	22.66	27.34	32.62	37.92	41.34	44.46	48.28	50.99
29	13.12	14.26	16.05	17.71	19.77	23.57	28.34	33.71	39.09	42.56	45.72	49.59	52.34
30	13.79	14.95	16.79	18.49	20.60	24.48	29.34	34.80	40.26	43.77	46.98	50.89	53.67
40	20.71	22.16	24.43	26.51	29.05	33.66	39.34	45.62	51.80	55.76	59.34	63.69	66.77
50	27.99	29.71	32.36	34.76	37.69	42.94	49.33	56.33	63.17	67.50	71.42	76.15	79.49
60	35.53	37.48	40.48	43.19	46.46	52.29	59.33	66.98	74.40	79.08	83.30	88.38	91.95
70	43.28	45.44	48.76	51.74	55.33	61.70	69.33	77.58	85.53	90.53	95.02	100.42	104.22
80	51.17	53.54	57.15	60.39	64.28	71.14	79.33	88.13	96.58	101.88	106.63	112.33	116.32
90	59.20	61.75	65.65	69.13	73.29	80.62	89.33	98.64	107.56	113.14	118.14	124.12	128.30
100	67.33	70.06	74.22	77.93	82.36	90.13	99.33	109.14	118.50	124.34	129.56	135.81	140.17

ν	单侧： 双侧：	0.25 0.50	0.10 0.20	0.05 0.10	0.025 0.05	0.01 0.02	0.005 0.01	0.0025 0.005	0.001 0.002	0.0005 0.001
					概 率 P					
1		0.707	0.951	0.988	0.997	1.000	1.000	1.000	1.000	1.000
2		0.500	0.800	0.900	0.950	0.980	0.990	0.995	0.998	0.999
3		0.404	0.687	0.805	0.878	0.934	0.959	0.974	0.986	0.991
4		0.347	0.603	0.729	0.811	0.882	0.917	0.942	0.963	0.974
5		0.309	0.551	0.669	0.755	0.833	0.875	0.906	0.935	0.951
6		0.281	0.507	0.621	0.707	0.789	0.834	0.870	0.905	0.925
7		0.260	0.472	0.582	0.666	0.750	0.798	0.836	0.875	0.898
8		0.242	0.443	0.549	0.632	0.715	0.765	0.805	0.847	0.872
9		0.228	0.419	0.521	0.602	0.685	0.735	0.776	0.820	0.847
10		0.216	0.398	0.497	0.576	0.658	0.708	0.750	0.795	0.823
11		0.206	0.380	0.476	0.553	0.634	0.684	0.726	0.772	0.801
12		0.197	0.365	0.457	0.532	0.612	0.661	0.703	0.750	0.780
13		0.189	0.351	0.441	0.514	0.592	0.641	0.683	0.730	0.760
14		0.182	0.338	0.426	0.497	0.574	0.623	0.664	0.711	0.742
15		0.176	0.327	0.412	0.482	0.558	0.606	0.647	0.694	0.725
16		0.170	0.317	0.400	0.468	0.542	0.590	0.631	0.678	0.708
17		0.165	0.308	0.389	0.456	0.529	0.575	0.616	0.622	0.693
18		0.160	0.299	0.378	0.444	0.515	0.561	0.602	0.648	0.679
19		0.156	0.291	0.369	0.433	0.503	0.549	0.589	0.635	0.665
20		0.152	0.284	0.360	0.423	0.492	0.537	0.576	0.622	0.652
21		0.148	0.277	0.352	0.413	0.482	0.526	0.565	0.610	0.640
22		0.145	0.271	0.344	0.404	0.472	0.515	0.554	0.599	0.629
23		0.141	0.265	0.337	0.396	0.462	0.505	0.543	0.588	0.618
24		0.138	0.260	0.330	0.388	0.453	0.496	0.534	0.578	0.607
25		0.136	0.255	0.323	0.381	0.445	0.487	0.524	0.568	0.597
26		0.133	0.250	0.317	0.374	0.437	0.479	0.515	0.559	0.588
27		0.131	0.245	0.311	0.367	0.430	0.471	0.507	0.550	0.579
28		0.128	0.241	0.306	0.361	0.423	0.463	0.499	0.541	0.570
29		0.126	0.237	0.301	0.355	0.416	0.456	0.491	0.533	0.562
30		0.124	0.233	0.296	0.349	0.409	0.449	0.484	0.526	0.554
31		0.122	0.229	0.291	0.344	0.403	0.442	0.477	0.518	0.546
32		0.120	0.226	0.287	0.339	0.397	0.436	0.470	0.511	0.539
33		0.118	0.222	0.283	0.334	0.392	0.430	0.464	0.504	0.532
34		0.116	0.219	0.279	0.329	0.386	0.424	0.458	0.498	0.525
35		0.115	0.216	0.275	0.325	0.381	0.418	0.452	0.492	0.519
36		0.113	0.213	0.271	0.320	0.376	0.413	0.446	0.486	0.513
37		0.111	0.210	0.267	0.316	0.371	0.408	0.441	0.480	0.507

续表

ν		概率 P								
	单侧:	0.25	0.10	0.05	0.025	0.01	0.005	0.0025	0.001	0.0005
	双侧:	0.50	0.20	0.10	0.05	0.02	0.01	0.005	0.002	0.001
38		0.110	0.207	0.264	0.312	0.367	0.403	0.435	0.474	0.501
39		0.108	0.204	0.261	0.308	0.362	0.398	0.430	0.469	0.495
40		0.107	0.202	0.257	0.304	0.358	0.393	0.425	0.463	0.490
41		0.106	0.199	0.254	0.301	0.354	0.389	0.420	0.458	0.484
42		0.104	0.197	0.251	0.297	0.350	0.384	0.416	0.453	0.479
43		0.103	0.195	0.248	0.294	0.346	0.380	0.411	0.449	0.474
44		0.102	0.192	0.246	0.291	0.342	0.376	0.407	0.444	0.469
45		0.101	0.190	0.243	0.288	0.338	0.372	0.403	0.439	0.465
46		0.100	0.188	0.240	0.285	0.335	0.368	0.399	0.435	0.460
47		0.099	0.186	0.238	0.282	0.331	0.365	0.395	0.431	0.456
48		0.098	0.184	0.235	0.270	0.328	0.361	0.391	0.427	0.451
49		0.097	0.182	0.233	0.276	0.325	0.358	0.387	0.423	0.447
50		0.096	0.181	0.231	0.273	0.322	0.354	0.384	0.419	0.443

参考文献

<<<<< 1. Moher D，Cook DJ，Eastwood S，et al. Improving the quality of reports of Meta analyses of randomized controlled trials: the QUOROM statement.Lancet，1999，354（9193）：1896-1900.

<<<<< 2. 陈向明.质的研究方法与社会科学研究，北京：教育科学出版社，2000.

<<<<< 3. Cook, T.D.& Reichardt, C.S..Qualitative and quantitative methods in evaluation research. Beverly Hills: Sage,2000.

<<<<< 4. 张旋，姜小鹰.高血压人群社区护理干预形式研究现状及发展方向.护理学杂志，2005，20（6）：76-79.

<<<<< 5. 吴秋成.医学科研基本方法.吉林:吉林科技出版社,2006.

<<<<< 6. 王克芳.护理研究.北京：北京大学医学出版社，2006.

<<<<< 7. 肖顺贞.护理研究.第3版.北京:人民卫生出版社,2007.

<<<<< 8. [美]邓津、林肯编.定性研究：策略与艺术，重庆：重庆大学出版社.2007.

<<<<< 9. 风笑天译.定性研究，经验资料收集与分析的方法.重庆：重庆大学出版社.2007.

<<<<< 10. [美]劳伦斯·纽曼著.郝大海译.社会研究方法：定性和定量的取向，北京：中国人民大学出版社,2007.

<<<<< 11. 刘明.护理质性研究.北京:人民卫生出版社,2008.

<<<<< 12. 程建秋.骨科患者循证护理实例简介.中国乡村医药杂志，2008，15（3）：72-73.

<<<<< 13. 林岑，胡雁，钱序，等.乳腺癌患者坚强的概念分析及对护理的意义.中华护理杂志，2008，43（2）：107-110.

<<<<< 14. [英]大卫·希尔费曼.李雪,张劼颖译.如何做质性研究.重庆：重庆大学出版社,2009.

<<<<<< 15. 刘华平.护理学研究.第2版.长沙:湖南科学技术出版社,2010.

<<<<<< 16. 文军,蒋逸民.质性研究概论.北京：北京大学出版社，2010.

<<<<<< 17. 韩世范.护理科学研究.北京:人民卫生出版社,2010.

<<<<<< 18. 刘鸣.系统评价、Meta-分析设计与实施方法.北京:人民卫生出版社,2011.

<<<<<< 19. 胡雁.护理研究.第4版.北京：人民卫生出版社，2012.

<<<<<< 20. 李峥.护理学研究方法.北京：人民卫生出版社，2012.

<<<<<< 21. 肖惠敏，邝惠容，彭美慈，等.人生回顾对晚期癌症患者生存质量的影响［J］.中华护理杂志，2012，47（6）：488-491.

<<<<<< 22. Polit, D., Beck,C.T.Nursing research: generating and assessing evidence for nursing practice. 7th edition, Lippincott Williams & Wilkins, Philadelphia,2012.

<<<<<< 23. 郭继军.医学文献检索与论文写作.北京：人民卫生出版社，2013.

<<<<<< 24. 陈代娣.护理研究.北京：人民卫生出版社，2013.

<<<<<< 25. 姜丽萍，张爱华.护理研究.北京：人民卫生出版社，2013.

<<<<<< 26. 曹枫林.护理研究基础.北京：人民卫生出版社，2014.

<<<<<< 27. 陈绵绵，谢碧兰，许珊珊，等.1例糖尿病患者阴囊脓肿并软组织坏死的伤口护理.中华护理杂志，2014,49（5）:628-630.

<<<<<< 28. Clarke,A.E..Situational analysis: Grounded theory after the postmodern turn. Thousand Oaks, CA: Sage,2014.

<<<<<< 29. 胡雁，邢唯杰.循证护理的概念与步骤.上海护理，2015,15（1）:89-93.

<<<<<< 30. 黄悦勤.医学科研中随机误差控制和样本量确定.中国心理卫生杂志，2015,29（11）:874-880

<<<<<< 31. 凯瑟琳·马歇尔，格雷梦·B.罗斯曼.设计质性研究：有效研究的全程指导.重庆:重庆大学出版社，2015.

<<<<<< 32. 王春青，胡雁.JBI证据预分级及证据推荐级别系统（2014版）.护士进修，2015,30（11）:964-967.

<<<<<< 33. 姚仁斌.医学论文写作.安徽：安徽大学出版社，2015.

<<<<<< 34. 郑英.护理研究.北京:科学出版社,2015.

<<<<<< 35. 高巧林.医学文献检索.北京：人民卫生出版社，2016.

<<<<<< 36. 吕亚奇,冯国双.医学研究中常见的样本量估算方法.慢

性病学杂志,2016,4:359-361

<<<<<< 37. 章雅青,王志稳.护理研究.第2版.北京：北京大学医学出版社，2016.

<<<<<< 38. 方丽霖 陈若冰.护理研究.北京:科学出版社，2016.

<<<<<< 39. 胡雁，王志稳.护理研究.北京：人民卫生出版社，2017.

索 引